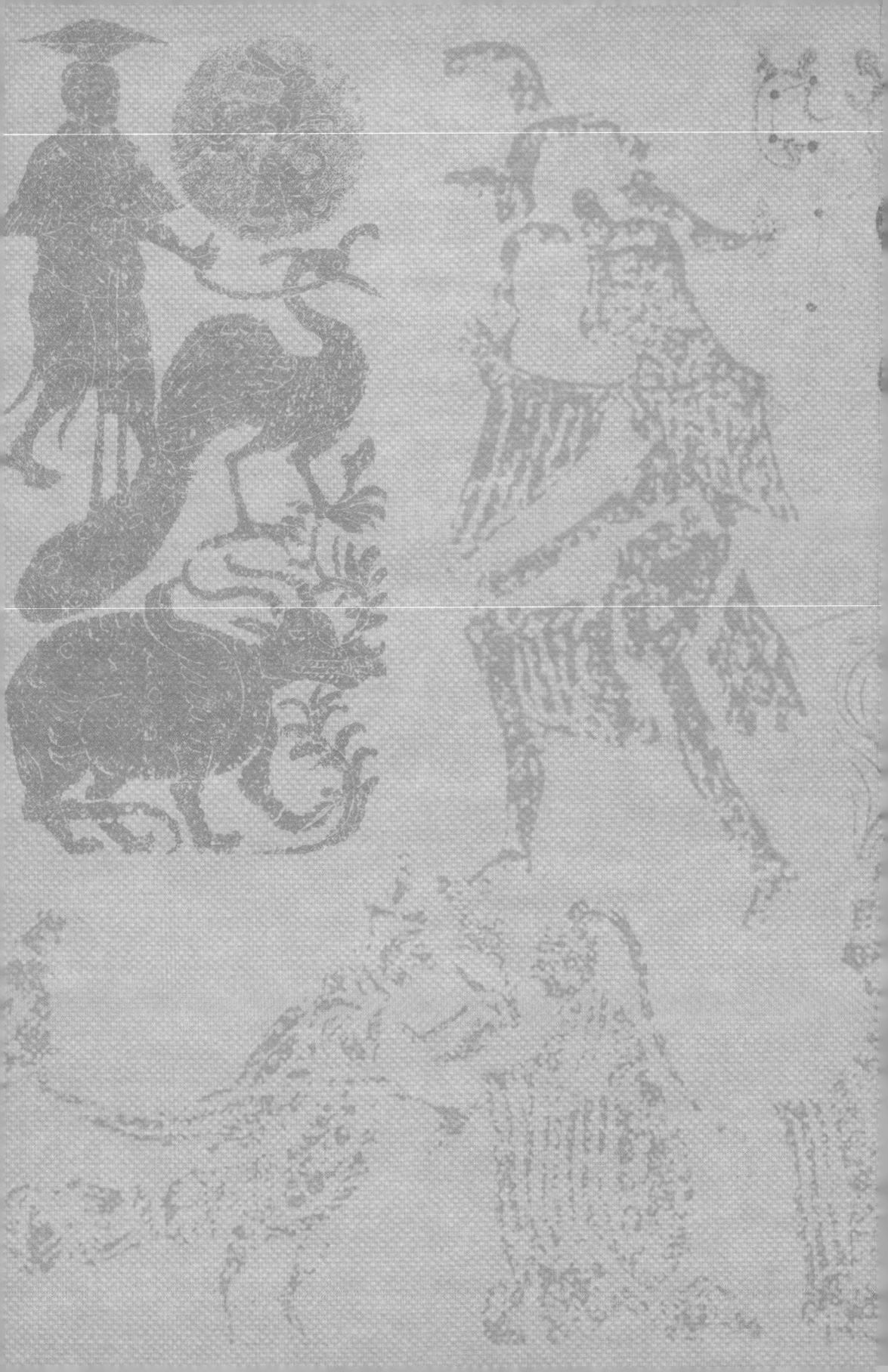

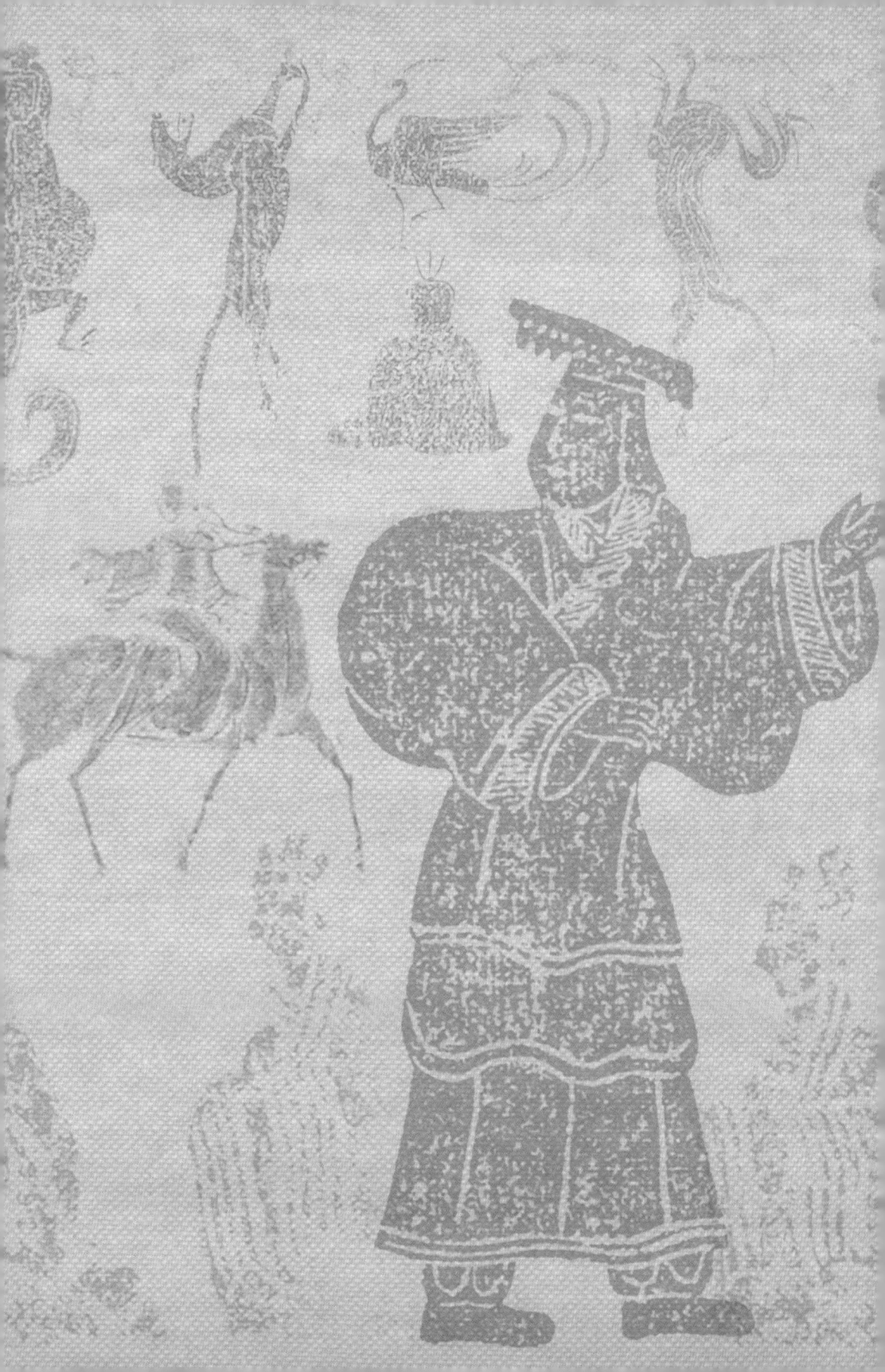

中国古医籍整理丛书

圣济总录

(第七册)

宋·赵佶 敕编

主　校　王振国　杨金萍

校注者（按姓氏笔画排序）

王飞旋　王春燕　田丹枫　刘　鹏　李怀芝

李建业　李绍林　何　永　张丰聪　陈　聪

范　磊　周　扬　金秀梅　孟　玺　郭君双

路明静　臧守虎

中国中医药出版社

·北　京·

图书在版编目（CIP）数据

圣济总录 /（宋）赵佶敕编；王振国，杨金萍主校 . —北京：中国中医药出版社，2018.12（2023.10重印）

（中国古医籍整理丛书）

ISBN 978 – 7 – 5132 – 3940 – 0

Ⅰ.①圣…　Ⅱ.①赵…②王…③杨…　Ⅲ.①方书–中国–宋代　Ⅳ.①R289.344

中国版本图书馆 CIP 数据核字（2016）第 312837 号

中国中医药出版社出版

北京经济技术开发区科创十三街31号院二区8号楼

邮政编码　100176

传真　010 64405721

保定市中画美凯印刷有限公司印刷

各地新华书店经销

开本 710 × 1000　1/16　印张 281.5　字数 3005 千字

2018 年 12 月第 1 版　2023 年 10 月第 2 次印刷

书号　ISBN 978 – 7 – 5132 – 3940 – 0

定价　2980.00 元

网址　www.cptcm.com

服 务 热 线　010–64405510

购 书 热 线　010–89535836

侵 权 打 假　010–64405753

微信服务号　zgzyycbs

微商城网址　https://kdt.im/LIdUGr

官 方 微 博　http://e.weibo.com/cptcm

天猫旗舰店网址　https://zgzyycbs.tmall.com

如有印装质量问题请与本社出版部联系（010 64405510）

第七册目录

卷第一百二十五

瘿瘤门

瘿瘤门

诸瘿统论

论曰：忧恚劳气，郁而不散，若或婴之，此瘿所为作也。亦有因饮沙水，随气入脉，留连颈下而成。又山居多瘿颈，处险而瘿也。其始作，咽喉噎塞，游气往来，渐至停止。其证则有垂核椎椎而无脉者，亦有有核无根、浮动皮中者。治疗方剂虽已条具，然有可破、可割、可针之法，则如血瘿、息肉①瘿、气瘿，不可不辨。又此疾妇人多有之，缘忧恚有甚于男子也。

气　瘿

论曰：瘿之初结，胸膈满闷，气筑咽喉，噎塞不通，颈项渐粗，囊结不解。若此之类，皆瘿初结之证也。

治气瘿初作，**白前汤方**

白前　昆布洗去咸，炙干　厚朴去粗皮，生姜汁炙　陈橘皮汤浸，去白，切，炒　附子炮裂，去皮脐　海藻洗去咸，炙干　半夏汤洗七遍　杏仁汤浸，去皮尖、双仁，炒　甘草炙，剉。各一两　小麦醋浸一宿，暴干。三合

上一十味，剉如麻豆。每服三钱匕，水一盏半，生姜一枣大，拍碎，煎至八分，去滓，食后温服，日三。

治气瘿初作，**海藻散方**

海藻洗去咸，炙干　龙胆　海蛤研　木通剉　昆布洗去咸，

---

① 息肉：明抄本、日本抄本、文瑞楼本同，乾隆本此后有"石"。

炙干　礜石^①煅，研　松萝各半两　小麦面一两　半夏汤洗七遍。半两

上九味，捣罗为散。每服一钱匕，温酒调下，日三，不拘时。

治气瘿初结，**昆布散方**

昆布洗去咸，炙干　海藻洗去咸，炙干。各三两　松萝一两　海蛤　木通剉　白敛　桂去粗皮。各二两

上七味，捣罗为散。每服二钱匕，温酒调下，日三，不拘时。

治瘿气，**二靥散方**

猪羊靥各一十对。暖水洗去脂膜，切，焙　海藻洗去咸，炙干　海带各一两　丁香　木香　琥珀　麝香研。各一两　真珠半分。研

上九味，捣罗为散。每服一钱匕，热酒一盏调下，垂头卧少时。

治咽喉不利，项颈渐粗，将成瘿瘤，**羊靥丸方**

羊靥二七枚。炙黄，切　人参一两半　昆布洗去咸，炙干。三^②两　木通剉　海藻洗去咸，炙干。各一两　海蛤研　杏仁汤浸，去皮尖、双仁，炒　恶实微炒。各二两

上八味，捣罗为末，炼蜜和丸如梧桐子大。每服十五丸至二十丸，米饮下，日再。

治咽喉气闷，胸膈满塞，项颈渐粗，**通气丸方**

木通剉　海藻洗去咸，炙干　海蛤研。各一两　昆布洗去咸，炙干。三^③两　羊靥二七^④枚。炙黄，切

上五味，捣罗为末，炼蜜和丸如弹子大。每服一丸，含化。

治咽喉噎塞，冷气上筑，妨闷，渐成瘿气，**昆布丸方**

---

① 礜石：日本抄本、文瑞楼本同，明抄本、乾隆本作"矾石"。
② 三：文瑞楼本同，明抄本、乾隆本、日本抄本作"二"。
③ 三：明抄本、日本抄本、文瑞楼本同，乾隆本作"一"。
④ 二七：日本抄本、文瑞楼本同，明抄本、乾隆本作"二十"。

昆布洗去咸，炙干　杏仁去皮尖、双仁，炒，研　犀角镑　吴茱萸汤洗，焙干，炒　海藻洗去咸，炙干。各二两　人参二两半　干姜炮　葶苈子纸上炒。各一两

上八味，捣研为末，炼蜜和丸如梧桐子大。每服二十丸，米饮下，日三。

治咽喉中噎闷成瘿，**海藻丸方**

海藻洗去咸，炙干　槟榔剉　昆布洗去咸，炙干　诃黎勒皮　文蛤研。各三两　海蛤研　半夏汤洗七遍　生姜切，焙。各二两　小麦米醋浸三宿，暴干。三合

上九味，捣研为末，炼蜜和丸如弹子大。每服一丸，含化，日三。

治咽喉气噎塞成气瘿，**紫苏膏方**

紫苏子炒　桂去粗皮　大黄剉，炒　当归切，焙　干姜炮。各半两　陈橘皮汤浸，去白，焙。一两　蜀椒去目并闭口，炒出汗。一分　猪脂腊月者，煎，去滓。半斤

上八味，㕮咀七味如麻豆大，先以水六升，煎至二升，绵滤去滓，纳猪脂再煎成膏。取涂瘿上，日二夜一，以差为度。

治咽喉噎塞，冷气妨闷，结成瘿气，**海藻酒方**

海藻洗去咸。二两

上一味，细剉，以清酒四升，浸两宿，漉去滓。每取半盏，细细含咽，日三，不拘时，以差为度。

治瘿气初结，喉中壅闷，渐渐肿大，**琥珀丸方**

琥珀研　大黄剉，炒。各一两　昆布洗去咸，焙。半两

上三味，捣罗为细末，炼蜜和丸如梧桐子大。每日空心及晚食后，以温酒下二十丸。

治瘿气胸膈壅塞，咽喉渐粗，宜服大效，**羚羊角丸方**

羚羊角屑一两　昆布一两。洗去咸味　桂心一两　川大黄一两。剉碎，微炒　木通一两。剉

上五味，捣罗为末，炼蜜和丸如梧桐子大。每服不计时候，以粥饮下二十丸。

又方

羊靥①一百枚。去脂，炙 大枣二十枚。去皮核

上二味，同杵作丸桐子大。每服水下七丸。

瘿病咽喉噎塞

论曰：瘿病咽喉噎塞者，由忧恚之气在于胸膈，不能消散，搏于肺脾故也。咽门者，胃气之道路②；喉咙者，肺气之往来。今二经为邪气所乘，致经络否涩，气不宣通，结聚成瘿，在于咽下。壹郁滞留，则为之出纳者，噎塞而不通，病瘿者以是为急也。

治瘿气咽喉肿塞，**桂心散方**

桂去粗皮 昆布洗去咸，焙 海藻洗去咸，焙 甘草炙，剉 白面微炒。各一两 龙胆 海蛤 土瓜根 半夏为末，生姜汁和作饼，暴干 吴茱萸汤洗去涎，焙，炒 牡蛎烧。各一两半

上一十一味，捣罗为散。每服二钱匕，酸浆水调下，食后临卧。

治瘿病咽喉噎塞，**连翘散方**

连翘 木通剉 干姜炮 半夏为末，生姜汁和作饼，暴干。各一两 羊靥炙。七枚 昆布洗去咸，焙。一两 杏仁去皮尖、双仁，炒。十七枚 车前子微炒。一两

上八味，捣罗为散。每服二钱匕，米饮调下，日二服，食后临卧。

治年深瘿气噎塞，**诃黎勒丸方**

诃黎勒煨，去核 槟榔剉 海藻洗去咸，焙。各一两 枳壳去瓤，麸炒 白茯苓去黑皮 干姜炮 熊胆 桂去粗皮。各三分 昆布洗去咸，焙。一两

上九味，捣罗为末，炼蜜为丸如酸枣③大。每服一丸，含化，

---

① 靥：原作"靥"，据明抄本、乾隆本、日本抄本、文瑞楼本改。后文中凡"靥"误作"靥"者，皆依此例改。

② 道路：日本抄本、文瑞楼本同，明抄本、乾隆本作"通路"。

③ 酸枣：日本抄本、文瑞楼本同，明抄本、乾隆本作"酸枣仁"。

不拘时。

治瘿气肿塞，**蛤蚧丸方**

蛤蚧全者。酥炙。一对　琥珀研。半两　真珠末　海藻洗去咸，焙。各一分　肉豆蔻去壳。一枚　大黄剉碎，醋炒。一分　昆布洗去咸，焙。半两

上七味，捣罗为末，枣肉为丸如梧桐子大。每服二十丸，木通汤下。

治瘿肿闷，**麦门冬丸方**

麦门冬去心，焙　昆布洗去咸，焙。各三分　黄耆焙　大黄剉，蒸　陈橘皮汤浸，去白，焙　杏仁汤浸，去皮尖、双仁，炒　甘草炙，剉。各一两

上七味，捣罗为末，炼蜜为丸如弹子大。每服一丸，含化。

治瘿气咽喉肿塞，毒气壅闷不通，**通气丸方**

木通剉　射干　杏仁汤浸，去皮尖、双仁，炒　恶实微炒　昆布洗去咸，焙　诃黎勒煨，去核　海藻洗去咸，焙　黄耆剉。各一两　白茯苓去黑皮。三分

上九味，捣罗为末，炼蜜为丸如弹子大。每服一丸，含化，日晚再服。

治瘿气咽喉肿塞，**茯苓汤方**

白茯苓去黑皮　人参各一两　海藻洗去咸，焙。二两　海蛤　半夏为末，生姜汁和作饼，暴干　甘草炙，剉　菴䕡子各一两

上七味，粗捣筛。每服三钱匕 ①，水一盏，煎至七分，去滓温服。

治瘿病咽喉肿塞，**海藻散方**

海藻洗去咸，焙　龙胆　昆布洗去咸，焙　土瓜根　半夏为末，生姜汁和作饼，暴干　小麦面微炒。各半两

上六味，捣罗为散。每服一钱匕，温酒调下，日三服。

治瘿病咽喉肿塞，**槟榔丸方**

---

① 三钱匕：日本抄本、文瑞楼本同，明抄本、乾隆本作“二钱”。

槟榔剉　海藻洗去咸，焙　昆布洗去咸，焙。各三两

上三味，捣罗为末①，炼蜜为丸如弹子大。每服一丸，含化②。

五　瘿

论曰：石瘿、泥瘿、劳瘿、忧瘿、气瘿，是为五瘿。石与泥，则因山水饮食而得之；忧、劳、气则本于七情，情之所感，气则随之，或上而不下，或结而不散是也。

治五瘿，**海藻汤方**

海藻洗去咸汁，炙。半斤　小麦面半两　特生礜石煅。五两

上三味，以经年陈醋一升拌小麦面，焙干，再蘸醋，焙，以醋尽为度，入二药，粗捣筛。每服二钱匕，水一盏，煎至七分，去滓温服，日再，不拘时候。

治五瘿，**海藻散方**

海藻洗去咸，焙　海蛤各三两　昆布洗去咸　半夏汤洗七遍，焙　细辛去苗叶　土瓜根　松萝各一两　木通剉　白敛　龙胆各二两

上一十味，捣罗为细散。每服一钱匕，酒调服，日再。不得作劳用力③。

治五瘿，**昆布散方**

昆布洗去咸，焙。三两　木通剉　白敛　海蛤研　松萝各二两　桂去粗皮　海藻洗去咸，焙。各三两

上七味，捣罗为细散。每服温酒调下二钱匕，日二服，不拘时候。

治诸瘿瘤，**海藻丸方**

海藻洗去咸，焙　干姜炮裂。各二两　昆布洗去咸，焙　桂心　逆流水柳须各一两　羊靥七枚。阴干

上六味，捣罗为细末，炼蜜和丸如小弹子大。每含一丸，咽

---

① 末：日本抄本、文瑞楼本同，明抄本、乾隆本作"极细末"。
② 含化：日本抄本、文瑞楼本同，明抄本、乾隆本此后有"未差再服"。
③ 作劳用力：日本抄本、文瑞楼本同，明抄本、乾隆本作"作劳力事"。

津，不拘时候。但服药时，须忌五辛、湿面、热物之类。

又方^①

菖蒲二两　海蛤　白敛　续断　海藻　松萝　桂心　蜀椒　倒挂草各一两　齐州半夏一两。汤浸七次，焙干，取末　神曲三两　羊靥一百枚。焙干

上十二味，捣罗为细末，以羊牛髓和为丸如梧桐子大。每服三十丸，酒下，不拘时候。

治气瘿方

羊靥

上一味，去脂。生含汁尽去，日一枚，七日差。

五瘿丸方

鹿靥不拘多少

上一味，以酒浸炙干，再内酒中更浸，炙令香。含咽汁尽，更易，尽十枚愈。

治五瘿，**昆布方**

昆布洗去咸，焙。二两

上一味，切如指面大，醋渍。含咽，汁尽为度。

治瘿瘤，**海藻散方**

海藻洗去咸，焙。一两一分^②　昆布洗去咸，焙。一两半　海蛤研　木通剉　桂去粗皮　白茯苓去黑皮。半^③两　羊靥十枚。去脂，炙令黄

上七味，捣研为散。非时^④温酒下三钱匕，夜再一服。

治瘿瘤，**海蛤散方**

海蛤研　人参　海藻马尾者。汤洗去咸，焙　白茯苓去黑皮　半夏水煮一两，沸，去滑，切，焙。各半两

---

① 又方：明抄本、日本抄本、文瑞楼本同，乾隆本此后有"菖蒲丸方治诸瘿瘤"。

② 一两一分：日本抄本、文瑞楼本同，明抄本、乾隆本作"一两"。

③ 半：日本抄本、文瑞楼本同，明抄本、乾隆本作"三"。

④ 非时：明抄本、日本抄本、文瑞楼本同，乾隆本作"不拘时"。

上五味，捣罗为散。每服一钱匕，入猪靥子末一钱匕，甜藤一尺，去根五寸取之，甘草一寸，水五盏，同煎取一盏半。分三次，每次调散二钱匕，临卧服。女人四服，妇人八服，永除。次用丸药宣下。

治积年瘿瘤、骨瘤、石瘤、肉瘤、脓瘤、血瘤，大如杯盂，或漏溃，骨消肉尽，或坚或软，惊惕不安，身体挛缩者，**陷脉散方**

乌贼鱼骨去甲　琥珀　石硫黄各一分　白石脂　紫石英　钟乳各半两　丹参三分　大黄　干姜　附子各一两

上一十味，捣罗为散，贮以韦囊，勿令泄气。若疮湿，日三四傅；无汁，以猪膏和傅之，以干为度；若汁不尽者，至五剂著药不令人疼痛；若不消，加芒消二两①。

治气结喉中，蓄聚不散成瘿，**茯苓丸方**

白茯苓去黑皮。三两　半夏汤洗去滑　生姜切，焙。各二两　昆布洗去咸，焙　海藻洗去咸，焙。各五两　桂去粗皮　陈橘皮去白，焙。各一两

上七味，捣罗为末，炼蜜丸如杏仁大。常含化一粒，细细咽津，令药气不绝。

治气结颈项，蓄聚不散成瘿，**杏仁丸方**

杏仁去皮尖、双仁者，炒令黄　连翘各一两半　海藻洗去咸，焙。一两一分　昆布洗去咸，焙　木香各二两　蔓荆实揉去皮　羊靥炙。各一两②　诃黎勒煨，去核。二两半③　槟榔剉　陈橘皮去白，焙。各半两

上一十味，捣罗为末，炼蜜丸如梧桐子大。每服三十丸，空心米饮下，仍常含化一丸。

---

① 二两：日本抄本、文瑞楼本同，明抄本、乾隆本此后有小字注"后瘿瘤门消肿散方治五瘤，与此方大同小异，有白石英、胡燕屎，无白石脂"。

② 昆布……羊靥炙各一两：此23字文瑞楼本同，日本抄本除木香作"一两"外，其他同，明抄本、乾隆本作"昆布 蔓荆实揉去皮。一两 木香二两 羊靥炙。一两"。

③ 二两半：明抄本、日本抄本、文瑞楼本同，乾隆本作"二两"。

瘤[①]

论曰：瘤之为义，留滞而不去也。气血流行，不失其常，则形体和平，无或余赘。及郁结壅塞，则乘虚投隙，瘤所以生。初为小核，浸以长大，若杯盂然，不痒不痛，亦不结强。方剂所治，与治瘿法同，但瘿有可针割，而瘤慎不可破尔。

治瘤肿闷，**昆布黄耆汤**方

黄耆剉　昆布洗去咸，炙　麦门冬去心，焙　大黄剉，炒。各一两　陈橘皮汤浸，去白，焙　甘草炙，剉　杏仁去皮尖、双仁，麸炒。各半[②]两

上七味，粗捣筛。每服三钱匕，水一盏，煎至七分，去滓温服，不拘时。

治气瘤，**龙胆丸**方

龙胆去芦头，炙。一两　昆布洗去咸，炙　海藻洗去咸，炙。各二[③]两　马刀研　海蛤研　香草各半两　大黄炒，剉。一分

上七味，捣罗为末，炼蜜丸如梧桐子大。用破日除日，绵裹一丸，朝暮含咽之。

治气瘤，**白头翁丸**方

白头翁　玄参　连翘微炒　海藻洗去咸，炙。各一两　桂去粗皮　白敛　木通剉。各三分　昆布洗去咸，炙。一分[④]

上八味，捣罗为末，炼蜜丸如梧桐子大。每服十五丸，食后米饮下，日三，加至三十丸，酒服亦得。

治骨瘤、石瘤、肉瘤、脓瘤、血瘤，大如杯盂升斗者，二三十年不差，致有脓溃，令人骨消肉尽，或坚或软或溃，令人惊惕，寤寐不安，体中掣缩，**陷肿散**方

---

①　瘤：日本抄本、文瑞楼本同，明抄本、乾隆本作"诸瘤"。

②　半：日本抄本、文瑞楼本同，明抄本、乾隆本作"一"。

③　二：日本抄本、文瑞楼本同，明抄本、乾隆本作"三"。

④　白敛……一分：此16字日本抄本、文瑞楼本同，明抄本、乾隆本作"白敛　木通　昆布各一分"。

乌贼鱼骨去甲 硫黄研。各一分 白石英研 紫石英研 钟乳研。各半两 干姜炮 琥珀研 大黄剉，炒 附子炮裂，去皮脐 胡燕屎各一两 丹参三分

上一十一味，捣研为散，贮以韦囊，勿令气泄。若疮湿即傅之；若疮干无汁者，以猪膏和傅，日三四易之，以干为度；若汁不尽者，至五剂十剂止，著药令人不疼痛；若不消，加芒消二两。

治气瘤或瘿，**连翘丸方**

连翘微炒。二两 醋石榴皮焙 干姜炮。各三分[①] 枳壳麸炒，去瓤。一[②]两

上四味，捣罗为末，更入百草霜一两、麝香少许，各细研，醋面糊为丸如小豆大。每日空心，用胡椒米饮汤下三十丸至五十丸。

治气瘤[③]瘿，**猪靥散方**

獖猪靥二七枚。炙 半夏汤洗去滑。二十二枚 人参一两

上三味，捣罗为散。每服温酒调一钱匕，临卧垂头吃[④]。

治瘤，**蔓荆实丸方**

蔓荆实去白皮，炒。一分[⑤] 甘草炙，剉。一两 羊靥二十枚。去脂膜，炙，别捣 白敛半两 椒目一分 小麦曲[⑥]微炒。一两

上六味，将五味捣罗为末，与羊靥末相和，以好酱更捣丸如梧桐子大。每服酒下五丸，稍稍加之。

治头面及皮肤生瘤，大者如拳，小者如栗，或软或硬，不疼不痛，不可辄用针灸，**天南星膏方**

生天南星一枚。洗，切。如无生者，以干者为末

上一味，滴醋，研细如膏。先将小针刺病处令气透，将膏摊纸上，如瘤大小贴之，觉痒即易，日三五上。

---

① 分：日本抄本、文瑞楼本同，明抄本、乾隆本作"两"。
② 一：日本抄本、文瑞楼本同，明抄本、乾隆本作"二"。
③ 气瘤：日本抄本、文瑞楼本同，明抄本、乾隆本此后有"或"。
④ 吃：日本抄本、文瑞楼本同，明抄本作"唾"，乾隆本作"睡"。
⑤ 分：日本抄本、文瑞楼本同，明抄本、乾隆本作"两"。
⑥ 曲：日本抄本、文瑞楼本同，明抄本、乾隆本作"面"。

治毒气项下结核，或为瘤者，**消毒散方**

皂荚子五百枚。慢火炒裂　薄荷干者。二两　槟榔剉。半两　甘草炙，剉　连翘各一两

上五味，捣罗为散。每服二钱匕，食后临卧，米饮调下，腊茶调亦得。

治大人小儿项下结核，渐成瘤病，**蓖麻子方**

蓖麻子炒黄，风中吹干

上一味，每服温汤下一枚，不拘时候，日服三五枚。服之五日后，捣玄参为散，食后温米饮调下一钱匕，与蓖麻相间服。三日后，依前只服蓖麻，五日后，却与玄参同服三日①，周而复始。

治颈下卒②结核，渐大，欲成瘤瘿，**海藻酒方**

海藻洗去咸。一斤

上一味，用酒二升，渍一宿，取酒一二合饮之，酒尽，将海藻暴干捣末，酒调一钱匕，日三。

治瘤瘿，**柳根酒方**

柳根三斤。须水所经露出者，剉

上一味，用水一斗，煮取五升，用米三升，酿之酒成。每服饮半升，空心日午夜卧各一服。

治诸瘤血出，**黄芩散贴方**

黄芩去黑心　黄檗去粗皮，剉　黄连去须　郁金各半两

上四味，捣罗为散，入寒食面五钱匕，水调贴之。

治一切肿赤皮肤毒气及瘤子，**二色丸方**

天南星　半夏　甘遂　大戟各三钱　干姜　胡椒　桂　荜拨各二钱　代赭石一两　大黄生用。半两③

上一十味，取前四味，以浆水一升，煮水尽为度，晒干，余六味同捣为末。每用一钱，用巴豆三枚烧得焰起，盏合却候冷。与一钱药一处研，更用醋一盏煎成膏，共药末同丸如绿豆大。分

---

① 同服三日：日本抄本、文瑞楼本同，明抄本、乾隆本作"间服日三"。
② 卒：明抄本、日本抄本、文瑞楼本同，乾隆本作"新"。
③ 半两：原无，日本抄本、文瑞楼本同，据明抄本、乾隆本补。

两处，一用丹砂为红①衣，一用腻粉为白衣，此两等颜色白者或捏作饼子亦可。用治瘤子，每服一丸，嚼生姜酒下，早晚红白②各一丸；如小肠气，三丸，切生姜三钱炒焦，酒下；如伤③酒，二丸，飞白矾、生姜自然汁调下；妇人心气痛，醋汤下二丸。

治项气瘤结附赘，日渐增长，**神效散方**

猪羊靥各三十枚。旋入盐胆内蘸过令干，只用盐④亦得 陈橘皮去白，焙，炒。一两

上三味，捣罗为散。每服二钱匕，空心米饮调下。初结，不过数服，觉消，不用久服。

治瘿瘤服海蛤散后，**宜除毒丸方**

巴豆铁串穿，灯上烧了，去心 大黄末各半两

上二味，研，端午日，粽子丸如绿豆大。空心冷茶下三⑤丸，良久热茶投之；下多，以冷粥止之。

系瘤法

上取稻上花蜘蛛十余枚，置桃⑥李枝上，候丝垂下，取东边者撚为线子，系定瘤子，七日候换，瘤子自落。昔有人病瘤如拳大，以此法系之，至三换，瘤子遂干，一夜忽失所在，天明于枕边得之，如一干栗。

治项气成瘤，**紫苏子膏方**

紫苏子炒。半两 猪膏腊月者。一升⑦ 桂去粗皮 大黄剉，炒 当归切，焙 干姜炮 陈橘皮汤浸，去白，焙 蜀椒去目及闭口，炒出汗。各半两

上八味，捣罗为末，都用水六升，煮取二升⑧，去滓，内猪膏，煎尽水。每傅之，取膏尽，差。

---

① 红：原无，日本抄本、文瑞楼本同，据明抄本、乾隆本及上下文义补。
② 红白：原无，日本抄本、文瑞楼本同，据明抄本、乾隆本及上下文义补。
③ 伤：日本抄本、文瑞楼本同，明抄本、乾隆本作"复"。
④ 盐：明抄本、日本抄本、文瑞楼本同，乾隆本作"靥"。
⑤ 三：日本抄本、文瑞楼本同，明抄本、乾隆本作"十三"。
⑥ 桃：日本抄本、文瑞楼本同，明抄本、乾隆本作"栀"。
⑦ 升：日本抄本、文瑞楼本同，明抄本、乾隆本作"两"。
⑧ 升：明抄本、日本抄本、文瑞楼本同，乾隆本作"斗"。

卷第一百二十六

瘰疬门

瘰疬统论

论曰：瘰疬者，其本多因恚怒气逆，忧思恐惧，或饮食有虫鼠余毒，或风热邪气客于肌肉，随虚处停结，或在颈项，或在胸腋，累累相连是也。详考方论，有风毒、气毒、热毒之异，有寒热、结核、脓溃之殊。然瘰疬又谓之鼠瘘者，盖《甲乙经》云寒热瘰疬皆鼠瘘寒热之气所生是也。瘰疬又通谓之九瘘者，盖孙思邈云九瘘之为病皆寒热瘰疬在于颈腋是也。其治法大要，古人皆曰浮于脉中，未著肌肉而外为脓血者，急刺去之；已溃者，治如痈法，内服五香连翘汤以荡涤之，外以火针攻结核，中及饮食动作，悉能忌慎，则鲜不差者。

瘰疬结核

论曰：瘰疬结核者，由风热毒气，蕴积肝经，攻注筋脉，毒气郁而不散，故项腋之间，瘰疬结聚成核，或如梅枣核状，累累相连。其证令人乍寒乍热，头项强痛，心神烦躁。盖毒气与血气相搏，则荣卫不和使之然也。

治男女长幼瘰疬结核在项腋下，项强背痛，**连翘汤方**

连翘　玄参　木香　昆布洗去咸，焙　枳壳去瓤，麸炒　犀角镑。各一两半　柴胡去苗　甘草炙，剉　木通剉　芍药　黄芩去黑心　沉香剉　当归切，焙　升麻各一两

上一十四味，粗捣筛。每服五钱匕，水二盏，入生姜一枣大，

拍碎，柳枝二寸长一握^①，细剉，煎至一盏，去滓温服，空心日午夜卧各一服。

治瘰疬肿毒，结成恶核，**三黄丸方**

大黄剉，炒　当归切，焙。各一两　栀子仁一分　柴胡去苗。三分　黄连去须　黄芩去黑心　赤茯苓去黑皮　桂去粗皮　干姜炮　芍药各半两

上一十味，捣罗为末，炼蜜丸如小豆^②大。每服十丸，空心温酒下，日三，取微利，更以意增减。

治初患瘰疬，项边磊磊如石，皮肉寒热赤肿，**乌犀汤方**

犀角镑　恶实炒。各三两　沉香三分　麝香研。半钱　丁香半两　玄参三分　大黄剉，炒　木通剉　射干　连翘各一两

上一十味，粗捣筛。每服五钱匕，水一盏半，煎至八分，去滓，空心温服，至晚再服，利下为度。

治恶核，**犀角丸方**

犀角镑　木香各一分　硇砂研，水飞。一钱　白茯苓去黑皮。半两　皂荚去皮子，酥炙　干白薄荷　大黄剉，炒。各一两　原蚕蛾　何首乌　天麻各二两

上一十味，捣罗为细末，用生羊肉精者细切，研成膏，和丸如黍米大。每服七丸，茶清下，不拘时。

治瘰疬毒肿，**沉香汤方**

沉香剉　丁香　木香　麝香研。各一分　连翘　黄芩去黑心。各半两　犀角镑。一两半　升麻一两

上八味，粗捣筛。每服五钱匕，水一盏半，煎至八分，去滓温服，空心日午夜卧各一服。

治恶核肿痛，**连翘散方**

连翘　何首乌米泔浸一宿，焙　干白薄荷各一两　麝香研。半钱　升麻　恶实炒　白茯苓去黑皮　蛇蜕皮酒浸，炙。各半两

---

① 一握：日本抄本、文瑞楼本同，明抄本、乾隆本此后有"炙"。
② 小豆：日本抄本、文瑞楼本同，明抄本、乾隆本作"梧桐子"。

上八味，捣罗为细散。每服一钱匕，食前温酒调下，日三。

治气病结核未破者，**四香饮方**

丁香　木香　沉香剉　乳香　青橘皮汤浸，去白，焙。各一两　陈橘皮汤浸，去白，焙。半两　枳实去瓤，麸炒。一分

上七味，粗捣筛。每服三钱匕，水一盏，煎三四沸，去滓，食后温服，日三。

治瘰疬，肝中有根，**桑白皮汤方**

桑根白皮剉　消石研如粉。各二两　紫葛　芍药各三分　犀角镑　虎杖各一分

上六味，将前五味粗捣筛，每服五钱匕，水一盏半，煎至八分，去滓，入消石半钱匕，打匀，空心晚后温服。利[1]根本，似筋膜虾蟆衣之类。

治丈夫妇人瘰疬结实，在项上腋下，磊磊如弹丸相连，**犀角散方**

犀角镑　人参　鹿角镑　赤茯苓男用白，女用赤，各去黑皮　白敛各一分　斑猫三十枚。糯米炒熟，去米　糯米一合

上七味，捣罗为细散，合研令匀，看大小斟酌与服。每服二十[2]以上二钱匕，十岁一钱匕，并以蜜二匙，水二盏，同煎至一盏，先调滑石末二钱匕，后调此散子，夜卧时服，至明小便内取下恶物，三五日一服，取差为度。

治项上瘰疬如枣李核者，先服**紫葳散方**

紫葳凌霄花是也　海藻洗去咸，焙　瞿麦穗　牡蛎煅，研成粉。左顾者真　甘草炙。各一两

上五味，捣罗为细散。每服一钱半匕，食后白汤调下，日二。

治瘰疬肿痛成疮，**神妙散方**

牵牛子炒，半生半熟　青橘皮汤浸，去白，焙　栀子仁　地骨

---

① 利：明抄本、日本抄本、文瑞楼本同，乾隆本作"利下"。

② 二十：明抄本、日本抄本、文瑞楼本同，乾隆本作"二十岁"。

皮　玄参

上五味，等分，捣罗为细散。每服二钱匕，空心糯米饮调下，次日服后生犀丸。

消毒化结聚，**生犀丸**方

犀角镑。半钱　龙脑　麝香研。各半分　红娘子二十枚　斑猫二十一枚。去头、翅、足，同红娘子著豆面炒焦

上五味，捣罗为细末，用豆面糊丸如绿豆大。每服一丸，空心日午夜卧，腊茶放温下；服至十日，加至二丸。

治风热毒气，项下结核，及欲作痈疽疮疖发背等，**凝冰散**方

绿豆粉　乳香研。各一两

上二味，合研为散。实人分作四服，虚人分作八服，食后米饮调下，就有核处一边卧，尽剂必差。大消肿痛。

治瘰疬肿痛，不问大人小儿，皆能疗之，**不二散**方

牡蛎煅赤。一两　猬皮一枚。生，剉，焙干

上二味，捣罗为散。每服二钱匕，温酒调下。

治瘰疬一切结核，**大效丸**方

斑猫一枚　黑豆七粒。生芽者

上二味，同研，为丸如绿豆大。每服五丸，茶清下；小儿一丸。

治瘰疬满项不破及结核肿痛者，**皂子丸**方

不蚛皂子三百粒

上一味，用酒一升半，化硇砂一两，同浸七日，以慢火熬，酒尽为度。每服三粒，临卧含化。半月必差。

治瘰疬肿结内消方

海藻一斤

上一味，用酒五升浸数日，食后少少饮酒。

又方

蜗牛壳不拘多少

上一味，捣为细散。每服二钱匕，空心米饮调下，日再，至四十九日自消。

又方

檞白皮切。二合

上一味，以水四盏，煎至一盏，去滓顿服，当吐恶物。

治恶肉恶核，瘰疬初肿，**丹参膏方**

丹参炙，剉　白及各二两　升麻　蔄藋根各一两半　独活去芦
头　防己　连翘　白敛　玄参　杏仁去皮尖、双仁。各一两

上一十味，细切，以生地黄汁一升，淹浸一宿，入铛内微煎
十沸，入猪膏四升，微煎一炊饭久，膏成，去滓。用摩病处，日
二三度。

治瘰疬息肉结硬，**白敛膏方**

白敛　莽草　玄参　木香　芍药　大黄生用。各三两

上六味，捣罗为末。旋取以醋和如膏，涂帛上贴之，干极
即易。

治风热结硬，肿赤疼痛，及腮颔下忽结成核，**消毒涂方**

大黄二两　景天五两。护火草是也

上二味，同捣烂。涂于患处，即再傅。

治瘰疬结聚不散，硬如石，**大蒜膏方**

大蒜三枚。捣烂　麝香研。半钱匕

上二味，和匀，傅于帛上贴之，一日二易，旋捣最好。

治瘰疬发肿及结恶核，皆不可针，及痈未溃方

莽草一两

上一味，捣末，和鸡子白涂贴之，一日二易。

治瘰疬已成漏疮，岁久不愈，千治千愈，**紫红散方**

信砒一钱　矾石二钱　铅丹三钱

上三味，用瓷罐子先入砒，次入矾，次入铅丹匀，盖之，
盐泥固济，炭火煅烟尽，至紫色取出，以纸衬于地上一时辰，
出火毒，研细。先以温水净洗疮，挹干，取药少许，以生蜜调
涂，日夜五六次。涂至五七日，疮渐敛，紫黑色，即用桃红散
傅之。

桃红散方

血竭须真好者，如无，以深①色胭脂代之

上一味，为细末，以自津唾调，日夜频涂，候疮成靥，即用浴毒汤洗之。

浴毒汤方

黄檗去粗皮　黄连去须　甘草剉　黄芩去黑心。各一两　柏枝一把。截如箕子长　大豆一合

上六味，粗捣筛。每用三四匙，以水二升，煎至一升，乘热淋洗，日三四次。候洗下靥子，即用平肌散傅之。

平肌散方

黄狗头骨烧灰　鲮鲤甲烧灰。各一钱　乱发一团，指大。烧灰

上三味，研匀。如疮口已干，用自津唾调湿傅之，日三四次，疮即平愈。

治瘰疬在项上，结成颗块，及触处但有结凝，似作瘘痛，**急灸法**

独头蒜一颗②

上一味，截两头去心，作艾炷，大与蒜称，贴疬子，灸之，勿令破肉，但取气而已，觉热勿畏。每七壮易蒜，可至七易取消。

治瘰疬，**白蚕散方**。

白僵蚕一两　麒麟竭　没药各半两

上三味，捣研为散。每服一钱半匕，麝香温酒调下。

治瘰疬已破未破，**蜗牛丸方**

蜗牛半碗　鸡苏半斤

上二味，同研极细，水浸宿③，蒸饼丸如梧桐子大。每服十五丸，疮未破，浆水下；已破，薄荷汤下，日三。

治瘰疬疮口脓血不止，**罐灰散**④方

粪堆里破瓦罐耳

---

① 深：日本抄本、文瑞楼本同，明抄本、乾隆本作"灿"。
② 颗：乾隆本、日本抄本、文瑞楼本同，明抄本作"斤"。
③ 宿：日本抄本、文瑞楼本同，明抄本、乾隆本作"一宿"。
④ 罐灰散：日本抄本、文瑞楼本同，明抄本、乾隆本作"罐耳散"。

上一物，净洗，于灶心^①掘坑，安在坑中，烧三日，令捻得碎，细研，干掺疮上。

治瘰疬，**蛇犀散方**

白花蛇肉酒浸，焙。四两　犀角镑。一两　青橘皮去白，焙。半两　牵牛子一两半内，一两炒熟，半两生用

上四味，捣罗为散。每服二钱匕，别入腻粉二钱匕，糯米饮调下，五更初服，至午前取下恶物；如取未尽，经半月后再服。未成疮者，内消；成疮者，疮自干合。

治五种瘰疬，**牡蛎散方**

牡蛎煅，研　连翘瓦上炒，捣。各一两

上二味，为细散。每服一钱匕，临卧无灰酒调下，差后更服一两，永不发。

治瘰疬结核，**犀角丸方**

犀角屑　吴蓝　黄芩去黑心　山栀子仁　巴豆去心、皮，炒，研出油。各半两　升麻　黄耆剉　防风去叉　甘草炙，剉。各三分　大黄生，剉。一两半　连珠草一两

上一十一味，捣研为末，炼蜜和丸如梧桐子大。每服三丸，米饮下；未利，加至六七丸，取利为度。

治瘰疬初结，累累如梅李核，日渐不消，则破坏颈腋，**内消丸方**

人参　玄参　丹参　苦参　何首乌各一两。并细剉

上五味，捣罗为末。别用皂荚一十梃，以麻绳接续穿，留索子头，盛在瓶内，掘地埋瓶子，留口，用童子小便浸三七日。如值雨下，即盖之，勿令著水。候日^②足取出，以水淋洗，挂阴处令干。用薄荷四两、酒一升、童子小便半升，共前皂荚同浸一宿，取出，煎五七沸，倾出，以手接取汁，细布绞去滓，入药末一分在汁内，用文武火熬成膏。将二分末入龙脑、麝香各半钱，同研

---

① 灶心：日本抄本、文瑞楼本同，明抄本、乾隆本作"灶中心"。
② 日：日本抄本、文瑞楼本同，明抄本、乾隆本作"月"。

匀，丸如梧桐子大。每服二十丸，空心日午临卧时^①薄荷茶下。

风毒气毒热毒瘰疬

论曰：瘰疬之候，大概有三，一曰风毒，得之于风；二曰气毒，得之于气；三曰热毒，得之于热。盖风热气蕴蓄，经脉否涩，皆能结于头项胸腋，成瘰疬硬核，状如连珠，肿溃生疮。不疗则变久瘰疬之证，令人寒热羸瘦。

治热风毒气结为瘰疬，恶寒壮热，劳即更甚，将成瘘，**木香丸方**

木香　犀角镑　芍药　连翘各一两半　白蔹一两一分^②　射干　海藻洗去咸，焙干　昆布洗去咸味，焙干　乌蛇酒浸一宿，去皮、骨，炙　玄参各二两　大黄剉，微炒。三两

上一十一味，捣罗为末，炼蜜丸梧桐子大。每服十丸，空心温酒下，至夜再服。

治热毒、气毒、风毒结成瘰疬，**连翘丸方**

连翘一两　芍药　玄参　大黄剉，炒　犀角镑　防己　羌活去芦头　木香　山栀子仁各一两

上九味，捣罗为末，炼蜜丸如梧桐子大。食后米饮下二十丸，日再服。

治风热气毒结成瘰疬，**木通丸方**

木通剉　车前子酒浸，炒　大黄剉，炒　连翘去梗　玄参　知母各一两

上六味，捣罗为末，炼蜜丸梧桐子大。每服十丸，腊茶下。

治项下并腋下热毒气毒^③结成瘰疬，**斑猫散方**

斑猫去头、翅、足，糯米炒黄色。半两　炒豆黄末　炒糯米末各一两　甘草一中指节大。半生半炙　腻粉一分

上五味，捣罗为散，一处重研匀，空心米饮调下二钱匕。当

---

① 日午临卧时：日本抄本、文瑞楼本同，明抄本、乾隆本作"午时"。
② 一两一分：日本抄本、文瑞楼本同，明抄本、乾隆本作"一两"。
③ 毒：日本抄本、文瑞楼本同，明抄本、乾隆本无。

吐泻下恶物，即煮糯米粥补之；如吐不止，以炒豆黄末煎汤止之；如吐甚不止，磨少许雄黄、麝香止之，将息后再服，取吐泻恶物尽为度。

治风毒久不解，搏于筋脉，因成瘰疬结核，生颈腋下，**秦艽汤**方

秦艽去苗、土　连翘　青橘皮去白，焙　槟榔煨。各半两　犀角镑。三分

上五味，粗捣筛。每服三钱匕，水一盏，入木通少许，同煎至七分，去滓温服。

治风毒、气毒、热毒瘰疬不破者，**大黄散**方

大黄湿纸裹，煨微焦色　甘草炮　白僵蚕去土，焙干。各一两　槟榔煨。一分

上四味，捣罗为散。每服二钱匕，用蜜、熟水调下，日可三五服，取下恶物如鱼脑即愈。

治气疬疼痛及热毒结核，或多烦闷，热而不寒者，**鸡鸣散**方

牵牛子末一两　胡粉一钱　大黄蒸，末。二钱　朴消炼成粉。三钱[①]

上四味，捣罗为散。鸡鸣时，以井华水调服三钱匕，以利为度；不利，再服。

治风热气毒瘰疬，**胡粉丸**方

胡粉一钱　雄黄研。一钱　雌黄研。一钱

上三味，研令匀，用乌鸡子三枚，取白调药，入净瓷盏内，于饭上炊令硬软得所，丸如梧桐子大。每服三十丸至四十丸，温热水下，转下恶物为验。

治风热毒气结瘰疬，**内消羌活散**方

羌活去芦头。一两半　白僵蚕炙。一两

上二味，捣罗为散。每日空心，以蜜酒调下四钱匕，夜再服。

治风毒、气毒不顺，结聚成疬，或破或不破，**内消膏**方

---

① 钱：文瑞楼本同，明抄本、乾隆本、日本抄本作"分"。

猬皮生，剉。一枚

上一味，用瓷合盛，泥固济，木炭烧为灰。酒调，顿服之。

治风毒、气毒瘰疬，**白梅丸方**

白僵蚕直者，不拘多少。炒令黄色

上一味，捣罗为末，用陈白梅肉捣和为丸，梧桐子大。每服三十丸，熟水①下，空心午后各一。

治热毒、气毒结为瘰疬，**蜂房膏方**

露蜂房炙　蛇蜕皮炙　玄参　黄耆剉细　蛇床子各三分　杏仁一两半　乱发鸡子许大　铅丹三两　蜡二两

上九味，先将前五味剉细，绵裹，用酒少许浸一宿，勿令酒多。用油半斤，内杏仁、乱发，煎十五沸，待发消尽，即用绵滤，更下铛中。然后下铅丹、蜡，又煎五六沸，即泻出，于瓷器中盛。取贴疮上，一日换。

治热毒、风毒、气毒瘰疬，**内消赤豆散方**

赤小豆炒　黄药子　消石研如粉　大黄生。各一分　木鳖子三枚。去壳　猪牙皂荚五梃。酥炙

上六味，捣罗为散。以不语津调涂之，干即易。

瘰疬寒热

论曰：《甲乙经》论瘰疬寒热，皆鼠瘘寒热之毒气留于脉而不去，上攻于颈腋之间，风热毒气与气血相搏，则荣卫不和，故瘰疬而发寒热也。

治瘰疬寒热，**射干连翘汤方**

射干　连翘　玄参　赤芍药　木香　升麻　山栀子仁　前胡去芦头　当归切，焙　甘草炙，剉。各一两　大黄剉，炒。三两

上一十一味，粗捣筛。每服三钱匕，水一盏，煎至七分，去滓，入芒消少许，食后温服，日再服。

治寒热瘰疬，**曾青散方**

---

① 熟水：日本抄本、文瑞楼本同，明抄本、乾隆本作"滚水"。

曾青研　附子炮裂，去皮脐　矾石熬令汁枯，研　茌子各半两　当归切，焙　狸骨酥炙　甘草炙，剉。各二①两　细辛去苗叶　干姜炮　露蜂房炙。各一两　斑猫同芜青炒　芜青各五枚。去头、翅、足，用糯米炒，去米不用

上一十二味，捣研为散。每服一钱匕，空心温酒调下。

治瘰疬初结成寒热，**漏芦汤**方

漏芦去芦头　连翘　木通剉　桂去粗皮　犀角屑　黄芩去黑心　柴胡去苗　玄参　大黄剉，炒　知母焙。各一两

上一十味，粗捣筛。每服三钱匕，水一盏，煎至八分，去滓，下朴消半钱匕，搅动，空心临卧温服，以快利为度。

治毒气攻肌肉肿痛，结脉寒热如瘰疬，急者数日杀人，**大五香汤**方

木香　鸡舌香　沉香剉　乳香各一两　藿香叶　犀角屑。各三分　升麻一两　吴茱萸汤浸，焙干，炒。半两　桂去粗皮　麻黄去节　甘草炙，剉　细辛去苗叶。各三分

上一十二味，粗捣筛。每服五钱匕，水一盏半，煎至八分，去滓温服，空心近晚各一服；若恶寒，加附子一枚，炮裂，去皮脐，同煎，余滓即傅肿上。

治瘰疬乍寒乍热，**知母汤**方

知母焙　连翘　木通剉　桂去粗皮　柴胡去苗　玄参　漏芦去芦头　大黄剉，炒　犀角屑

上九味，等分，粗捣筛。每服三钱匕，水一盏，煎至七分，去滓，下朴消少许搅动，空心温服，以利为度。

治寒热瘰疬，**土瓜根散**方

土瓜根去土　连翘　龙胆　黄连去须　苦参　栝楼实微焙　大黄微炒　芍药　木香

上九味，等分，捣罗为散。食后临卧，以温酒调下一钱匕，日三服。

---

① 二：日本抄本、文瑞楼本同，明抄本、乾隆本作"半"。

治瘰疬寒热结核，在颈腋之下，坚痛，**连翘丸方**

连翘 玄参 木香 升麻各一两半 大黄蒸。半两 昆布洗去咸，焙 大麻子微炒，别捣研。各二两 枳壳去瓤，麸炒。一两半

上八味，捣研为末，炼蜜和丸如梧桐子大。每服十五丸，食前米饮下，加至二十丸。

治瘰疬连连大小，寒热烦闷，**木香消毒汤方**

木香 大黄生。各半两 竹叶干者。一分 连翘一两 独活去芦头。半两 栀子仁一分

上六味，粗捣筛。每服三钱匕，水、酒、童子小便共一盏，煎至七分，去滓温服。

治瘰疬寒热，先从颈腋诸处起者，**玄参酒方**

玄参三斤。细剉 磁石三斤。烧令赤，醋淬七遍，细研，水飞

上二味，以生绢袋盛，酒三斗，浸六七日。每服一盏，空心临卧温服。

治寒热瘰疬方

狸头一枚。酥炙

上一味，捣罗为散。每服一钱匕，空心米饮调下。

又方

白僵蚕炒。一两

上一味，捣罗为散。水调服一钱匕，日再服。

治瘰疬恶寒壮热，久不差，成瘘，**射干丸方**

射干 昆布洗，焙 海藻各一两。洗，焙 木香 黄芩去黑心 犀角屑。各三分 芍药 连翘 白敛各半两 大黄一两半 玄参一两一分 乌蛇肉酒浸，去皮骨，炙。二两半

上一十二味，捣罗为末，炼蜜和丸如梧桐子大。每服四十丸，煎皂荚子汤下，食后服，日三。

瘰疬有脓

论曰：《内经》谓营气不从，逆于肉理，乃生痈肿。盖营气逆

则血郁，血郁则热聚而为脓。瘰疬之疾，亦犹是也。热气内结，搏聚在肝，肝主筋，肝藏血，久不差，故热聚于血，血腐而为脓；在于颈腋，肿结相连，有[①]如梅李实者是也。

治瘰疬结核于颈腋下，外生痈脓，**连翘丸方**

连翘　玄参剉　木香　枳壳去瓤，麸炒　昆布洗去咸，焙。各一两半　大黄剉，微炒　大麻子仁熬。各二两。别捣　升麻一两

上八味，捣罗为末，炼蜜和为丸如梧桐子大。食前以枣汤或米饮下二十丸，亦可作散，空心米饮调服。

治瘰疬热毒风，结成肿疼，及破出脓水者，散肿毒，**紫参丸方**

紫参　连翘　丹参　苦参　滑石各一两　轻粉　麝香各一分

上七味，捣罗为末，又用玄参半斤，杵碎，以好酒二升，浸三日，却揉取汁，去滓，又以不蚛皂荚子三百枚，炮热，杵末，入前玄参酒内，同熬成膏，和药末匀为丸，如小豆大。每服一丸，煎黄耆汤下，每日加一丸，直候加到患人同岁便住即愈。

治诸种瘰疬，不限年久日近，或已破，或未脓，及诸痈肿疮疖皆治，**恶实丸方**

恶实四两。炒　麝香半两　牵牛子一两半。一半生，一半炒　漏芦去芦头，剉。二两　大黄煨　薄荷叶各二两

上六味，捣罗为末，用羊胫骨髓打破，煎浓汁，作大麦面糊为丸，如梧桐子大。每服十五丸，日午临卧，嚼薄荷以汤下。

治瘰疬成疮有脓，贴药后，服此**地胆丸方**

地胆去头、足、翅，糯米炒令米黄　斑猫去头、足、翅，糯米炒令米黄　牛黄别研。各一分　芫青十枚。糯米炒令米黄，去头、翅、足　生大豆黄三十枚

上五味，捣罗四味为末，入牛黄再研匀，炼蜜为丸如梧桐子大。每服一丸，空心茶下，后更服寻常补益丸散。

治瘰疬肿核，结硬不消，及脓汁傍穿，久不差者，**水红花**

---

① 有：日本抄本、文瑞楼本同，明抄本、乾隆本作"状"。

饮方

水红花不以多少。一半炒用，一半生用

上一味，粗捣筛。每服二钱匕，水一盏，煎至七分，去滓温服，食后临卧，日三。

治瘰疬已破，疮口浸引脓水不绝，及治一切恶疮。贴之，去恶肉，好肉自生，**神应膏方**

白及　白敛　当归　桂去粗皮。各一分　附子一枚，半两者。去皮脐　乳香缠半两　东南槐枝　柳枝各二条，各长七寸①。剉细　铅丹三两　巴豆三分。去皮，研　清油六两

上一十一味，并各剉细，于石器内先下油与白及等，煎令焦黑，以绵滤去滓，入铅丹、巴豆，慢火熬药成膏。先以水一碗，投药入水，其药直入水中如珠为度，后刮下入瓷器内收贮。每用少许，量核大小涂贴。

治瘰疬已破，脓血不止，**紫金膏方**

柳枝三十条，各长四寸②　槐枝三十条，各长四寸　麻黄六两。青者　乳香别研　没药研　松脂各一分

上六味，捣罗四味为末。先熬油令沸，入槐柳枝，煎令黑色，去枝不用，次入麻黄等熬成膏。每用油纸摊涂之。

治瘰疬，贴疮，**蜂房散方**

露蜂房蜜涂，文火炙令青色。半两　羊屎四十九枚。烧白色　皂荚一梃。烧烟尽

上三味，同研和匀③。洗干疮口，用此药贴之，后可服④血竭散。

治瘰疬已破，脓水不止者，**血竭散方**

血竭炒，研。一分　大枣二十枚，青州者。烧为灰　生干地黄

---

①　各二条各长七寸：日本抄本、文瑞楼本同，明抄本作"二，各长四寸"，乾隆本作"三十条，各长四寸"。

②　各长四寸：日本抄本、文瑞楼本同，明抄本、乾隆本无。

③　同研和匀：日本抄本、文瑞楼本同，明抄本、乾隆本作"同研细如粉，令和匀"。

④　服：明抄本、日本抄本、文瑞楼本同，乾隆本作"贴"。

焙。半两。别杵为末

上三味，都细研如粉，以津唾调贴疮上。

治瘰疬方破，**比金散方**

槟榔不以多少

上一味，端正者，为细末。先以温浆洗疮，以软帛[1]拭干，油调涂，日三上，用时看多少。

治瘰疬毒气，郁结成脓[2]，发泄不止，**去毒散方**

巴豆一两。去壳　薄荷末二两[3]　皂荚末二两　麝香研。一钱　鲫鱼一头。去肠肚

上五味，研匀。四味入在鱼腹内，用泥固济，以炭火五七斤烧存性，候冷取出，细研。每服一钱匕，用荆芥腊茶调下，日三服。

瘰疬久不差

论曰：风热毒气，蕴积腑脏，攻于筋膜，则结为瘰疬。其毒气所感深者，则冲发肌肉而久不差。此疾尤忌忧思恚怒，气血劳伤，饮食寒冷。

治瘰疬久不差，**六神散方**

皂荚刺　薄荷　昆布洗去咸　海藻洗去咸　连翘各半两　皂荚子五十枚。烧灰

上六味，捣罗为细散。每服三钱匕，茶调下，食后临卧服。

治风热毒瘰疬久不差，恶寒壮热，劳动转甚，渐成瘘者，**射干丸方**

射干　昆布洗去咸　海藻洗去咸。各一两　木香　黄芩去黑心　犀角屑。各三分　芍药　连翘　白敛各半两　大黄剉，炒　乌蛇酒浸，去皮骨。各二两　玄参一两一分

---

① 帛：日本抄本、文瑞楼本同，明抄本、乾隆本作"纸帛"。

② 脓：日本抄本、文瑞楼本同，明抄本、乾隆本作"疮"。

③ 薄荷末二两：日本抄本、文瑞楼本同，明抄本、乾隆本作"薄荷叶三两"。

上一十二味，捣罗为末，炼蜜丸梧桐子大。食后温酒下十五丸，日三夜一。

治瘰疬久不差，或已破，脓血①甚者，**丁香丸**方

丁香母生。半两　苍耳苗炒。一两　青葙子生　皂子仁各半两　甜葶苈半炒半生。一两　厚朴去粗皮，姜汁炙。一两　丹砂研。半两。一分为衣，一分入药

上七味，捣研为末，枣肉为丸如绿豆大，丹砂为衣。每服十丸至十五丸，粟米饮下，日三服。

治瘰疬久不差，将欲破者，**漏芦汤**方

漏芦洗，焙。半两　海藻洗，焙。半两　连翘一两　沉香剉。半两　山栀子仁一分　玄参　丹参各一两②

上七味，粗捣筛。每服三钱匕，水一盏半，煎至八分，去滓温服。

治瘰疬久不差，**何首乌丸**方

何首乌去黑皮。一两　黄耆细剉。半两　皂荚去皮子，酥炙　薄荷各一两　蛇蜕皮烧灰。半两　龙脑研。一钱　麝香研。一钱

上七味，捣研为细末，炼蜜和丸梧桐子大。每服十丸，薄荷茶下，不计时候。

治瘰疬久不差，**犀角散**方

犀角镑屑　芜荑生　斑猫炒。各一③两　牵牛子炒　黑豆生。各一分　麝香研　龙脑研。各一钱

上七味，除龙脑、麝香外，捣罗为细散，再入研药拌匀。每服一钱匕，热酒调下，空心服；服药后，再饮酒一盏投之，下恶物为效。

治瘰疬久不差，**乌鸡丸**方

乌鸡卵一枚　锦贝子半两

---

① 脓血：日本抄本、文瑞楼本同，明抄本、乾隆本作"血"。
② 一两：日本抄本、文瑞楼本同，明抄本、乾隆本作"三分"。
③ 一：日本抄本、文瑞楼本同，明抄本、乾隆本作"二"。

上二味，将锦贝子入在鸡卵内，用湿纸裹头七重，再用泥固济，火煅过后，入地坑内出火毒一宿，取出研细，入大黄末半两，麝香一钱，同研细，炼蜜丸绿豆大。空心蜜水下五丸，不过五服效。

治瘰疬必效，**逐邪散方**

皂荚子不限多少。以绢^①袋盛，厕中浸三七日，取出净洗，安地坑中，碗盖出毒^②一宿，焙干为末　斑猫五十枚。去头、翅，麸炒令黄，为末

上二味，每服用皂子末二钱匕，斑猫末一钱匕，水银粉二钱，生鸡卵一枚，取白倾盏内，更入饭饮半盏，并药同搅匀。四更初服，至五更取下毒物，或从小便中下，如有些小涩痛不妨。或患及五年只三服，三年只二服，二年只一服。

治瘰疬瘘疮久不差，**胜金膏方**

黄连去须　蚖栗子去壳　甘草根剉　黄蜀葵花　龙骨各半两　白及一分

上六味，捣罗为细末。取榆窠上红虫，秤三两半，候干同为末，更入粉霜三钱同研匀。每用药三钱匕，入腻粉少许，取鸡清调摊帛上，先以口温浆水洗净，揾干贴之，隔日易。

治颈生瘰疬，已针，疮尚不差者，**贯众汤方**

贯众一两半　乌蛇酒浸，炙，去皮骨。一两　连翘　生干地黄焙。各二两　鹤虱炒。一两　杏仁汤浸，去皮尖、双仁，炒　桑根白皮剉。各二两　白敛一两　威灵仙去苗、土。一两半　白及一两半　大腹二两　延胡索一两半　黄耆细剉。一两半　木占斯一两　甘草炙。一两半^③　黄连去须。一^④两

上一十六味，粗捣筛。每服五钱匕，水一盏半，入生姜五片，煎至八分，去滓，食后温服。

---

① 绢：日本抄本、文瑞楼本同，明抄本、乾隆本作"绵"。
② 毒：日本抄本、文瑞楼本同，明抄本、乾隆本作"火毒"。
③ 一两半：日本抄本、文瑞楼本同，明抄本作"一两"。乾隆本无此药。
④ 一：日本抄本、文瑞楼本同，明抄本作"二"。

治瘰疬不差，败肉生脓，**连翘汤**方

连翘　犀角镑。各一两　玄参　木通剉　黄耆剉　漏芦去芦头　杏仁去皮尖、双仁，炒黄。各一两半。

上七味，粗捣筛。每服五钱匕，水一盏半，煎至八分，去滓，食前温服，日三。

治瘰疬结核久不差，**异效散**方

芫青四十九枚 ①　麒麟竭一两

上二味，同于藏瓶中存性烧过，地上出火毒，研细。每服半钱匕，米饮调下，加至一钱匕。

---

① 枚：明抄本、日本抄本、文瑞楼本同，乾隆本此后有"去足、翅，糯米炒"。

卷第一百二十七

瘰疬门

诸瘰疬　诸瘘

瘰疬门

诸瘰疬

论曰：瘰疬诸病，皆由风热毒气[①]蕴积脏腑，搏于肝经所致。盖肝主筋，毒气攻于筋脉，故随肌肉虚处停结而为瘰疬，多生颈腋间，其状结核，累累相连，或如梅李，故谓之瘰疬。

治瘰疬诸病，**乌蛇丸方**

乌蛇酒浸，去皮骨，炙　白僵蚕微炒　大黄湿纸裹煨　昆布细剉，麸炒　斑猫糯米同炒，令米黄，去米不用　连翘各半两　干虾蟆一枚。烧灰　芫青三对。与斑猫同炒　雄鸽屎紧净者。一合　皂荚子一百枚，拣圆熟肥好者。熨斗内烧存性

上一十味，捣罗为末，炼蜜和丸如梧桐子大。每服七丸加至十丸，茶清下，空腹、晚后各一服。成疮者，不过四十日内消干，其效皆胜于转泻及小便内取者。

治诸瘰疬，**皂荚丸方**

猪牙皂荚七梃。三梃炮，二梃炙，二梃生，并去皮，都一处椎破，用温水一碗，浸七昼夜，每日揉一遍，日满去滓，绢滤，熬至上半盏如糊，入药用　母丁香四十九枚　龙脑研　麝香研。各半钱　漏芦去芦头　红娘子去头、翅、足　苏枋木节剉　木通剉　滑石各一分　粳米少许[②]

上一十味，除皂荚外捣研为末，都入皂荚汁中，更和寒食面

---

① 毒气：日本抄本、文瑞楼本同，明抄本、乾隆本作"气毒"。

② 粳米少许：日本抄本、文瑞楼本同，明抄本在麝香后，乾隆本作"粳米"，在麝香前。

少许，为丸如绿豆大。每服十丸，丁香水下，空心食前，日三四服，服时不得见日。此药内消，不吐不利。

治瘰疬，神妙，**追毒煎方**

丁香七枚 麝香研。一钱 葭苕子五十粒 雄鼠屎七粒，两头尖者。以面两匙同炒令黄，去面① 用 檞皮三②斤。去粗皮，椎碎，细剉，以水二斗，煎取四升，滤过重煎，候成膏入诸药 斑猫三枚。去翅、足，以糯米半合同炒，去米用

上六味，除檞皮外，捣研为末，暖檞皮煎令温，和诸药搅匀，贮瓷器内。每服三匙许，空心以温酒一盏调下。临时更看人虚实及肥瘦，加减斟酌用之。服了仰③卧，须臾即吐出。若病根年深者，如虾蟆衣、鱼肠相似，近者若蚬肉。吐了以温水漱口，吃粟米淡粥补，粳米亦可。

治瘰疬，**鹳骨丸方**

鹳骨酥炙 狸骨酥炙 獭肝炙 连翘 射干 玄参 丹参 木香 沉香剉 犀角镑 羚羊角镑。各一两 升麻 甘草炙，剉 丹砂细研 人参各半两 沙参一分

上一十六味，捣研为末，炼蜜和丸如梧桐子大。每服二十丸，空心米饮下，加至三十丸。

治瘰疬，**六神散方**

斑猫四十枚。去头、翅、足，用糯米炒色黄，去米用 巴豆五枚。去皮、心、膜，研④ 槟榔一枚。剉 蓬砂研。一分 麝香研。半钱 腻粉研。一分

上六味，捣研为散，再同研匀，用鸡子清两枚，调和药末匀，却倾药入壳中，湿纸糊合，勿令透气，入饭甑内蒸，候饭熟取出药，暴干，细研如粉。虚人每服半钱匕，实人一钱匕，并用炒生

---

① 面：原作"麸"，文瑞楼本同，与上文"以面两匙"不符，据明抄本、乾隆本、日本抄本改。

② 三：日本抄本、文瑞楼本同，明抄本、乾隆本作"半"。

③ 仰：日本抄本、文瑞楼本同，明抄本、乾隆本作"即"。

④ 研：日本抄本、文瑞楼本同，明抄本、乾隆本此前有"煮"。

姜酒调下，五更初服，至平明取下恶物。如^①觉小腹内疼，即时用苘实^②烧灰，入没药，等分为散，茶调下一钱，引前药入大肠，其取下恶物如烂肉，是药效验。

治瘰疬，**皂荚丸方**

皂荚五梃。去皮，用酥二两旋涂炙　干薄荷叶　大黄剉　防葵各二两　腻粉少许。研　鸡子二枚。煮熟用黄

上六味，捣研为末，别将皂荚五梃，生，椎碎，以水一斗揉取汁，羖羊肉半斤，去筋膜，以皂荚水熬成膏，和药末，丸如梧桐子大。每服十丸，食前米饮下，日二。

治瘰疬诸方不差，**连翘汤方**

连翘　犀角镑　黄耆剉　蔓荆实　青葙子生。等分

上五味，粗捣筛。每服三钱匕，水一盏，煎至六分，去滓温服，空心食前，十日见效。

治瘰疬，**乌犀散方**

犀角镑。一分　白花蛇酒浸，去皮骨，炙。四两　青橘皮汤浸，去白，焙。半两　牵牛子熟炒一两，生用半两

上四味，捣罗为散。每服二钱匕，入腻粉一钱匕，五更初，以糯米粥饮调下。至辰巳间，胸膈内作声，勿怪，相次如筋线连内结子下，是病根也。更候二十日，再一服，永差。

治瘰疬，**内消散方**

芎䓖一两　白僵蚕直者，炒　甘草炙，剉。各半两

上三味，捣罗为散。每服一钱匕，蜜水调下，食后服，日三。

治瘰疬，神圣得效，**三神丸方**

斑猫一分　石决明一枚　麝香研。一分

上三味，先将前二味为末，和粥面少许捣成剂，入麝香再捣研，丸如绿豆大。每服五丸，临卧煎生姜汤下。

治瘰疬，**蓖麻子丸方**

---

① 如：日本抄本、文瑞楼本同，明抄本、乾隆本作"知"。
② 苘实：文瑞楼本同，明抄本作"□实"，乾隆本作"恶实"，日本抄本作"苗"，旁注"苗一作苘"。

蓖麻子一千①颗。半生用，半瓦内炒令烟起　矾石一两。瓦上熔三五沸，放冷，研　黑豆六颗。三粒生用，三粒瓦上炒熟

上三味，并不得犯铁器，一处细杵匀烂，丸如皂子大。每服一丸，盐汤下，妇人醋汤下，不计时候。

治瘰疬，**皂荚针散方**

皂荚针一斗，不生子者　恶实半升

上二味，取皂荚针于盆中烧，候火盛时，撒恶实于火中烧，候烟欲尽，急以盆合之，冷定取出，捣罗为散。每服三钱匕，空心井华水调下。数日复利下恶物如胶饧，永除根本。利了三五日，只可吃软粥饭。

治瘰疬，内消，**牡蛎丸方**

牡蛎煅过，为末。三两　皂荚子二升。取白，水浸一宿

上二味，先将皂荚子以水三升煮令烂，取出，入瓷盆内研为膏，入牡蛎末为丸，如梧桐子大。每服十五丸，空心温酒下，日晚再服。

治瘰疬，**牡蛎散方**

牡蛎黄泥固济，煅，取白为度②。三两　甘草炙，剉。一两

上二味，捣罗为散。每服二钱匕，空心点腊茶清调下，日三服。仍用好皂荚一梃去皮，分作两截，一截使米醋半盏刷炙，以醋干为度，一截焙干，乌头二枚内一枚炮、一枚生，炒糯米三十粒，同为末，再用醋半盏暖动和匀成膏，贴之。

治项下生瘰疬，不问新久，有热人可服，**清凉散方**

龙胆拣净

上一味，捣罗为散。每服一钱匕，酒或米饮调下，食后夜卧服，天阴日③住服。

治瘰疬，**三物散方**

红娘子六十枚，不蚰者。去翅、足　大黄半两　陈粟米一合。

---

① 一千：日本抄本、文瑞楼本同，明抄本作"一"，乾隆本作"十"。
② 度：日本抄本、文瑞楼本同，明抄本作"皮"或误，乾隆本作"末"。
③ 天阴日：日本抄本、文瑞楼本同，明抄本作"天"，乾隆本作"天明"。

无，即以陈粳米代

上三味，同炒令米黄为度，共捣罗为细散。初服一字匕，每日空心温酒调下，第四日后服半钱匕，及五七日，觉脐下疼，小便涩，勿怪，是药验也。更服后药：

青橘皮汤浸，去白，焙　虎杖等分

上二味，捣罗为末，以醋煮面糊为丸如绿豆大。每服五丸至七丸，用青橘皮汤下，与前散药相间，食后临卧服，日二。次用贴药。

贴瘰疬方

砒黄信州者

上一味，细研，滴浓墨汁为丸，如梧桐子大，于铫子内炒令干，后用竹筒子盛。每用时，于所患处灸破或针挑破，将药半丸敲碎贴之，以自然蚀落为度。觉药力尽时，更贴少许。

治瘰疬一宗，先服**轻粉丸**方

乌鸡子一枚。去黄取白，盛于盏内，用腻粉一钱半，巴豆一七粒，新者去皮心，与粉同入鸡白内蒸熟，取，于乳钵内研令匀细。别用腻粉三钱匕[1]，于手掌中，以病人津唾调和，合前药为丸如绿豆大

上每服五丸，荆芥薄荷茶下，黄昏时服；至一更如未转，更以薄荷茶投之。若腹痛，先取下宿食一次，第二次以水[2]盛取，见病根恶物出也。或患年深，只可三度转出尽恶物，其项渐小。或大者，先使线记[3]转了，其项旋小为验。不得出风，一月日将息，后用**补药**

人参　玄参　白药　苦参各半两

上四味，剉细，焙干，捣为粗末。每服一钱匕，水一小盏，煎三五沸，去滓温服。如泻不止，用黄连、干姜各一钱为粗末，煎服，不过三五服便止，永差。如疮口未合，用后**膏药**[4]

---

① 三钱匕：日本抄本、文瑞楼本同，明抄本、乾隆本作"二钱"。
② 水：日本抄本、文瑞楼本同，明抄本、乾隆本作"水盆"。
③ 使线记：日本抄本、文瑞楼本同，明抄本、乾隆本作"取线纪"。
④ 膏药：日本抄本、文瑞楼本同，明抄本、乾隆本此后有"贴"。

坐拏草半两

上一味，捣罗为细末，用粟米少许，将酒煮成稀粥，滤取浓汁，入前药调匀为膏，涂于帛子上贴之，不得动换疮口，永差。

治瘰疬药一宗，先服**托中散**方

黄耆剉。一两　甘草微炙。半两

上二味，捣罗为散。每日食后，汤点服一钱匕，日二服。次用取药。

外取瘰疬方

麝香研。一钱　蟾酥十枚，如松子大者　砒霜研。半钱　斑猫十枚。去翅、足，炒　龙脑研。一钱

上五味，捣研为末，用细白面一钱，以水和匀，青黛为衣。每用，相度疮大小，仍须灸三壮，候疮发用药，切宜少使。

候取下病，便用此药**淋洗疮口方**

五倍子一两　矾石半两

上二味，为末。每用二钱匕，沸汤一碗调匀，淋洗，汤温即止。每淋洗了，用软帛裹干，用生肌药掺于疮口上。

治诸瘰疬方

上用极薄纸剪成四寸许片子，以水银、腻粉各一钱，用鸡子一枚破之取白，和腻粉等摊在四方纸上，看药多少，摊得若干片数。仍于瓷碟中摊之，药匀为度，于日内晒，不得见火，候八九分干，和纸揭起细剪，丸成梧桐子大。每片约作五十丸，用皂子仁煎汤，放温，下三丸，日服三服，空心日午临卧服之，至第三日，取下如鳖卵或如烂杏、小鼠之形者，乃是病源，即不动气。

治瘰疬，**柴胡汤**方

柴胡去苗　荆芥穗　秦艽去苗、土　知母焙　当归　桂去粗皮　藿香去梗　甘松去土　败龟醋炙　乌头炮裂，去皮脐　地骨皮　枫香脂　白芍药各半两　芎劳一两　苎根湿秤二两。碎切

上一十五味，并净洗暴干，捣为粗末。每服三钱匕，以水一盏，入生姜三片，大枣一枚，擘，同煎七分，去滓温服，早晨、午食后、夜卧各一服。

治瘰疬，**散毒汤**方

连翘 射干 玄参 芍药 木香 升麻 栀子仁 前胡_去

芦头 当归_{切，焙} 甘草_{剉，微炙} 大黄_{剉，微炒} 芒消_{研。各}

等分

上一十二味，除芒消外，粗捣筛。每服五钱匕，水一盏半，入芒消半钱匕，同煎至八分，去滓温服，早晚食后各一。

治瘰疬绕项如连珠，**连翘丸**方

连翘 防己 羌活_{去芦头} 木香 栀子仁 芍药_{各三两} 玄参

五两 大黄_{一两}

上八味，捣罗为末，炼蜜丸如梧桐子大。每服二十丸，温水下，食后。

治热结瘰疬，绕颈项滋蔓，**连翘丸**方

连翘 羌活_{去芦头。各一两} 芍药 木香 防己 大黄_{生，}

_剉 栀子仁_生 犀角屑。_{各一两} 玄参_{一两半}

上九味，捣罗为末，炼蜜和丸如梧桐子大。每服二十丸，食后米饮下。

治热毒风毒结成瘰疬，**胜金散**方

斑猫_{半两。去头、翅，麸炒} 豆黄末_{炒。一合}① 糯米末_{炒。一}

_合 甘草_{一中指节许。半生半炙} 腻粉_{研。一分}

上五味，捣研为散，拌匀，空心以米饮调下五钱匕。当吐泻下恶物，煮糯米粥补之。

治风毒瘰疬，**祛风丸**方

皂荚_{三十梃。十梃火烧欲过，十梃涂酥炙、去皮子，十梃水挼}

_{尽、去滓取汁} 何首乌_蒸 干薄荷叶 玄参_{各四两。为末} 精羊肉

_{半斤}

上五味，以皂荚水煮肉使烂，细研和药，为丸如梧桐子大。每服二十丸，空心温酒下，薄荷汤亦得。

治瘰疬，**内消散**方

---

① 合：文瑞楼本同，明抄本、乾隆本、日本抄本作"两"。

人参　滑石各半两　丹砂研。一分　斑猫四十九枚。去头、足，
糯米炒　麝香研。半钱

上五味，捣研为散。每服二钱匕，温酒调下。

治瘰疬，**禹余粮饮方**

禹余粮粉研。一两。分作两贴　甘草一两。半生半炙，椎
碎　腻粉研。半分。分作两贴

上三味，先将甘草半两，以水一升，煎取半升，调禹余粮末
并腻粉各一贴，空心顿服，当泻下恶物，未愈再服，泻后以薤粥
补之。

治风毒热毒结成瘰疬，**内消羌活散方**

羌活去芦头。一两半　白僵蚕一两。炒

上二味，捣罗为散。每服四钱匕，空心蜜酒调下，临卧
再服。

治风热毒气结成瘰疬，**内消浸酒方**

仙人放杖草根并苗一斤　羌活去芦头。二两　杏仁去皮尖，
炒，研。二两

上三味，将前二味细剉，入研杏仁，以醇酒一斗于瓶内密封，
七日后取开。每日空心暖服一盏，临睡再服。

治热结瘰疬，**大蓟根散方**

大蓟根一斤

上一味，捣罗为散。每服三钱匕，食后温酒调下，日再。

治瘰疬，**鲫鱼丸方**

上取鲫鱼长三寸者，去肠，以和皮巴豆填满腹中，麻皮缠，
以一束秆草烧烟尽，研细，粳米粥和丸如绿豆大。每服一丸，粟
米饭①饮下；未利，加一丸，以利为度。每日以此为准，尽剂乃
安；病甚，破者见效尤速。

治风热毒气结成瘰疬，**内消方**

小麦淘净

---

① 饭：日本抄本、文瑞楼本同，明抄本、乾隆本无。

上一味，煮三五升，频吃即愈。

诸　瘘

论曰：瘘有九种，曰狼瘘者，由大怒伤阴，气上而不下所致也；曰鼠瘘者，由饮食之间有虫鼠余毒所致也；曰蝼蛄瘘者，因食果蓏并虫唼之所致也；曰蜂瘘者，因倦①饮水，即得蜂毒所致也；曰蚍蜉瘘者，因中寒毒②，腹中胪胀所致也；曰蛴螬瘘者，恐惧忧思，哭泣不止所致也；曰浮疽③瘘者，恚结驰思，往返变化所致也；曰转脉瘘者，大醉惊呕，转侧失枕所致也；瘰疬瘘，则瘰疬诸证，论之为详。其名其证，虽则不同，然皆由饮食居处不慎，忧思恚怒，或冲冒寒暑，或劳伤血气，邪毒蕴结，留滞血脉，久而不去，故为瘘也。《巢氏》又载三十六种之多，而自谓其方不可次第，至其论病源，则与九瘘亦大同小异，故不复类。今有可以一方兼治诸证者，集之于前，余各随其病名附之于后。

治诸瘘，**猬皮散**方

猬皮炙焦。半枚　蜀椒去目并闭口，炒出汗　当归切，焙　露蜂房炙焦　地榆醋炙。各三分　斑猫去足、翅，糯米炒　蛇蜕剉，炒　乌贼鱼骨去甲　葛上亭长去足、翅，糯米炒。各半两　鲮鲤甲炙焦。四两　菌茹一两　细辛去苗叶。半两　樗鸡四枚。炒　蜈蚣去头、足，炙。一枚　蜥蜴去头、足，炙。一枚　薏苡仁　干漆炒烟出④　蒺藜子炒，去角　桂去粗皮　漏芦去芦头　木通剉　附子炮裂，去皮脐　牡丹皮　龙胆　土瓜根各三分　鹤骨酒炙　狸骨酒炙　雄黄研　蛇床子炒　大黄剉，炒　苦参各一两半

上三十一味，捣罗为散。每服二钱匕，空心用温酒调下，日晚再服，渐加至三钱匕。

治九种瘘，**芫青丸**方

---

① 倦：日本抄本、文瑞楼本同，明抄本、乾隆本作"困倦"。
② 寒毒：日本抄本、文瑞楼本同，明抄本、乾隆本作"寒热"。
③ 疽：明抄本、日本抄本、文瑞楼本同，乾隆本作"蛆"。
④ 烟出：日本抄本、文瑞楼本同，明抄本、乾隆本作"烟尽"。

芫青　地胆①　斑猫三味并去头、足、翅，糯米炒。各十枚　蜈蚣去头、足，炙。一枚　生犀角屑　牛黄研。各半分　豉心四十九②粒　黑豆黄十粒

上八味，捣研③为末，炼蜜丸如梧桐子大。欲服药，隔宿少食物，明旦空心，酒服三丸，须臾煮醋饭及浆水薄粥，稍稍饮之。其瘘虫各有形状，从小便中出，至日西时再煮粥食之。若人强盛，隔日一服；怯弱，隔二日一服，以疮差虫出尽为度。

治诸瘘，**葛上亭长丸方**

葛上亭长　地胆　斑猫三味并去头、足、翅，糯米炒。各十枚　衣中白鱼四十枚　鼠妇六十枚。炙　雄黄研　真珠研。各一分　槟榔剉。二枚

上八味，捣研为末，炼蜜丸如梧桐子大。每日④空心，温酒下三丸，日晚再服，渐加至五丸。

治诸瘘，**斑猫散方**

斑猫去足、翅，糯米炒。七枚　真珠研　桂去粗皮　水银与众药研令星尽。各半两　葛上亭长去足、翅，糯米炒。七枚

上五味，捣研为散。每服半钱匕，米饮调下，空心午后服，小便有所出即差。

治诸瘘肿，**芫青散方**

芫青　斑猫　葛上亭长三味并去足、翅，糯米炒。各十枚　桂去粗皮。一两

上四味，捣罗为散。每服半钱匕，空心温酒调下，日晚再服。更宜灸阳明络脉⑤，在肩前甲⑥头二寸陷中有青脉是，正向上⑦卧，交两臂勿令开，乃夹取之，灸随年壮即差。

---

① 地胆：日本抄本、文瑞楼本同，明抄本、乾隆本作"地龙"。
② 四十九：日本抄本、文瑞楼本同，明抄本、乾隆本作"四十二"。
③ 捣研：日本抄本、文瑞楼本同，明抄本、乾隆本作"研匀"。
④ 日：日本抄本、文瑞楼本同，明抄本、乾隆本作"服"。
⑤ 络脉：日本抄本、文瑞楼本同，明抄本、乾隆本作"脉络"。
⑥ 甲：日本抄本、文瑞楼本同，明抄本、乾隆本作"胛"。
⑦ 向上：文瑞楼本同，明抄本、乾隆本、日本抄本作"上向"。

治诸瘘久不差，**乌药膏方**

乌药末。二两　猪胆三枚

上二味，以胆汁和乌药末令匀，以薄绵裹，内疮口，日三五度。

治诸瘘，**檞皮膏方**

檞木白皮细切。五斤

上一味，以水二斗，煎至三升，绞去滓，重煎令成膏。每日空心服半枣大，渐加至一枣许，日二①服。兼傅疮上，日三两度。

治久冷瘘疮、瘰疬、痔毒疼痛，生肌，**丁香膏方**

丁香三分　没药　安息香　麝香研，临了入　当归　乳香　附子去皮脐　桂去粗皮。各半两　雄雀屎四七粒　芜荑仁半两　铅丹三两　油八两

上一十二味，除麝香外，并剉碎，先熬油令沸，下诸药，煎候附子黄赤色，以绵滤去滓，下铅丹，柳篦②搅，候色黑、滴水内成珠子得所，入麝香搅匀，以瓷合盛。用故帛上摊贴，日再换，取差。

治诸瘘瘰疬，阴偏肿坚，或发溃脓血不绝，**猬肝膏方**

猬肝炙令熟。二两　芍药　芎䓖　细辛去苗叶。各半两　羊䐁脂五两　当归切，焙　蜡　黄连去须　黄芩去黑心　松脂各一两

上一十味，除羊脂、蜡、松脂外，捣罗为末。先熬脂令沸，下蜡、松脂销熔，即下诸药末，搅令匀，以瓷合盛。涂疮上，日三度换。

治诸瘘浮核不尽及诸恶疮痈疽息肉在肌中，**藜芦涂傅方**

藜芦以鸡子三枚，取白，涂炙令干　茼茹各一两　雄黄研。二两

上三味，捣研为末。涂傅息肉上，日三五度即差。

治瘘疮肿，**地鳖散方**

---

① 二：日本抄本、文瑞楼本同，明抄本、乾隆本作"三"。
② 篦：日本抄本、文瑞楼本同，明抄本缺笔作"𥶹"，乾隆本作"枝"。

干地鳖末　麝香各研少许

上二味，研匀。干掺或贴，随干湿治之。

治一切冷瘘，**蛔虫散傅方**

人吐出蛔虫

上一味，烧灰，细研为末。先以甘草汤洗瘘，后取末傅疮上，日三五度即差。

治鼠瘘，**黄耆散方**

黄耆剉　白矾烧灰　附子炮裂，去皮脐。各半两　当归切，焙　防风去叉　栝楼根　芎䓖　黄芩去黑心　狸骨酒炙　甘草炙。各二两　大黄剉，炒　干姜炮　细辛去苗叶　露蜂房炙。各一两　斑猫　芫青二味并去翅、足，糯米炒。各五枚

上一十六味，捣罗为散。每服一钱匕，空心温酒调下，日再服。

治鼠瘘瘰疬寒热，**狸骨散方**

狸骨酒炙。一两一分① 蹋躅炒　龙骨　王不留行　当归切，焙　土瓜根　鼠姑②各半两

上七味，捣罗为散。每服二钱匕，食后温酒调下，日晚再服。

治鼠瘘发起无头尾，如鼷鼠，使人寒热脱皮，此得之大鼠毒不去，其根在胃，**鲮鲤甲散方**

鲮鲤甲炙焦　龟甲醋炙　甘草炙　桂去粗皮　雄黄研　干姜炮　狸骨酒炙。各半两

上七味，捣研为散。每服二钱匕，温酒调下，日晚再服。又法，以蜜为丸，内疮中，日一度易之。

治鼠瘘，**犀角散方**

犀角镑。一两半　斑猫去足、翅，糯米炒。十四枚　雄黄研　桂去粗皮。各一两

上四味，捣研为散。每服半钱匕，温酒调下，空心日晚服。

---

① 一两一分：日本抄本、文瑞楼本同，明抄本、乾隆本作"一两"。
② 鼠姑：明抄本、日本抄本、文瑞楼本同，乾隆本作"鼠妇"。

治鼠瘘，**外正膏方**

死猫儿骨酒和醋炙。一片，三寸长　皂荚去皮子，醋炙。一梃①　木鳖子去壳，生用。二七②枚　重粉半钱匕。研

上四味，捣研为末。每用三钱匕，用米醋熬成膏傅之。如一两日未效，即用温酒调下二钱匕，服毕，衣被盖出汗即差。

治鼠瘘，**仙人杖散方**

笋黑死者取一两。烧灰存性　甘草炙，为末。三分　麝香别研。半分

上三味，一处研细，分作六服。每服临卧时，温酒调下。

治鼠瘘方

蛄螂烧存性，细研

上一味，用醋调如糊。先以盐汤洗疮，涂傅，日再易。

治诸瘘涓涓出脓血，疼痛日夜不止，渐加羸瘦，宜服此方

赤小豆　白敛　牡蛎烧赤，细研　黄耆各等分

上四味，捣筛为散。每服三钱匕，酒一盏半，煎至一盏，去滓，不计时候。

治诸瘘脓血不止方

新生儿屎不以多少

上一味，取置密器中五六日，取涂疮孔中，不四五上差。

治诸瘘下血不止，肌体黄瘦，四肢无力，宜用**鸡子方**

鸡子三颗

上一味，以米下蒸半日，取出用黄，炒令黑色。先拭疮汁令干，以药内疮孔中即差。

治蚁瘘，**鲩鳢涂傅方**

鲩鳢烧灰

上一味，研细，以醋调如糊，涂傅疮上，日三五度即差。

---

① 梃：日本抄本、文瑞楼本同，明抄本、乾隆本作"两"。
② 二七：日本抄本、文瑞楼本同，明抄本、乾隆本作"七"。

又方

蚁蛣

上一味，以酒研细，涂傅疮上，日三五度即差。

治虮蜉瘘，始发在项[①]，如患伤寒，此因吃食中有虮蜉，其根在肾，**矾石散方**

白矾烧令汁枯。半两　李白皮　桃白皮　独活去芦头　知母[②]焙　生干地黄　雌黄研。各一分　猬皮炙焦　白术各三分　蜀椒去目并合口，炒出汗。一百粒　青黛研　斑猫去足、翅，糯米炒　白芷　柏枝　芍药　海苔　当归焙。各一分

上一十七味，捣研为散。每服一钱匕，空心温水调下，日三。

治五瘘下血，疼痛里急，不可忍，**猬皮丸方**

猬皮二两。炙令焦黄　槐子仁二两。微炒　龙骨二两　槲叶一两。微炙　干姜半两。炮裂，剉　熟干地黄一两　当归一两。剉，微炒　茜根三[③]分。剉　附子一两。炮裂，去皮脐　芎藭半两　槟榔一两　黄耆一两。剉　吴茱萸半两。汤浸七遍，焙干，微炒

上十三味，捣罗为末，炼蜜和捣五七百杵，丸如梧桐子大。食前以粥饮下三十丸至四十丸，日三。

治五瘘出血疼痛，久不差，**硫黄散方**

硫黄一两　蛇黄一两。金星者，火烧令赤，碎　白矾一两。碎　鳗鲡鱼头一枚　鲫鱼大者，一枚。开肚取却肠，却入四味药安腹内，以散麻皮缠缚，泔泥裹之，候干，入炭火上烧令烟尽，取出去泥

上五味，细研如粉。每服三钱匕，食前以粥饮调下，日三。

空青散方

空青研　当归切，焙。各半两　细辛去苗叶　干猬肉一方用皮。炙令焦　枸杞根去黑皮　斑猫去足、翅，糯米炒　白术　地胆去足、翅，糯米炒　白矾烧令汁尽。各一分　干乌脑脂三大豆许

上一十味，捣研为散。每服一钱匕，空心用浆水调下，日晚

---

① 项：日本抄本、文瑞楼本同，明抄本、乾隆本此后有"下"。
② 知母：日本抄本、文瑞楼本同，明抄本、乾隆本在白术前。
③ 三：日本抄本、文瑞楼本同，明抄本、乾隆本作"二"。

再服。病在项，则舒卧，令头处低足后^①高，使药易行速差。

治蚯蚓瘘，**鸭脂膏方**

鸭脂三两　胡粉二两　巴豆去壳，细研，去油尽。半两

上三味，先熔脂，入二味末调如膏。每日三五度涂疮上即差。

又方

胡粉不限多少

上一味，用猪脂和调涂摩疮上，日再涂即差。

治蛇瘘，**蛇蜕膏方**

蛇蜕一条。烧灰

上一味，细研，用猪脂调涂，日三上即差。

治浮疽^②瘘始发于颈，如两指，使人寒热欲卧，得病之由因思虑忧怒，其根在胆，**石中黄子散方**

石中黄子　干姜炮　续断　决明子　甘草炙　地胆去头、足、翅，炒。一分　龙胆　菴䕡根各半两　大黄半分　细辛去苗叶。半两

上一十味，捣罗为散。傅疮上，日四五度即差。

治瘘疮十余年不差，**神助散傅方**

槟榔　黄连去须

上二味，捣罗为末。先用活鳝鱼一条，掷于地，候鳝困盘屈，以竹针五七枚贯之，覆疮良久，取视，当有白虫数十，如针著鳝上，取去复覆之，如此五六度即已，用药量多少覆之。

---

① 后：日本抄本、文瑞楼本同，明抄本、乾隆本作"处"。
② 疽：明抄本、日本抄本、文瑞楼本同，乾隆本作"蛆"。

卷第一百二十八

痈疽门

痈疽门

痈疽统论

论曰：《周官》疡医与疾医，分职而异治。凡有疡者，受其药焉。盖非专门之学，不足以深究博识故也。人之气血与天地同流，经络常数与昼夜同度，一或壅而不通，沮而不行[①]，则血老不作汗，肉陈不脱垢，蒸气不达，痈疽内热，甚于焚溺之患，治之不可缓。是以喜怒忧乐之不时，饮食居处之不节，芳草石药[②]之发动，内使阴阳不平而蕴结，外使荣卫凝涩而腐化。轻者，起于六腑，浮达而为痈，外溃肤肉，经所谓荣卫稽留于经脉之中，血涩不行，卫气壅遏不通，热盛则肉腐为脓，然不陷肌肤于骨髓[③]，骨髓不为燋[④]枯，五脏不为伤损，其皮薄以泽是也；重者，发于五脏，蕴蓄而为疽，内消骨髓，经所谓热毒炽盛，下陷肌肤，骨髓燋枯，五脏涸竭，当其病下，良肉无余，其皮夭以坚如牛领然[⑤]是也。

夫疮肿之患，莫大于痈疽，明乎二者，则凡肿毒丹疹，可以类推矣。故证有浅深，治有轻重。若疮发之初，汤液疏其内，针石疏其外，内外之治不同也。五脏内虚则平补，内实则驶利，补

---

① 行：元刻本、日本抄本、文瑞楼本同，明抄本、乾隆本作"利"。
② 石药：元刻本、日本抄本、文瑞楼本同，明抄本、乾隆本作"药石"。
③ 于骨髓：元刻本、日本抄本、文瑞楼本同，明抄本、乾隆本无。
④ 燋：通"焦"。《字汇·火部》："燋，与焦同。"清·高翔麟《说文字通》："燋，通焦。"
⑤ 皮夭以坚如牛领然：元刻本、日本抄本、文瑞楼本同，日本抄本旁注"又'然'作'之皮'二字"，明抄本作"皮夭以坚，上如牛领之皮"，乾隆本作"皮夭以坚，如牛领之皮"，《灵枢·痈疽》作"上之皮夭以坚，上如牛领之皮"。

泻之法不同也。疮发于虚处则难差，发于实处则易愈，则其生有虚实之辨。富贵体逸，危殆者多；贫贱形苦，困笃者少，则其形有苦乐之辨。浅疮欲在厚处，攻之易平；深疮欲在薄处，达之易及，则肌肉皮肤有厚薄之辨。脉见洪滑粗散，其病难治；脉见微涩迟缓，其病易治，则脉之与病有应否之辨。凡痈之类，其气浮达，宜灸焫而不宜针烙；凡疽之类，其气深沉，宜针烙而不宜灸焫，此灸焫针烙之异也。淋射熁贴，以消肿毒；膏润温养，以生肌肉，此先后终始之序也。昔人论痈疽病者，惑于人神所在，不可妄行针刺见血，不知神之与形同为休戚，体既不平，神乌能定？《内经》谓痈疽不得顷时回，恐内烂筋骨，穿①通脏腑，岂有人神之忌耶！

疗疾所向吉凶方

三月七月十一月，不得向西方治病。

四月八月十二月，不向南方治病。

正月五月九月，不向东方治病。

二月六月十月，不向北方治病。

凡治病，将患人行年本命，筭②与生气天德福德合者，往之必差。仍须与生气人看侍患者吉。占病色，候上面法：凡患人目中赤脉，从上下贯瞳子者，一脉一年死，二脉二年死；若脉下者，疗之必差。又曰，患人面忽有赤色之多贯上下如脂③，有赤色从额上下至鼻，又黑色出额上④大如指，及连鼻上至肩又有赤色垂者，并为死候，不可疗。

论痈疽所生忌穴

背面九处不可患疮。

第一入发际，为玉枕，亦为舌本。

第二项颈节。

---

① 穿：元刻本、日本抄本、文瑞楼本同，明抄本、乾隆本作"第"。
② 筭：元刻本、日本抄本、文瑞楼本同，明抄本、乾隆本作"推筭"。
③ 脂：元刻本、日本抄本、文瑞楼本同，明抄本、乾隆本作"指"。
④ 上：元刻本、日本抄本、文瑞楼本同，明抄本、乾隆本作"上下"。

第三^①为崇骨。

第四大椎，为五脏^②。

第五脊骨两边，肺俞^③穴。

第六夹脊骨两边，脾俞及肝俞穴^④。

第七脊骨两边，肾俞二穴。

第八后心鸠^⑤穴。

第九鸠^⑥尾骨穴。

正面五处不可患疮。

第一喉骨，为垂膺^⑦。

第二当胸前，为神舍。

第三为心鸠尾。

第四当两乳穴。

第五脐下二寸，为肠屈之间。

侧面三处不可患疮。

耳下近耳后牙车尖^⑧央陷中，为喉脉。一穴当髃下，一穴为肩骨。

承山上三寸一穴，为腨肠。

辨痈疽证候美恶法

夫痈疽外发，其理易明，至于内痈内疽，隐而不见，目既不接，治之至难。然五脏六腑有俞募，虽结固于中，而自形于外。外察其部，内审其源，定药投方，若拔芒刺然。则痈疽之发，有

---

① 第三：元刻本、明抄本、日本抄本、文瑞楼本同，乾隆本此后有"大椎"。

② 大椎为五脏：元刻本、明抄本、日本抄本、文瑞楼本同，乾隆本作"肺腧为五脏华盖"。

③ 肺俞：元刻本、明抄本、日本抄本、文瑞楼本同，乾隆本作"肝俞"。

④ 及肝俞穴：元刻本、明抄本、日本抄本、文瑞楼本同，乾隆本无。

⑤ 鸠：元刻本、文瑞楼本同，明抄本、乾隆本、日本抄本作"鸠尾"。

⑥ 鸠：元刻本、明抄本、日本抄本、文瑞楼本同，乾隆本作"椎"。

⑦ 垂膺：元刻本、日本抄本、文瑞楼本同，日本抄本旁注"又垂膺作重鹰"，明抄本、乾隆本作"重鹰"。

⑧ 尖：元刻本、明抄本、日本抄本、文瑞楼本同，乾隆本作"中"。

五善七恶之证，不可不察也。烦躁时嗽，腹痛渴甚，或泄痢无度，或小便如淋，一恶也；脓血大泄，肿焮尤盛，脓色败臭，痛不可近，二恶也；喘粗短气，恍惚嗜睡，三恶也；目视不正，黑睛紧小，白睛青赤，瞳子上视者，四恶也；肩项不便，四肢沉重，五恶也；不能下食，服药而呕，食不知味，六恶也；声嘶色脱，唇鼻青赤，面目四肢浮肿，七恶也。动息自宁，食饮知味，一善也；便利调匀，二善也；脓溃肿消，色鲜不臭，三善也；神彩精明，语声清亮，四善也；体气和平，五善也。然病有证合七恶，皮急紧如善者；病有证合五善，皮缓虚如恶者，非浅识之所知。若五善并至，则善无以加也；若七恶并至，则恶为剧矣。今载证候并诸俞募，以申明之。

　　凡五脏六腑募，中府隐隐而痛者，肺疽也；上肉微起者，肺痈也。中府在云门下一寸六分①，乳肋间动脉应手陷中是②。巨阙隐隐而痛者，心疽也；心上肉微起者，心痈也。巨阙一穴在鸠尾下一寸是。期门隐隐而痛者，肝疽也；上肉微起者，肝痈也。期门一穴在第二肋③傍一寸半，直上两乳④。章门隐隐而痛者，脾疽也；上肉微起者，脾痈也。章门二穴在季肋端。一名长平，一名胁髎。京门隐隐而痛者，肾疽也；上肉微起者，肾痈也。京门二穴在期门下五分是。中管隐隐而痛者，胃疽也；上肉微起者，胃痈也。中管一穴一名太仓，在上管下一寸。天枢隐隐而痛者，大肠疽也；上肉微起者，大肠痈也。天枢二穴在脐两傍各二寸陷中是。丹田隐隐而痛者，三膲⑤疽也；上肉微起者，三膲痈也。丹田一名石门，一名精室，一名命门。一穴在脐下二寸。关元隐隐而痛者，小肠疽也；上肉微

---

　　① 一寸六分：元刻本、日本抄本、文瑞楼本同，明抄本、乾隆本作"一寸"。

　　② 乳肋间动脉应手陷中是：元刻本、日本抄本、文瑞楼本同，明抄本、乾隆本作"乳上三肋间动脉"。

　　③ 第二肋：元刻本、日本抄本、文瑞楼本同，明抄本、乾隆本作"不容"。

　　④ 直上两乳：元刻本、日本抄本同，明抄本、乾隆本作"第二肋端"，文瑞楼本作"直上两乳间"。

　　⑤ 三膲：即"三焦"。《集韵·宵韵》："三膲无形之腑，通作焦。"

起者，小肠痈也。关元一名液门，在脐下三①寸。

上验其人所募，依据此审定痈疽浅深，病从何脏腑发，先曾食何乳石，又验其气虚实，参详而疗之。

痈疽叙疗诸法

凡痈疽疖初生，皆只如粟黍粒许大，微似有痛痒，或触破之即焮展。初觉有之，即须速服犀角汤丸及诸冷等药，取通利，疏畅腑脏，兼以汤水淋射，涤其壅滞，疮头涂石药，四畔贴燸药，折其毒势。如此将理，觉不退，是热毒稍坚，即停用汤水淋射。精意辨之，定是痈疖，便当上②灸之。若是疽则审按，候其浅深，烧针烙之，于纴上涂止痛引脓膏纴之，兼以膏涂帛贴之，常令开润，勿令燥也，四畔贴燸药。夫血脉喜温而恶寒，若着冷气过理，迫之即血滞，难差。若已成大脓者，兼疮中有恶肉，即须用猪蹄汤洗之，傅茵茹散等，蚀其恶肉，候烂肉欲尽，即贴生肌膏药。及饮食慎忌，寝卧居处，触事抑情，克意将理。

辨痈疽宜灸不宜灸法

凡痈疽发背初生，如黍粟粒许，或痒或痛，觉似有，即用汤水淋射，兼贴药燸之。经一两日不退，须当上灸之一二百壮，如绿豆许大。凡灸后却似焮痛，经一宿乃定，即火气下彻，肿内热气被火导之，随火而出也。若能于疮头四边，相去各一寸已来，更花灸尤妙。其疮若只痒，即宜隔豉饼灸之，其豉饼须以椒姜盐葱相和烂捣，捏作饼，厚薄如三钱已来，当疮头豉饼上灸之。若觉大热，即微取起，少顷再安，只灸七壮而已。豉饼若干，更换新者尤佳。疮若痛，即须苦灸，仍壮数唯多为妙。若是疽，即不宜灸。夫疽初生，形如痦癗，头白焦枯，气本深沉，治者既不精辨，亦便灸之，或痈疖成脓之后，亦令灸之，皆能害人。初灸三壮，不觉痛者为上。肉已夭，其下脓深，及至数壮之后③，焮痛必倍，为热气益盛脓伏，内攻之火灼其外，转增毒甚，不可不知也。

---

① 三：元刻本、乾隆本、日本抄本、文瑞楼本同，明抄本作"二"。

② 当上：元刻本、日本抄本、文瑞楼本同，明抄本、乾隆本作"止"。

③ 之后：元刻本、日本抄本、文瑞楼本同，明抄本、乾隆本作"不觉"。

灸所忌穴，具载于后。

头维在额角发际本神傍一寸　承光在头上五处穴后二[1]寸是　神庭在发际直鼻上　承泣在目下七分直瞳子陷中是　丝竹空在眉后陷中　膺窗在胸下一寸六分两乳中　脑户在枕骨上强间后一寸半　风府在脑后发际一寸大筋傍宛宛中　暗门在项后发际宛宛中　脊中在第十一椎节下间　三阳络在臂上大脉沟上一寸　下关在耳前动脉是也　耳中耳门禁不灸　人迎在颈大脉应手，侠结喉傍，通五脏　石门在脐下二寸。女子禁不灸　伏兔二穴在脐上六寸　地五会在足小指次指本节后间，去侠溪傍一寸五分[2]

上件穴，据《针经》[3]并禁不可灸。或于上出疮疖，亦不得便灸，且以诸方法及汤水注射，并用诸药爝之。若已成脓，即须针烙出之，为其内已有脓，纵针烙出之，即并无妨。其经久瘘，即用硫黄灸之。

灸法

上用硫黄一块，随疮口大小安之。别取少许硫黄于火上烧之，以银钗脚挑之，取焰点硫黄上令著三两遍，取脓水，以疮干差为度。

辨痈疽宜针烙不宜针烙法

夫痈疽者，头少肿处多，出脓不快者，宜针烙。脓未盛已前，不可不以诸药贴爝救疗，以安病者之心，脓成即当弃药从针烙也。既至脓成，即当决意，不可疑惧痛，顷刻之间，以至内溃。古今同毙斯疾，十有八九。深识之士，当断去就。夫患[4]痈疽以成结肿，须有出处，疗之无不针，针无不差。未有不针不刺而差者，未有针刺及时而不差者。夫痛之极也，众热聚攻，膏膜为之腐烂，肌肉为之败溃，内[5]通贯脏腑。若不针烙决溃，热

----

① 二：元刻本、日本抄本、文瑞楼本同，明抄本、乾隆本作"五"。
② 一寸五分：元刻本、日本抄本、文瑞楼本同，明抄本作"二寸五分"，乾隆本作"二寸"。
③ 针经：元刻本、日本抄本、文瑞楼本同，明抄本、乾隆本作"经针法"。
④ 患：元刻本、明抄本、日本抄本、文瑞楼本同，乾隆本此后有"畏"。
⑤ 内：元刻本、明抄本、日本抄本、文瑞楼本同，乾隆本作"而"。

毒无从而解，脓瘀无从而泄。或过时不针，即反攻于内，内既消败，欲望其生，岂可得乎？则针烙取差，实为良法。疑而不决，为必死之患。或隐讳此疾，或惧痛不针，此神夺其识，死期将至。痈则皮薄宜针，疽则皮厚宜烙。古法无烙，唯有针刺。烙即火也，亦谓之燔针劫刺，以其有劫病之功也。今用烙法多差，殊隐妙于铍①。针法本用铍针，烙法当用火针。如似火箸，磨头令尖，如枣核团②滑，用灯焰烧，须臾火作炬，数蘸油烧令赤，皆须近下面烙之。一烙不透，即再烙之令透。若其攻稍广，即须散烙数处，并令透，则气疏达，脓水易出，不假按抑。实者捻发为纴，虚者以纸为纴，涂引脓膏药纴之，兼以膏药贴之。常③令开润，勿令急燥。若其人赢瘠，勿顿出脓，徐徐令出。痈疽广大脓溃肌者④，惧一时之痛，不肯四畔多下针烙，唯开三两处而已。欲望早愈，不亦难乎？常见有开肿者，不审浅深，所烙或当时无脓，经宿方溃；或下针不出，别处生头；或抑擦焮⑤动，益加损疼，真气转伤。经云，病浅针深，则气血伏沉；若病深针浅，则毒气不泄，反为大痈也。如务求速差，肿内余脓及脓根未尽，便令疮合，后必再发。诸发肿都软而不痛者，即并宜针烙。若发于背者，即须用水角乃得痊愈。

辨痈疽宜水角不宜水角法

凡疗痈疽发背，肿高坚硬，脓稠，焮盛色赤者，宜水角；陷下肉色不变，软慢稀者，不用水角。角法，于宽静室中不当风处，平实地掘一小坑，口稍阔于疮，重深一尺已下。去此坑二尺外，又为一坑子，口阔三四寸，傍穿两坑令相通，灌水，并令去坑面

---

① 殊隐妙于铍：元刻本、明抄本、日本抄本、文瑞楼本作"殊稳妙于铍"，乾隆本作"不得隐妙"。

② 团：元刻本、日本抄本、文瑞楼本同，明抄本、乾隆本作"圆"。

③ 常：元刻本、日本抄本、文瑞楼本同，明抄本、乾隆本作"当"。

④ 肌者：元刻本、明抄本、日本抄本、文瑞楼本同，乾隆本作"肌肤"。

⑤ 焮：元刻本、乾隆本、日本抄本、文瑞楼本同，明抄本此后有"痛"。

二寸，于地上^①腰背下先铺油单三两重，辟^②地气，即以席荐东西铺坑口两畔，令患者以疮合坑上，无令偏侧，腰间布毡褥，务令安稳，则得久角。角口两畔以缯帛遮拥，兼盖覆，水坑口勿令通泄，热被水引，下渗地中，卧一炊久为度，瘀滞脓血，并泄角中。热盛者，日夜三四遍，肿气不侵^③，每日或两度亦得。候其毒解热退，水角方止，中间以药熁之。热毒及痈，托命在医，宜用意恻怛^④，心机百变，如爱己身，始可济人。凡看疾之人，尤须安静。或有言中旁触，遂使患者惊疑。至于庸医，昧于深理，就施针艾，尤不能精，用水角则太早，以火攻则稍迟。何者？疽之萌生，而用水角，则内热毒畏冷，逼之却入腠理，皮肉坚厚，毒气内坚，肉变为脓，以致内溃，深可哀也。疽之已成，而乃火攻，则火毒相击，令人烦闷，加其虚惫。可不慎乎！或富贵之人，遭遇此疾，多贮水银以为水角尤妙。用水银角法，上拣稳实地穿一坑，口稍阔于疮肿处，深可四五寸。先于坑中布纸五六重衬水银，诸余铺设一依前方，其水银多至一升已来^⑤，如无，只三五合亦得。

石　痈

论曰：人之气血，得热则淖泽，得寒则凝结。石痈者，寒气凝结，致热气不得散，故其肿毒硬实如石之状，而谓之石痈。治宜温调荣卫，散其寒邪，使气得阳而外发，则脓血出而肿硬自^⑥消。

治石痈久不差，**黄耆当归散方**

黄耆剉。十两　当归切，焙。八两

上二味，为散。每服三钱匕，温酒^⑦调下，不计时候。

---

① 地上：元刻本、明抄本、日本抄本、文瑞楼本同，乾隆本此后有"约当"。

② 辟：元刻本、明抄本、日本抄本、文瑞楼本同，乾隆本作"避"。

③ 侵：元刻本、日本抄本、文瑞楼本同，明抄本作"盛"，乾隆本作"甚"。

④ 恻怛（cèdá 侧达）：犹恻隐。宋·叶适《乐清县学三贤祠堂记》："贾公恻怛长者，惠贫恤孤。"怛，痛苦，忧伤。

⑤ 已来：元刻本、明抄本、日本抄本、文瑞楼本同，乾隆本作"已下"。

⑥ 自：元刻本、乾隆本、日本抄本、文瑞楼本同，明抄本作"日"。

⑦ 温酒：元刻本、日本抄本、文瑞楼本同，明抄本、乾隆本作"温水"。

治石痈结聚，肿硬热痛，脏腑秘涩，**木香丸方**

木香一两　槟榔剉。三分　芎䓖　羌活去芦头。各半两　大黄剉，炒。一两　附子炮裂，去皮脐　人参各半两　枳壳去瓤，麸炒。三分　牵牛子炒令香。一两半①　陈橘皮汤浸，去白，焙。半两

上一十味，捣罗为末，炼蜜为丸如梧桐子大，贮以瓷合。每服三十丸，空心粥饮下，通利为度；如未利，加至四十丸。

治石痈，皮色紫赤，恶寒壮热，一二日未成脓者下之，**升麻汤方**

升麻　连翘　大青各一两　生地黄焙。二两　大黄剉，炒。一两　败酱　络石　白敛各半两　玄参一两

上九味，粗捣筛。每服五钱匕，水一盏半，煎至八分，更入芒消末半分②，去滓，空心温服，微利为度。

治石痈，已服前升麻汤，后用**木香散涂贴方**

木香　大黄剉，炒　升麻　白敛　芒消　赤小豆各半两

上六味，捣罗为散。以榆白皮汁入水少许，调和如糊，涂故帛上贴，日二。

治石痈结实，已坏未坏，**占斯散方**

占斯　厚朴去粗皮，涂生姜汁炙熟　生干地黄焙　栝楼干者，去皮　败酱　防风去叉　桔梗剉，炒　人参　细辛去苗叶。各一两　桂去粗皮。半两

上一十味，捣罗为散。每服食前以温酒调下二钱匕。

治石痈肿毒，结硬疼痛，口干烦热，四肢拘急不得卧，**沉香汤方**

沉香三分　地骨皮　麦门冬去心，焙　当归切，焙。各一两　大黄剉，炒。二两　升麻一两　木香三分　玄参　枳壳去瓤，麸炒　羚羊角镑　独活去芦头　甘草生，剉　赤芍药各一两　防风去叉。三分

---

① 一两半：元刻本、日本抄本、文瑞楼本同，明抄本、乾隆本作"一两"。
② 分：元刻本、日本抄本、文瑞楼本同，明抄本、乾隆本作"钱"。

上一十四味，粗捣筛。每服三钱匕，水一盏，煎至六分，去滓，不计时候温服。

治石痈热毒气盛，肿硬疼痛，口干烦闷，**犀角汤**方

犀角镑。三分　连翘　射干　栀子仁　升麻　当归切，焙。各一两　大黄剉，炒。二两　木香三分　枳壳去瓤，麸炒　赤芍药　甘草生，剉　玄参各一两

上一十二味，粗捣筛。每服三钱匕，水一盏，煎至六分，去滓，不计时候温服。

治石痈，**地黄煎**方

生地黄净洗。三斤

上一味，剉碎，捣研，绞取汁，入铜器内盛，安汤上煮，柳篦搅匀如糖，以瓷合盛。每日空心，取如一弹子大，温酒调服，日午、晚间再服。

治痈疽坚如石核，**鹿角散涂**方

鹿角烧过　白敛各二两　粗理黄石五两。烧令赤色，投醋中再烧，投醋凡七遍

上三味，捣罗极细，以酽醋调如糊。涂傅肿上，干即易。

治痈疽结硬未成脓，**凝水石散贴**方

凝水石　黄檗　黄耆剉　黄连去须　大黄　石膏　栀子仁各半两　白敛一两

上八味，捣罗极细，以浆水调如糊。摊故帛上，贴患处，干即易。

又涂鹿角泥方

鹿角

上于石上用水磨令如泥。涂患处，日三五次。

又涂半夏方

半夏一两

上为末，以新水调如糊。涂患处，日三五次。

又涂莨菪子方

莨菪子二两

上为末，以醋调如糊。涂患处，干即易。

又涂葵茎灰方

葵茎灰　梁上尘各一两

上二味，为末，以醋调如糊^①。涂肿上，日三两次。

又涂蛇蜕方

蛇蜕

上烧灰，细研。以醋调涂肿上，干即易。亦可只以蛇皮贴之，经宿即差。

又涂商陆根方

生商陆根半片

上烂捣，摊故帛上贴之，干即易。并治诸瘘疮疖。

又涂蜀漆方

蜀漆干者。半两　桑根白皮二两

上二味，为末，每用量多少，以熔牛皮胶并酒调和，傅肿处，日三五次。

附骨痈

论曰：凡身体盛热，不可当风。盖风冷之气，入于肌肉，则热气搏伏不得出，故附着于骨而成痈也。其状无头，但肿而阔，皮肤薄泽者，以毒气伏留于内故也。法宜外散其寒，内达蕴热，乃得本标之治。

治附骨痈，结核，脓水肿痛，心腹气满，**五香连翘汤**方

木香　独活去芦头　射干　连翘各三分　甘草炙，锉　桑寄生锉，炒　升麻锉　沉香锉　鸡舌香　乳香研。各半两　大黄锉，微炒。一两半　麝香研。一分

上一十二味，除研者外，粗捣筛，再入麝香、乳香同研拌匀。每服五钱匕，水一盏半，煎至八分，下竹沥半合，滤去滓，空心温服，快利为度，未利再服。

---

① 糊：元刻本、日本抄本、文瑞楼本同，明抄本、乾隆本作"泥"。

治附骨痛生股上伏肉间，**淋渫贯众汤方**

贯众　地骨皮剉　谷精草　枇杷叶拭去毛，炙　荆芥去梗　蜀椒去目并合口者。各一两

上六味，粗捣筛。以水三升，煮取二升，和滓淋渫，蘸布帛搨之，速效。

治附骨痛肿，根在脏腑，**蛇皮散方**

蛇皮　露蜂房　乱发各半两

上三味，并烧灰，存性研细。每服二钱匕，温酒调下，日三服。

治附骨痛，**金石凌法**

栀子仁半斤　犀角屑　麝香研。各半两　桔梗剉，炒。二两半　石膏椎碎　寒水石椎碎。各四两　木通剉　甘草炙，剉　郁金剉。各二两　青木香剉。一分　朴消研。四斤　金二十两

上十二味，除朴消、麝香外，先将寒水石、石膏、金以水二斗，于银器内慢火煎至一斗，次下前犀角等草药七味，再煎至五升，以生绢滤去滓，下朴消，以柳木篦搅勿住手，候稍凝即住火，入麝香拌令匀，盛密器中。每服一钱匕，新水调下。老小加减服。

治附骨痛，**密陀僧散方**

密陀僧　自然铜各半两　杏仁去皮尖、双仁。二七[①]枚

上三味，用苦竹筒一枚，入药在内，纸封筒口，慢火煨，候竹筒黄色取出，研极细，看疮肿大小用药，以新汲水调匀，用鸡翎扫药涂痛上，甚者不过二七日效。

治附骨痛，**牛胶散方**

牛皮胶黄明者，慢火炙令燥　甘草用水一盏蘸，炙水尽，剉。各半两

上二味，捣罗为散。每服二钱匕，浓煎木贼汤调下，空心服。复取药末，以井水调膏，看疮大小，摊纸贴之。

治附骨痛，**槲皮散方**

---

① 二七：元刻本、乾隆本、日本抄本、文瑞楼本同，明抄本作"二十"。

槲皮三两。烧令烟尽

上一味，细研为散。每服二钱匕，空心米饮调下，日晚再服。

治附骨痈方

新鼠皮一张

上一味，看疮大小裁贴，日二次。若出脓已溃者，用猪脊脂贴，吮脓出尽即差。

治附骨痈，甘草汤方

甘草炙。二两　露蜂房一两

上二味，并剉，以水五升，煎至三[①]升，去滓，以故帛二片浸汤中，更互洗疮上，日三两度即差。

治附骨痈方

蓖麻子去壳。不拘多少

上一味，研令细，取涂痈上，日三两度即差。

治附骨痈方

生地黄取汁。一盏

上一味，银石器中煎如膏，候冷涂傅肿上，日三五度即差。

痈内虚

论曰：痈内虚者，荣卫腐为脓血，经络不足，则五脏之气虚乏也。其证多生虚热，而心神为之惊悸，以痈热不散，乘虚而入，又心独恶热，故惊悸不定也。

治痈溃脓太多，里虚热，茯苓汤方

白茯苓去黑皮。三分　黄耆剉。一两半　芎𦱿一两　桂去粗皮。三分　麦门冬去心，焙　五味子各一两

上六味，粗捣筛。每服五钱匕，水一盏半，入生姜半分，拍碎，干枣二枚，擘破，同煎至八分，去滓，空心温服，晚再服。

治痈溃漏，血脉空竭，内塞，黄耆散方

黄耆剉　芍药　细辛去苗叶　瞿麦穗　白芷　薏苡仁　人

---

① 三：元刻本、日本抄本、文瑞楼本同，明抄本、乾隆本作"二"。

参　附子炮裂，去皮脐　熟干地黄焙。各一①两　赤小豆醋浸，炒干。三两

上一十味，捣罗为散。每服二钱匕，空心温酒调下，晚再服。痛甚，加芍药；口干渴，加薏苡仁；脓多，加黄耆。

治痈内虚不足，脓水不绝，四肢乏弱，不能饮食，久不差，必为内漏，**黄耆散方**

黄耆剉。一两　山茱萸　五味子各半两　白茯苓去黑皮。三分　当归切，焙。半两　附子炮裂，去皮脐。一两　石斛去根。三分　远志去心，焙　巴戟天去心　肉苁蓉酒浸，切，焙。各一两　人参三分　菟丝子酒浸三日，焙干，捣末。半两　麦门冬去心，焙。一两　石韦去毛。半两　白芍药三分　芎䓖半两　熟干地黄焙。一两　甘草炙，剉。三分

上一十八味，捣罗为散。每服二钱匕，荆芥汤调下，日三四服。

治痈脓血至甚，不生肌肉，**内补五香丸方**

沉香　乳香　木香　藿香叶　丁香　续断各一两　熟干地黄焙。二两　白芍药　侧子炮裂，去皮脐　石长生各一两　厚朴去粗皮，姜汁炙。一两半　败酱　人参　白茯苓去黑皮。各一两　鹿角屑　虎胫骨酥炙令黄。各二两

上一十六味，捣罗为末，炼蜜和捣三百杵，丸梧桐子大。每服三十丸，食前以黄耆汤下。

治痈经年不差，脓血过多，补虚，**肉苁蓉散方**

肉苁蓉酒浸，切，焙。二两　干姜炮。半两　菟丝子酒浸，别捣。三分　巴戟天去心　远志去心　人参各一两　甘草炙，剉　麦门冬去心，焙。各二两　石韦去毛　白芍药　桂去粗皮　芎䓖各一两　熟干地黄焙。一两半　山茱萸　五味子　当归切，焙。各二两　附子炮裂，去皮脐。半两　白茯苓去黑皮。一两半

上一十八味，捣罗为散。每服二钱匕，荆芥汤调下，空心食

---

① 一：元刻本、日本抄本、文瑞楼本同，明抄本、乾隆本作"二"。

前服。

治痈内虚，**蜀椒散**方

蜀椒去目并闭口，炒出汗。半两　熟干地黄焙　白敛　防风去叉　黄芩去黑心　人参　桂去粗皮　芎䓖　附子炮裂，去皮脐。各一两　赤小豆一合。炒令熟　甘草炙，剉。一两

上一十一味，捣罗为散。每服二钱匕，温酒调下，早晚食前服，以差为度。

治痈疽内虚，**黄耆汤**方

黄耆剉　人参　甘草炙，剉　芍药　当归切，焙。各一两　熟干地黄焙　白茯苓去黑皮　桂去粗皮。各三分　白术　远志去心。各半两

上一十味，粗捣筛。每服五钱匕，水一盏半，入生姜半分，拍碎，干枣二枚，擘破，同煎至八分，去滓，空心温服，日晚再服。

治痈内虚热[①]，**生地黄汤**方

生干地黄切，焙。二两　人参　甘草炙，剉　芍药　白茯苓去黑皮　芎䓖　黄耆剉　黄芩去黑心。各一两　木通剉　当归切，焙。各三分

上一十味，粗捣筛。每服五钱匕，水一盏半，竹叶七片，干枣二枚，擘破，同煎至八分，去滓，空心温服，日晚再服。

久　痈

论曰：人之肌肉皮肤，待气血以温养。痈久不差，热毒未尽，风冷乘之，客于疮孔，肌不得温，故肿结不消，乍差乍发，名曰久痈，不治则变成瘘。

治一切痈疽及乳痈，风毒留积，疼痛不止，或脓出不快，久不生肌，**木香汤**方

木香　乳香　鸡舌香各半两　沉香　射干　连翘　升麻　黄耆

---

① 热：元刻本、日本抄本、文瑞楼本同，明抄本、乾隆本无。

剉，炒　木通剉　独活去芦头　桑寄生剉　甘草炙，剉　大黄剉，炒。各三分

上十三味[1]，粗捣筛。每服五钱匕，用水一盏半，煎至一盏，下芒消半钱匕，麝香半字匕，更煎一二沸，滤去滓，空心温服，不利再服。

治痈疽日月久远，脓水不尽，心中烦闷，**白鲜皮汤**方

白鲜皮　桑根白皮剉　玄参　漏芦去芦头　升麻各一[2]两　犀角屑半两　败酱三分

上七味，粗捣筛。每服五钱匕，以水一盏半，煎至一盏，入芒消半钱匕，滤去滓，空心温服，晚再服。稍觉疮痛止，即去芒消。

治痈疽恶疮久远[3]，脓水不尽，变为瘘，**黄耆汤**方

黄耆剉，炒。一两　升麻　犀角镑。各半两　紫葛　木通剉。各三分

上五味，粗捣筛。每服五钱匕，以水一盏半，煎至一盏，下朴消半钱匕，滤去滓，空心温服。取利三两行为度，未利再服。

治发背痈疽，经年不差，热气结聚，**山茱萸散**方

山茱萸　五味子　白茯苓去黑皮。各三分　当归切，焙　附子炮裂，去皮脐　芎䓖　芍药　石韦去毛。炙　桂去粗皮　人参　地脉草　石斛去根，酒浸，焙　菟丝子酒浸，炙　甘草[4]炙。各半两　巴戟天去心　远志去心　麦门冬去心，焙　肉苁蓉酒浸，去皱皮，炙　生干地黄炒。各一两　干姜炮。一分[5]

上二十味，捣罗为散。每服二钱匕，温酒调下，加至三钱匕，醋浆水调下亦得。长服永不发疮疖。

---

① 十三味：元刻本、乾隆本、日本抄本、文瑞楼本同，明抄本作"十味"，且方中无连翘、木通、甘草。

② 一：元刻本、日本抄本、文瑞楼本同，明抄本、乾隆本作"二"。

③ 久远：元刻本、明抄本、日本抄本、文瑞楼本同，乾隆本作"日月久远"。

④ 甘草：元刻本、日本抄本、文瑞楼本同，明抄本、乾隆本在巴戟天后，无"各半两"。

⑤ 分：元刻本、日本抄本、文瑞楼本同，明抄本、乾隆本作"两"。

治一切痈疽诸瘘，拔毒风，生肌肉，止脓血[1]，**猬皮散方**

猬皮半枚。烧灰　杜仲剉，炒　厚朴去粗皮，姜汁炙透。各一两　续断　附子炮裂，去脐皮　地榆　藁本去土　当归切，焙　桂去粗皮。各半两　小露蜂房半枚。炙

上一十味，捣罗为散。每服二钱匕，温酒调下，晚再服。

治痈疽溃后，脓水不绝，**麦门冬汤**方

麦门冬去心，焙　黄耆炙，剉　五味子炒　白茯苓去黑皮。各一两　芎䓖　桂去粗皮。各半两　当归切，焙　人参　甘草炙。各三分　远志去心，焙。一两

上十味，粗捣筛。每服五钱匕，水一盏半，入生姜半分，拍碎，大枣二枚，擘破，同煎至一盏，滤去滓，空心温服，晚再服生肌膏，取差为度。

治一切痈疽久不差，**黄连散方**

黄连去须　滑石碎。各一两

上二味，捣罗为散。先浓煎甘草汤，温洗疮了，拭干，烂嚼胡麻子傅之，后干贴此散子，日三度易良。

治一切疮肿痈疽瘰疬等疾，经月不差，将作冷瘘，**蟾蜍膏方**

蟾蜍一枚。去头用　石硫黄别研　乳香别研　木香　桂去粗皮。各半两　露蜂房一[2]枚。烧灰用

上六味，捣罗为末，用清油一两调药末，入瓷碗盛，于铫子内重汤熬，不住手搅令成膏，绢上摊贴之，候清水出，更换新药。疮患甚者，厚摊药贴之。

治疮久不差，时常痛痒，皮缩肉消，黄汁脓血[3]不断，**如神散方**

天南星炮。一枚　草乌头炒。一两　矾石煅。半两

上三味，捣研为散。先用热汤洗，次将散子生油调涂纸上贴之。

---

①　脓血：元刻本、日本抄本、文瑞楼本同，明抄本、乾隆本作"脓"。
②　一：元刻本、日本抄本、文瑞楼本同，明抄本、乾隆本作"二"。
③　脓血：元刻本、日本抄本、文瑞楼本同，明抄本、乾隆本作"脓"。

治久痈涂傅方

白杨叶干者。一握

上一味，捣罗为末。傅疮上，日二度。

又方

巴豆五枚。烧灰，细研　斑猫五枚。烧灰，细研

上二味，研和为散。傅疮上，以绵贴之，日一次。

又方

巴豆五枚。去心、皮，研令细　鱼脂三两

上二味，先熬脂令沸，入巴豆煎，搅令匀，以瓷合盛。涂傅疮上，日三度。

治久痈疽，**秦艽涂傅方**

秦艽半两

上一味，捣罗为末。涂傅疮上，以帛裹缚之，日二次。

又方

饴糖一分

上一味，取火熔灌疮中，日三度即差。

又方

鹤骨剉。半两

上一味，捣罗为末，以猪脂调如糊。涂傅疮上，以故帛裹之，须臾痒发，当有虫出即差。

治诸痈肿热毒蕴积，或久出脓水，烦热疼痛，疮口不^①合，排败脓，去死肌，**五香连翘丸方**

木香一两半　沉香剉　人参　鸡舌香　乳香　芍药　玄参　海藻洗去咸汁　桂去粗皮　大黄剉　芒消研。各一两　恶实二两　桃仁去皮尖、双仁，炒黄　当归切，焙　连翘各一两半　麝香研。半两

上一十六味，捣研为末，炼蜜和丸如梧桐子大。每服二十丸

---

① 不：元刻本、日本抄本、文瑞楼本同，明抄本、乾隆本此后有"干"。

至三十九，空心酒①下。更量虚实加减。

治痈疖溃后脓不断及诸物刺伤疮不差方

硫黄粉二两　牛筋一片。椎碎

上二味，以筋内硫黄中，以刺疮孔内，取差为度。

治久痈不差方

上以马齿菜捣傅之，差②。

治痈后疮不合方

上烧鼠一枚作灰，傅疮孔中。

又，嚼大豆傅之。

又，以牛屎傅之，干即易。

乳痈

论曰：足阳明之脉，自缺盆下于乳。又冲脉者，起于气冲，并足阳明之经，夹脐上行，至胸中而散。盖妇人以冲任为本，若失于将理，冲任不和，阳明经热，或为风邪所客，则气壅不散，结聚乳间，或硬或肿，疼痛有核，皮肤焮赤，寒热往来，谓之乳痈。然风多则肿硬色白，热多则肿焮色赤。若不即治，血不流通，气为留滞，与乳内津液相搏，腐化为脓。然此病产后多有者，以冲任之经上为乳汁，下为月水，新产之人，乳脉正行，若不自乳儿，乳汁蓄结，气血蕴积，即为乳痈。又有因乳子汗出露风，邪气外客，入于乳内，气留不行，传而为热，则乳脉壅滞，气不疏通，蓄结成脓，疼痛不可忍，世谓之吹奶③。速宜下其乳汁，导其壅塞，散其风热，则病可愈。

治乳痈，初有异于常则先用此药，散化毒气，**麦门冬汤方**

麦门冬去心，炒。二两　黄芩去黑心。一两　桑上寄生剉。一两半　甘草炙令黄，剉　木通剉　防风去叉　芍药剉，炒　赤茯苓

---

① 酒：元刻本、明抄本、日本抄本、文瑞楼本同，乾隆本作"温酒"。

② 捣傅之差：元刻本、日本抄本、文瑞楼本同，明抄本、乾隆本作"捣烂涂傅之，即差"。

③ 奶：元刻本、日本抄本、文瑞楼本同，明抄本、乾隆本作"乳"。

去黑皮　黄耆剉。各一两　人参一两半

上一十味，捣罗筛。每服三钱匕，水一盏，入乳糖一分，枣三①枚，擘破，同煎至七分，去滓温服，日三，早晨、午时、至晚各一。

治乳痈初觉赤肿，有异于常，服此**黄芩饮方**

黄芩去黑心　甘草炙令赤黄，剉　桑上寄生炙　防风去叉　麦门冬去心，焙　赤芍药剉，炒　黄耆剉，炒。各一两　木通剉。一两半

上八味，粗捣筛。每服三钱匕，水一盏，入枣三枚，擘破，同煎至七分，去滓，入乳糖一分，再煎令消，温服，日三，早晨、午时、至夜各一。

治乳痈焮肿疼痛，排脓，**铁粉散方**

铁粉　肉苁蓉酒浸，去粗皮，炙　桂去粗皮　细辛去苗叶　芎藭　人参　防风去叉　干姜炮裂　黄芩去黑心　芍药剉，炒　当归焙令香，剉　甘草炙，剉。各一两

上一十二味，捣罗为散。每服二钱匕②，温酒调下，日三，早晨、午时、至夜各一。服药十日后，有血出多，勿怪，是恶物除也。

治乳痈坚硬如石，**当归散方**

当归焙令香，剉　芍药剉，炒　黄耆剉，炒　人参　蒺藜子微炒，去角　枳壳去瓤，麸炒　附子炮裂，去皮脐　鸡骨炙。各一两　桂去粗皮。一两半　薏苡仁微炒。半两。

上一十味，捣罗为散。每服二钱匕，以温酒调下，日三，早晨、午时、至晚各一。

治乳痈大坚硬，赤紫色，衣不得近，痛不可忍，**大黄散方**

大黄剉，炒　芍药剉，炒　楝实　马蹄炙令黄焦。各一两

上四味，捣罗为散。每服二钱匕，以温酒调下，衣盖出汗。若睡若觉后，肿散不痛，经宿乃消，百无一失，次日早晨再服，

---

① 三：元刻本、明抄本、日本抄本、文瑞楼本同，乾隆本作"二"。
② 二钱匕：元刻本、日本抄本、文瑞楼本同，明抄本、乾隆本作"一钱"。

无不差者。

治乳痈坚硬，**枳壳散方**

枳壳去瓤，麸炒　芍药剉，炒　人参各一两半^①　黄耆剉，炒　鸡骨炙　木通剉　当归焙令香，剉　桂去粗皮。各一两　蒺藜子微炒，去角。半两

上九味，捣罗为散。每服二钱匕，温酒调下，日三。

治乳痈疼痛，**蔓荆实散方**

蔓荆实微炒。一两　甘草一寸半。半熟半生

上二味，捣罗为散。每服二钱匕，以温酒调下，日再服。

治乳中结塞肿痛，**发灰散方**

乱发灰　蛇蜕皮灰。各半两　蔓荆实微炒。一两

上三味，捣罗为散。每服二钱匕，温酒调下，日三。

治乳痈，先用诸汤药涂傅揭，后服此**麦门冬丸方**

麦门冬去心，焙。二两　木通剉　人参　五味子　黄耆剉　羌活去芦头　防风去叉　生干地黄焙　黄芩去黑心　桑上寄生　茯神去木　天雄炮裂，去皮脐　升麻　泽兰各半两　枳壳去瓤，麸炒令黄　大黄剉，微炒。各三分　当归切，焙。一分

上十七味，捣罗为末，炼蜜为丸梧桐子大。每服空心温酒下二十丸，渐加至三十丸，以差为度。

治乳痈，排脓，**肉苁蓉散方**

肉苁蓉微炙　铁精　桂去粗皮　细辛去苗叶　黄芩去黑心　芍药　芎藭　人参　防风去叉　干姜炮裂　甘草炙令赤，剉。各半两　当归切，焙。三分

上一十二味，捣罗为散。每服二钱匕，空心温酒调服，日晚再服。

治乳痈，**防风散方**

防风去叉。一两半　牵牛子炒令香。二两

上二味，捣罗为散。每服二钱匕，空心，用沸汤调下。取微

---

① 一两半：元刻本、日本抄本、文瑞楼本同，明抄本、乾隆本作“一两”。

利为度；未利，再服，渐减服之即差。

治乳痈疼痛结硬，不可忍，**鲮鲤甲散**方

鲮鲤甲烧灰。一两　栝楼一枚。烧灰

上二味，研和为散。每服二钱匕，空心用葱酒调下，至晚再服。

治乳痈及一切肿毒，**车螯散**方

车螯壳烧灰。十两　黄连去须。一两　蚬壳多年白烂者，以黄泥裹烧。五两

上三味，捣罗①为散。每服二钱匕，空心用甘草酒调下，日晚再服。

治乳痈初发，肿痛结硬，欲成脓，令一服差，**牡蛎散**方

牡蛎取脑头厚处，生用

上一味，细研为散。每服二钱匕②，研淀花，冷酒调下。如痈盛已溃者，以药末傅之，仍更服药，一日三服。

治乳痈初发，肿痛结硬，欲成脓，令一服差，**桦皮散**方

上以北来真桦皮烧灰，酒服方寸匕，就病乳处卧，及觉已差。

治乳肿痛，虑作痈毒，但乳痈痛甚者，**甘草饮**方

甘草半炙令赤黄，半生。半两　栝楼一枚。去皮取瓢

上二味，先以酒二盏，煎甘草至一盏，入栝楼瓢同绞③和匀，滤去滓，放温，顿服；未差，更作服之。

治乳痈疼痛，**丹参膏**方

丹参去芦头　白芷　芍药炒。各二两

上三味，以苦酒浸经一宿，又取猪脂半斤，微火上同煎之，令白芷黄，其膏乃成，去滓，以膏涂痈肿处差。

治乳痈，**黄明胶散傅**方④

---

① 捣罗：元刻本、日本抄本、文瑞楼本同，明抄本、乾隆本作"研和"。

② 二钱匕：元刻本、日本抄本、文瑞楼本同，明抄本、乾隆本作"三钱"。

③ 绞：元刻本、明抄本、日本抄本、文瑞楼本同，乾隆本作"搅"。

④ 黄明胶散傅方：原作"黄明胶傅散方"，诸校本同，文义不顺，据上下文例乙正。

黄明胶炙令燥　大黄剉，炒　莽草　细辛去苗叶。各半两

上四味，捣罗为散。以鸡子白调匀，涂纸上，贴肿处，频易即差。仍割穿纸如小钱大，歇①肿头。

治乳痈，宜用**黄连散傅方**

黄连去须　大黄剉，炒　鼠粪各一分

上三味，捣罗为散。以黍米粥清调和，看痈大小，傅乳四边，其痛即止。

治乳痈初得令消，**傅方**

莽草　赤小豆各一两

上二味，捣罗为散。以苦酒和，傅于乳上。

治乳痈，**黄耆白芷膏涂方**

黄耆　白芷　大黄　当归　续断各一两②　薤白二两。切　松脂二两　乳香半两　蜡一两　猪脂二斤　生地黄汁三合

上一十一味，取前五味剉碎，以地黄汁拌匀，先熬脂令沸，下诸药，煎候白芷赤黑色漉出，下薤白、松脂、香、蜡，煎候熔尽，以绵布绞去滓，瓷合内盛。取涂傅乳上，日三四度即差。

治乳痈，**生地黄涂傅方**

生地黄五两。切，研　豉半升。研　芒消一两。研

上三味，细研令匀。涂傅肿上，日三五度即差。

治乳痈，**乳香涂傅方**

乳香一两。为末　丹砂半两。研末　葱白三两。切

上三味，先研葱令细，入二味末，再研令匀。涂傅乳上，干即易之。

治乳痈肿未③穴，痛不可忍，**薰陆香涂傅方**

薰陆香一分。为末　百合半分④　雄雀屎二七⑤枚　盐半两

① 歇：元刻本、日本抄本、文瑞楼本同，明抄本、乾隆本作"露"。
② 各一两：元刻本、日本抄本、文瑞楼本同，明抄本、乾隆本作"二两"。
③ 未：元刻本、日本抄本、文瑞楼本同，明抄本、乾隆本作"木"。
④ 分：元刻本、明抄本、日本抄本、文瑞楼本同，乾隆本作"两"。
⑤ 二七：元刻本、日本抄本、文瑞楼本同，明抄本作"三"，乾隆本作"三十"。

上四味，细研令匀。以醋调如糊，涂傅患上，干即再傅，以差为度。

治乳痈，**地黄汤**揭方

生地黄汁一合　射干　升麻　黄连去须　芒消　白敛　栀子仁　大黄各半两　甘草　当归各一分

上一十味，内九味碎剉，以水五升，煎至三升，去滓，下地黄汁，更煎三五沸。以故帛三片浸药汁中，更互揭肿上，日一二十度，再暖①用即差。

治乳痈结硬疼痛方

和泥芥菜半斤

上一味，剉碎。以水四升，煮取三②升，倾于瓷瓶内，熏乳肿处，日三五度即差。

治乳痈结硬疼痛方

和泥葱半斤

上一味，细剉。以水四升，煮十数沸，于瓷瓶子内盛，熏乳肿处，冷即再暖，以差为度。

治乳痈结硬疼痛，**露蜂房熏方**

露蜂房五两

上一味，剉碎。以醋五升，煎至三升，倾于瓷瓶子内，乘热熏乳上，冷即再暖，以差为度。

治乳痈肿疼，宜**熺贴方**

盐草根　生荩头各半两

上二味，捣如泥，贴之立效。

治乳痈熺散方

黄连去须　白敛　鼠粪　积雪草　大黄炒，剉　甘草炙，剉。各半两

上六味，捣罗为散，用浆水调为膏贴之，干即易。

---

① 暖：元刻本、日本抄本、文瑞楼本同，明抄本、乾隆本无。
② 三：元刻本、日本抄本、文瑞楼本同，明抄本、乾隆本作"二"。

治痈疽发背，妇人发乳，诸痈疖已溃者令愈，未溃不消者令溃，**木占斯散方**

木占斯　败酱　细辛去苗叶　干姜炮　厚朴去粗皮，生姜汁炙　甘草炙，剉　桔梗剉，炒。各一两　栝楼去皮　防风去叉　人参各一两半

上一十味，捣罗为散。酒调方寸匕，日七八服，夜二三服。如长服，去败酱。

治乳结颗块，脓水宿滞，血脉壅闭，恶血疼痛，久不差者，**无名异散方**

无名异　牡丹皮　虎杖根　当归切，焙　白芷　白茯苓去黑皮。各三分　没药研　麒麟竭研　木香　黄芩去黑心　黄耆剉，炒　人参　桂去粗皮　熟干地黄焙。各半两

上一十四味，捣罗为散。每服三钱匕，空腹煎枣汤调下，日二①服。

治吹乳乳痈，**连翘汤**方

连翘　瞿麦穗各一两　升麻　玄参　生干地黄焙　芍药各三分　甘草炙。一分　射干半两

上八味，细剉如麻豆大。每服五钱匕，水一盏半，煎至八分，去滓温服，食后。

治乳痈疼痛方

车前子一两

上一味，捣罗为散。每服二钱匕，温酒调下。

治乳痈肿疼痛方

上打鸡子一枚，热酒调为一服。

---

① 二：元刻本、日本抄本、文瑞楼本同，明抄本、乾隆本作"三"。

卷第一百二十九

痈疽门

肠痈　胃脘痈　缓疽　石疽　附骨疽　风疽　甲疽　瘭疽

痈疽门

肠　痈

论曰：肠痈由恚怒不节，忧思过甚，肠胃虚弱，寒温不调，邪热交攻，故荣卫相干，血为败浊，流渗入肠，不能传导，蓄结成痈，津液腐化，变为脓汁。其候少腹硬满，按之内痛，小便淋数，汗出恶寒，身皮甲错，腹满如肿，动摇转侧，声如裹水，或绕脐生疮，脓从疮出，或脓出脐中，或大便下脓血。宜急治之，不尔则邪毒内攻，腐烂肠胃，不可救矣。诊其脉洪数者，脓已成；设脉迟紧，虽脓未就，已有瘀血也[①]。

治肠痈，少腹坚肿，大如掌而热，按之则痛，其上色或赤或白，小便稠数，汗出憎寒。其脉迟紧者，未成脓；如脉数，则脓已成，**大黄汤方**

大黄剉，炒　牡丹皮　消石研　桃仁汤浸，去双仁、皮尖，炒　芥子各半两

上五味，粗捣筛。每服五钱匕，水二盏，煎至一盏，去滓，空心温服。以利下脓血为度，未利再服。

治肠痈，**木占斯散方**

木占斯　厚朴去粗皮，生姜汁炙　甘草炙，剉　细辛去苗叶　栝楼去皮　防风去叉　干姜炮　人参　桔梗剉，炒　败酱各一两

上一十味，捣罗为散。每服二钱匕，空心日晚温酒调下。

---

① 论曰……瘀血也：此 149 字元刻本、日本抄本、文瑞楼本同，明抄本、乾隆本作"肠痈为病，其身甲错，皮肤按之濡，如肿状，腹无积聚，身无热，或恶寒自汗。其脉迟紧者，脓未成，可下之，当有血。脉洪数者，脓已成，不可下也"。

治肠痈，**牡丹汤**方

牡丹皮一两　芍药　丹参　生干地黄切，焙。各二两　薏苡仁　桔梗剉，炒　麦门冬去心，焙。各一两半　甘草炙，剉　赤茯苓去黑皮　败酱各一两

上一十味，粗捣筛。每服五钱匕，水二盏，入生姜五片，煎至一盏，去滓，空心日晚温服。

治肠痈，**犀角丸**方

犀角屑一两半　巴豆十粒。去心、皮，炒，研去油　大黄三分。蒸三度，剉　蜀椒去目并闭口者，炒出汗　黄芩去黑心　防风去叉　人参　当归切，焙　黄耆细剉　藜芦去芦头　山栀子去皮　黄连去须　甘草炙，剉　升麻各半两

上一十四味，捣罗为末，炼蜜丸如梧桐子大。每服三丸，空心米饮下，加至四五丸，利下黄水为度。

治肠痈，里急隐痛，大便秘涩，**梅仁汤**方

梅核仁四十九个。去皮尖　大黄三①两　牡丹皮一两三分　冬瓜仁四两②　犀角镑。一两半　芒消二两半

上六味，㕮咀如麻豆大。每服五钱匕，水二盏，煎至一盏，去滓温服，以下脓血三两行为度。

治肠痈，**附子汤**方

附子炮裂，去皮脐　败酱各三分　薏苡仁一两半

上三味，㕮咀如麻豆。每服三钱匕，水一盏，煎至六分，去滓，空心日晚温服，下脓血即差。

治肠痈，**鸡毛散**方

雄鸡项上毛烧灰　雄鸡屎烧灰。各一两

上二味，细研为散。空心温酒二合，调下一钱匕，日晚再服。

又方

上截檐头尖少许，烧作灰。水调服，即穴出脓。

---

① 三：元刻本、明抄本、日本抄本、文瑞楼本同，乾隆本作"二"。

② 四两：元刻本、日本抄本、文瑞楼本同，明抄本作"四枚"，乾隆本作"四十九枚"。

治肠痈，壮热恶寒，微汗气急，少腹痛，小便涩，或大便如刀锥刺痛，或有脓，腹中已成脓，**瓜子仁汁方**

瓜子仁三合。与水六合同研，绞取汁　当归切，焙。一两。捣末　蛇蜕一条。烧灰，研

上三味，将二味末和匀，分作二服，用瓜子汁调下，空心日午服，下脓血即差。

治肠痈，**大黄牡丹汤方**

大黄剉，炒　牡丹皮各二两　桃仁汤浸，去皮尖、双仁，炒。半两　芒消研。一两　冬瓜仁三合

上五味，粗捣筛。每服五钱匕，水一盏半，煎至八分，去滓，空心温服，以利下脓血为度。

治肠痈，**薏苡仁汤方**

薏苡仁一两　牡丹皮　桃仁汤浸，去皮尖、双仁，炒。各一两半①　瓜子仁半两

上四味，粗捣筛。每服五钱匕，水一盏半，煎至七分，去滓，空心日晚温服。

胃脘痈

论曰：《内经》谓人病胃脘痈者，当候胃脉，其脉沉细者气逆，气逆者，人迎甚盛，甚盛则热。人迎者，胃脉也，逆而盛，则热聚于胃口而不行，故胃脘为痈也。夫阴阳升降，则荣卫流通，气逆而隔，则留结为痈。胃脘痈者，由寒气隔阳，热聚胃口，寒热不调，故血肉腐坏。以气逆于胃，故胃脉沉细；以阳气不得下通，故颈人迎甚盛。令人寒热如疟，身皮甲错，或咳或呕，或唾脓血。观伏梁之病，亦有侠胃脘内痈者，以其裹大脓血居肠胃之外故也。

治热聚胃脘，留结为痈，**连翘升麻汤方**

连翘　升麻　射干去毛　独活去芦头　桑寄生　木通剉。各二

---

① 一两半：元刻本、日本抄本、文瑞楼本同，明抄本、乾隆本作"一两"。

两半　大黄剉，微炒。二两。以上捣为粗末　木香　沉香镑　薰陆香　丁香　麝香各等分。以上捣研为细末

上一十二味，每抄前药五钱匕，水二盏，煎至一盏半，去滓，入后五香末二钱匕，再煎至一盏。温服，日三服，以快利为度。

治胃腑实热，留结为痈，阳气不得下，胃脉沉细者，**犀角汤**方

犀角镑　栀子仁　赤芍药　赤茯苓去黑皮　黄芩去黑心　射干去毛　大黄剉，炒。各一两

上七味，粗捣筛。每服五钱匕，水一盏半，煎至一盏，去滓，入蜜一匙搅匀，再煎一两沸，食后温服。

治荣卫不①流，热聚胃口，血肉腐坏，胃脘成痈，**射干汤**方

射干去毛　栀子仁　赤茯苓去黑皮　升麻各一两　赤芍药　白术各一两半

上六味，㕮咀如麻豆大。每服五钱匕，水一盏半，煎至八分，去滓，入生地黄汁一合，蜜半合，再煎三沸。温服，不拘时候，日二服。

治热气留聚胃脘内结成痈，**麦门冬汤**方

麦门冬去心，焙　犀角镑　葳蕤　荸荠　赤芍药　石膏各一两半　甘草炙，剉　红雪各一两

上八味，粗捣筛。每服五钱匕，水一盏半，煎至八分，去滓，入竹沥一合，再煎三两沸，温服。

治胃脘蓄热，结聚成痈，**芍药汤**方

赤芍药　犀角镑　木通剉　石膏碎　升麻各二两　甘草生，剉　朴消　玄参　麦门冬去心，焙。各一两

上九味，粗捣筛。每服五钱匕，水一盏半，煎至八分，去滓温服，不计时候。

---

① 不：元刻本、日本抄本、文瑞楼本同，明抄本、乾隆本作"下"。

缓　疽

论曰：缓疽者，以寒气客于经络，荣卫凝涩，其寒气盛则肿痛深伏。其状无头尾，大如拳，小如桃李，与皮肉相附著。其肿与肉色相似，亦不甚赤，积日不溃，久乃变紫黯色，皮肉俱烂，如牛领疮。以其初势缓慢，故名缓疽；以其肿色与肉色相似，故亦名肉色疽。

治缓疽，**木占斯散方**

木占斯　干姜炮裂　桂去粗皮　细辛去苗叶　败酱　防风去叉　桔梗炒　栝楼去皮。各半两　甘草炙。一分　人参一两　厚朴去粗皮，姜汁炙，剉。三分

上一十一味，捣罗为散。每服二钱匕，空心温酒调下，日晚再服。

治缓疽，**芍药汤方**

芍药　当归各一两　黄耆①剉　生干地黄焙　赤茯苓去黑皮。各一两半　人参　甘草炙。各三分

上七味，粗捣筛。每服五钱匕，水一盏半，入生姜半分，拍碎，枣二枚，擘破，同煎至八分，去滓，空心温服，晚再服。

治缓疽及诸痈肿，脓血结聚，皮肉坚厚，日久不溃，疼痛，**黄耆汤方**

黄耆　沉香　薰陆香　连翘各三分　羚羊角屑一两　鸡舌香　漏芦去芦头②　黄芩去黑心　栀子仁　甘草生，剉　防风去叉　栝楼根各半两

上一十二味，粗捣筛。每服五钱匕，水一盏半，煎至八分，去滓，不计时候温服。

治缓疽，日久穿溃，出脓水不尽，**排脓散方**

贝齿一两　黄耆剉　当归剉，微炒　赤芍药　生干地黄焙　黄

---

① 黄耆：元刻本、明抄本、日本抄本、文瑞楼本同，乾隆本在人参前。

② 漏芦去芦头：元刻本、明抄本、文瑞楼本同，乾隆本作"白敛"，日本抄本作"漏芦"。

连去须　升麻　桂去粗皮　白敛　犀角屑各三分　甘草半两。生，
剉　麝香一分。细研

上一十二味，捣研为散，拌匀再罗。每服温酒调下二钱匕，
不计时候。

治缓疽初结，微肿疼痛，涂贴**莽草散方**

莽草　鹿角屑　白敛　白及　半夏　天南星　附子生，去皮
脐。各一两　蛇蜕皮一条。炙　皂荚两梃。去黑皮及子

上九味，捣罗为散。用醋面薄糊调为膏，涂贴肿处，干即再
上，以肿散为度。

治缓疽①，**蛇床散方**

蛇床子末　杏仁汤浸，去皮尖、双仁，研细入　黄连去须，捣
末　乳香细研。各半两　盐一分。研　蔓菁根三②两。切烂，研

上六味，以蔓菁根和药末，细研令匀。涂傅肿上，干即易之。

治缓疽恶疮，蚀恶肉，**飞黄散方**

丹砂　雌黄　磁石　曾青　白石英　礜石　石膏　石钟
乳　雄黄各二两　云母粉三两

上一十味，各细研为散。用瓦盆一口，丹砂安南，雌黄安中，
磁石向北，曾青在东，白石英在西，礜石当上，石膏次，更下钟
乳、雄黄、云母覆盖，更用一盆覆盖定，以泥封，厚一寸。于灶
底以陈苇烧一日取出，看取飞上者，研细，傅疮上，日二度即差。

治缓疽，以飞黄散蚀恶肉尽，用**雄黄散**熏方

雄黄　干鸡屎白　藜芦去芦头　丹砂细研　干鳗鲡鱼炙焦。各
一两

上五味，捣罗为散。以青布裹之，安小土灶内，烧熏患处。
如是熏三日即止，后用黄耆散常法傅之。

治缓疽，**黄耆散方**

黄耆二两

---

① 治缓疽：元刻本、日本抄本、文瑞楼本同，明抄本无，乾隆本作
"治缓疽肿痛"。

② 三：元刻本、乾隆本、日本抄本、文瑞楼本同，明抄本作"一"。

上一味，细剉，捣罗为散。傅疮上，日一度。

又方

漆头菌茹二两

上一味，捣罗为散。傅疮上，日二^①度。

石 疽

论曰：石疽与石痈之证同，比石痈为深。以寒客经络，气血结聚而不得散，隐于皮肤之内，重按如石，故谓之石疽。痈疽皆热气所作，今寒气为梗，故凝结不化，其毒内著，结硬^②如石。治宜温其经络，使热气得通，其毒外泄，故能腐熟而发散，化脓血而出也。

治石疽坚硬，皮色紫赤，恶寒壮热，一二日未脓者，下之，

升麻汤方

升麻　连翘　玄参　大青　大黄剉，微炒。各一两　败酱　络石　白敛各半两　生地黄二两

上九味，剉如麻豆大。每服五钱匕，水一盏半，煎至七分，入芒消一钱，去滓，空心温服，微利三两行，未利再服。

治石疽结坚，若坏若未坏，或已成疽者，**占斯散方**

木占斯　厚朴去粗皮，姜汁炙　生干地黄焙　栝楼干者，去皮　败酱　防风去叉　桔梗炒　人参　细辛去苗叶。各一两　桂去粗皮。半两

上一十味，捣罗为散。每服二钱匕，温酒调下，食前。

治石疽肿毒结硬，口干烦热，四肢拘急不得卧，**沉香汤方**

沉香　防风去叉　木香各三分　地骨皮　麦门冬去心，焙　当归切，焙　升麻　玄参　枳壳去瓤，麸炒　羚羊角屑　独活去芦头　甘草生，剉　赤芍药各一两　大黄剉，炒。二两

上一十四味，粗捣筛。每服四钱匕，水一盏半，煎取七分，

---

① 二：元刻本、日本抄本、文瑞楼本同，明抄本、乾隆本作"三"。
② 硬：元刻本、日本抄本、文瑞楼本同，明抄本、乾隆本作"梗"。

去滓，不计时候温服。

治石疽坚硬不消，**地黄煎方**

生地黄净洗。三斤

上一味，剉碎细研，以布绞取汁，入铜器内盛，重汤上煮，柳篦搅匀如糖，以瓷合盛。每日空心取一丸如弹子大，温酒调下，日午、晚间再服即差。

治疽发坚如石核复大，色不变，**鹿角散方**

鹿角烧过[1]。二两　白敛一两　粗理黄石五两。烧令赤色，投醋中再烧，入醋七遍

上三味，捣罗为散。以酽醋调如糊，涂傅肿上，干即再傅，以差为度。

治石疽坚如石，不作脓，**商陆根贴方**

生商陆根半斤

上一味，烂捣如泥，于故帛上涂贴，干即易之。

治石疽，状如痤疖而皮厚者，**楮实涂方**

楮实不以多少

上一味，捣罗为末。以醋调如糊，涂患上，干即易之。

治石疽坚硬，皮色紫赤，恶寒壮热，一二日未成脓者，下之后，宜用**木香散**贴方

木香　大黄生　升麻　白敛　芒消　赤小豆各半两

上六味，捣罗为散。以榆白皮汁入水少许，调和如糊，以故帛上涂贴，日二上即差。

又方

鹿角

上一味，于石上水磨如泥。涂患上，日三五度即差。

又方

半夏一两

上一味，捣罗为末。以水调如糊，涂患上，日三五度即差。

---

① 烧过：元刻本、日本抄本、文瑞楼本同，明抄本、乾隆本作"烧灰"。

治石疽涂傅方

蜀漆干者。半两　桑根白皮二两

上二味，捣罗为末。熔牛胶，更以酒调和，涂傅肿上，日三五度即差。

又方

茛菪子二两

上一味，捣罗为散。以醋调和如糊，涂傅肿上，干即再涂，取差。

又方

梁上尘　葵茎灰①各一两

上二味，捣罗为散。以醋调如糊，涂傅肿上，日三两度即差。

又方

蛇蜕皮

上一味，烧灰，细研。以醋调如糊，涂肿上，干即易之。

附骨疽

论曰：骨疽者，由风入骨解，与热相搏，复为冷湿所折，风热伏结，不得发散，蕴积成毒，故附骨而为疽。喜发于大节解间，按之应骨，皮肉微急，洪洪如肌而不外见是也。治之宜急，稍缓则脓不得溃，而肢体变青黯者不可治。

治附骨疽，**漏芦汤方**

漏芦去芦头　升麻　连翘　麻黄去根节。各一两　大黄剉，炒。一两半　防己　木香　白敛　沉香各三分

上九味，粗捣筛。每服五钱匕，水一盏半，入竹叶一七片，煎至八分，再入芒消一钱搅匀，去滓，空心温服，取利三两行，未利再服。

治附骨疽，**连翘汤方**

---

①　葵茎灰：元刻本、明抄本、日本抄本、文瑞楼本同，乾隆本作"冬葵茎灰"。

连翘　射干　升麻　防己　黄芩去黑心　大黄剉，炒　甘草
炙　芍药　杏仁汤浸，去皮尖、双仁。各一两　柴胡去苗。二两[①]

上一十味，粗捣筛。每服五钱匕，水一盏半，煎至七分，入
芒消一钱匕，去滓，空心温服。

治附骨疽，**败酱汤方**

败酱二两　大黄剉，炒。一两　桃仁二两

上三味，粗捣筛。每服五钱匕，先取皂荚刺一两，剉碎，以
水二盏，煎至一盏半，漉出，下药及朴消一钱，同煎至八分，去
滓，空心温服。

治附骨疽，**乱发汤**洗方

乱发灰半两　杏仁椎碎。二十一粒　甘草剉。五寸　盐花半两

上四味，以浆水五升，煎至三升，滤去滓，通手洗疽上。若
有脓血，洗取净后，以绢帛缚定，每日三两遍洗。

治附骨疽疮及阴疮久不差，**天灵盖散涂傅方**

天灵盖酥炙。一两　狗骨烧灰。一两半　白矾烧灰。一两
半　麝香研。一钱[②]

上四味，捣研为散。干傅疮口，日三五上，以差为度。

治附骨疽，**天南星散涂傅方**

天南星炮　附子炮裂，去皮脐　黄檗去粗皮。各半两　铅丹研。
一分　麝香研。半分

上五味，除麝香、铅丹外，捣罗为散，入二味和匀。干傅疮
上，日三五度。

治附骨疽久不差，**麝香散涂傅方**

麝香研。一分　麒麟竭　密陀僧煅[③]。各一两

上三味，细研为散。先用盐汤洗疮拭干，取活鳝鱼一条，剉，
细研，揭疮上一宿，明旦揭看，有虫即去，再拭干，涂傅散子，

---

　　① 二两：元刻本、日本抄本、文瑞楼本同，明抄本作"三分"，乾隆本作
"三两"。
　　② 钱：元刻本、明抄本、日本抄本、文瑞楼本同，乾隆本作"两"。
　　③ 煅：元刻本、日本抄本、文瑞楼本同，明抄本、乾隆本作"研"。

日三五度即差。

治附骨疽，**内消小豆散方**

赤小豆一合　糯米炒黑。五合

上二味，捣罗为散。水调如糊，摊故帛上涂贴，干即易。

治附骨疽，**麒麟竭散涂傅方**

麒麟竭　槟榔剉　黄连去须　马肠根各一两

上四味，捣罗为散，先以油炒葱豉，入腻粉半钱和捣，捻作饼子一片。用盐浆水洗疮后，用饼揭疮上，以生帛缚定，三日后再用盐汤洗，即涂傅散子，日三五次。

治附骨疽久不差，骨从疮口出，**乌鸡散涂傅方**

乌雌鸡骨烧灰　牛楮木刮，烧灰，三家者　炊单烧灰，三家者。各一[①]两

上三味，合和研细。涂傅疮上，日三五度，碎骨出即差。

治附骨疽久不差，或差，年岁再发，**秦艽散涂傅方**

秦艽去苗、土

上一味，捣罗为散。涂傅疮上，以帛缚定，日二三次。

治附骨疽积年发脓，骨出不差，**牛胶散涂傅方**

水牛皮胶炙焦

上一味，细研为散。涂傅疮上，用生鲤鱼破开，外面贴定，时看有小虫出，更以盐汤洗，傅上药，再以鱼贴，虫出尽，更傅药。

治附骨疽，**楸叶涂傅方**

楸叶阴干。一两　猪胆半两

上二味，相和捣烂。涂于疮上，封之即差。

又方

黄丹研细　腻粉各三钱。研　鸡子五枚。煮熟，去白用黄

上三味，先将鸡子黄于铫子内，以慢火炒令黑，候自然为膏，沥于盏内，入黄丹、腻粉和匀。用时先以米泔煎汤洗患处，拭干，

---

① 一：元刻本、明抄本、日本抄本、文瑞楼本同，乾隆本作"二"。

用药傅之妙。

又方

新枸杞子自然汁　白矾枯，别研

上二味，先将枸杞汁慢火熬成煎，后入白矾，团令坚实，阴干，捣罗为末。每用时，以甘草水洗之，拭干，先唾涂疮上，次用药末周匝傅之。

治附骨疽久不愈及碎骨皆从疮孔中出者，**鸡骨散**方

一岁乌雌鸡骨一两。烧灰　三家桐材屑一两。烧灰　三家炊单一两。烧灰

上三味，都研令细。每用少许内于疮中，碎骨当出①即愈。

治附骨疽及鱼眼疮方

杏仁五十枚。烧为灰　乱发灰一两　腻粉一分

上三味，同研令细。入油三合、蜡半两煎，搅令匀，入瓷合盛。净洗贴之。

治附骨疽，肿痛有脓，久不差，**天灵盖散**方

天灵盖一两。烧灰　狗头骨半两。烧灰　白矾半两。烧令汁尽　麝香一钱。细研　黄连一分。去须　黄檗一分

上六味，捣罗为细散，入麝香令匀。每用先煎甘草汤洗，拭干，用生油调涂之。

风疽

论曰：风疽者，本由风湿之气入于腠理，流注血脉，凝涩不利，挛曲肿起，发作疮疽，所以疼痛，经久不差者是也。盖风胜则动，故其疽留止无常。得之醉卧，汗出当风，风入肤腠，客于经络，与荣卫相搏而成。

治风毒结肿，聚为恶脓瘀血，毒壅不散，发作成疽，**五香连翘汤**方

连翘　射干　独活去芦头　桑寄生　木通　升麻各二两　大黄

---

①　出：元刻本、日本抄本、文瑞楼本同，明抄本、乾隆本作"自出"。

三两^①　丁香—两　木香　沉香　薰陆香　麝香各二两

上一十二味，咬咀如麻豆大。每服五钱匕，水二盏，煎至一盏，入竹沥半合，再煎取沸，去滓温服，未差再服。

治风毒中人，留血脉不散，与荣卫相搏，结成风疽，身体烦热，昏冒，肿痛^②，**防风汤方**

防风去叉　柴胡去苗　白芷　桔梗炒　木通剉　当归切，焙。各—两半^③　羌活去芦头　麻黄去根节，煎掠去沫，焙　附子炮裂，去皮脐　甘草炙，剉。各—两

上—十味，咬咀如麻豆。每服五钱匕，水—盏半，煎至八分，去滓温服，食后、临卧各一。如欲出汗，空心并两服，后以热姜稀粥投，盖覆取汗，慎外风。

治热毒风结成疽，肿痛，行履不得，**海桐皮浸酒方**

海桐皮剉　五加皮剉　独活去芦头　防风去叉　干蝎炒　杜仲去粗皮，切　牛膝去苗，酒浸，切，焙　薏苡仁炒。各—两　生干地黄焙。三两^④

上九味，粗捣筛，生绢囊贮，以好酒—斗五升浸于瓷瓶中，密封，秋夏三日、春冬七日开取。食前温酒三合，加至四五合，不拘时，甚者常令酒气相续。

治热毒风肿成疽，日夜热痛，**大豆酒方**

大豆紧小者。三升　麻子仁研碎。三升　乌蛇—条。去头、尾、皮、骨。重四两。椎碎

上三味，相和令匀，就甑内蒸，临熟去甑底汤，将好酒—斗五升就甑中淋，候酒热又淋，凡七八遍，入瓷瓶内密封，候冷，量性饮之。常带酒气佳。

---

① 三两：元刻本、日本抄本、文瑞楼本同，明抄本、乾隆本作"炒"。

② 身体烦热昏冒肿痛：元刻本、文瑞楼本同，日本抄本作"身体烦热，昏冒，肿"，明抄本、乾隆本无。

③ 一两半：元刻本、文瑞楼本同，明抄本、乾隆本作"二两半"，日本抄本作"半两"。

④ 生干地黄焙三两：元刻本、明抄本、日本抄本、文瑞楼本同，乾隆本作"干蝎炒。一两"。

治醉酒汗出，风入经络成风疽，**麻黄汤方**

麻黄去根节。三两　五加皮一两半　防风去叉　独活去芦头　桂去粗皮　当归切，焙　芎䓖　干姜炮。各二两　附子生，去皮脐。一枚　牛膝二两半　杏仁去皮尖、双仁。八十枚

上一十一味[①]，各细剉，以水九升，先煎麻黄，掠去沫，内诸药，煎取三升，绞去滓。每用一盏，温服，并三服。温覆微汗，慎外风。

治风毒气客经络成风疽，**秦艽丸方**

秦艽去土　苦参　升麻　黄芩去黑心　枳壳去瓤，麸炒　防风去叉　恶实炒。各四分　乌蛇酒浸，去皮、骨，炙　蒺藜子炒。各五分

上九味，捣罗为末，炼蜜和丸如梧桐子大。早晚食后，以蒺藜子煎汤，下二十丸。

治酒醉汗出，风入经络，久成风疽，**黄耆丸方**

黄耆剉　犀角镑。各三两　黄连去须　茯神去木　当归切，焙　防风去叉　芍药　升麻　黄芩去黑心。各五分　木通八分　甘草生，剉。三分　麝香别研。半分

上一十二味，捣研为末，拌匀，炼蜜丸如梧桐子大。每服二十丸，空腹生姜汤下，食后再服，即煎麦门冬汤下。

治风疽，搔之黄水出，**大豆汁涂方**

大豆一升　马尿二升　白蜜半斤

上三味，拌令匀，用青竹筒盛实筑，架在炭火上当中慢烧，将瓷碗两头盛取汁，先用泔清入盐少许和，温洗疮上，拭干，后以药汁涂，日三五度。

又方

胡麻子

上细嚼。涂傅疽上，以绵裹缚之，日三两上，以差为度。

---

① 一十一味：元刻本、明抄本、日本抄本、文瑞楼本同，乾隆本作"九味"。明抄本、乾隆本无牛膝、杏仁。

甲疽

论曰：足三阴经皆起于足，气血沮而不行，溃于指甲之间，能成甲疽。凡以经络之所流注，非特肌肉之病也。故或得于剪甲伤肌，或得于中长侵肉，或得于屦舄之不适，使血气沮遏不通，故腐溃为疽。久则浸淫烂指，上引于腕膝之间而疮疱者是已。然病在四末，不必治其内，惟涂傅涤濯，去恶而除秽，及适其行履则愈。

治甲疽，日夜倍增，赤肉生甲边裹甲者，**茴茹膏方**

茴茹　黄耆各二两　猪脂半①斤

上三味，先㕮咀如豆，以苦酒浸一宿，与猪脂一处，微火上煎取三合，绞去滓，以涂疮上，日三两度，其赤肉即消散。

治甲疽肿烂，生脚指甲边，赤肉努出，时差时发方

雄黄半两　蛇蜕皮烧灰。一②分

上二味，同研如粉。每用先以温泔洗疮令软，以尖刀子割去甲角，拭干，以药傅之，上用软帛裹之，半日许，药湿即易之，一日即除，其痛便止。

治甲疽及诸痈疽恶疮有息肉③，**猪蹄汤方**

猪蹄一只。生者　白敛　白芷　狼牙　芍药各三两　黄连　黄芩　大黄　独活各二④两

上八味，㕮咀如豆。先以水三斗，煮猪蹄水⑤至一斗二升⑥，去蹄，后入药⑦，更煮至五升，候温洗疮，日三度。

治甲疽，努肉裹甲，脓血疼痛不差，**乳香散傅方**

---

①　半：元刻本、日本抄本、文瑞楼本同，明抄本、乾隆本作“二”。

②　一：元刻本、日本抄本、文瑞楼本同，明抄本、乾隆本作“二”。

③　息肉：原作“肉息”，诸校本同，文义不通，据前后文义乙正。

④　二：元刻本、日本抄本、文瑞楼本同，明抄本、乾隆本作“三”。

⑤　水：元刻本、明抄本、日本抄本、文瑞楼本同，乾隆本作“子”，连上读。

⑥　一斗二升：元刻本、日本抄本、文瑞楼本同，明抄本、乾隆本作“一斗三升”。

⑦　药：元刻本、日本抄本、文瑞楼本同，明抄本、乾隆本作“诸药”。

乳香研　胆矾烧灰，研

上二味，等分，再同研极细，时时傅之。大凡此疾，须是剔去甲，不疗亦愈。或已成疮久不差，即用此方。

治甲疽，**绿矾散**傅方

绿矾二两

上一味，熨斗内以炭火烧令通赤，去火，研令极细。先以盐汤洗疮，拭干，旋傅疮上，将软帛裹缚。如疮急痛，即以酥涂疮上令润，日三五度用。

治甲疽，努肉疼痛，脓血不止，**石胆散**傅方

石胆半两

上一味，煅过，细研。傅疮上，日三两度。

治甲疽，**白矾散**傅方

白矾烧灰。一两　麝香　卢会　蚺蛇胆各半分[①]

上四味，合研极细。先以浆水洗疮，拭干傅之，日三两上，以差为度。

治甲疽多年不差，努肉脓血疼痛，**乌梅散**傅方

乌梅十枚。烧灰

上一味，研为散。傅疮上，日三易。

治甲疽，**黄耆散**傅方

黄耆剉　蛇蜕皮炙令焦。各一[②]两

上二味，捣罗为散。傅疮上，日三五度。

治甲疽，**马齿散**傅方

墙上马齿菜阴干。一两　木香　丹砂研细　盐研细。各一分

上四味，除丹砂、盐外，剉碎，拌令匀，于熨斗内以炭火烧过，取出细研，即入丹砂、盐末，再研匀，旋取傅疮上，日三两度。

---

① 分：元刻本、日本抄本、文瑞楼本同，明抄本、乾隆本作"两"。
② 一：元刻本、日本抄本、文瑞楼本同，明抄本、乾隆本作"二"。

瘭疽

论曰：字书凡字从票，皆有疾转之义。瘭疽为病，毒发疾转，不旋踵而害人，故其字从票，音同于飘风之飘，治之不可稍缓也。古人谓人受恶风，入于肌脉，变成斯病。盖厉气蕴伏，初未知觉，毒郁既发，则若火之炽烈，不可向迩[①]。是以其状隐小而深实，黯黑而不明，其痛复应于心，毒气已深，故其证如此。惟痛取利[②]可以仅存，欲[③]顿饮蓝青、升麻、葵根、竹沥之类，以沃其热毒，甚则断指、刳肉、灼肌以除之。凡以毒气疾转，稍缓则入脏故也。

治瘭疽，**枳实汤**方

枳实炒　射干　升麻　生干地黄焙　黄芩去黑心　前胡去芦头　犀角屑　大黄剉，炒[④]　甘草炙，剉。各一两

上九味，粗捣筛。每服五钱匕，水二盏，煎至一盏，去滓，入麝香半字搅匀，空心温服，日三。

治瘭疽初觉，宜速取利，**犀角丸**方

犀角屑一两半　大黄剉，炒　黄芩去黑心。各三分　防风去叉　人参　当归切，焙　黄耆剉　栀子仁　黄连去须　干蓝　甘草炙，剉。各半两　巴豆十二粒。去皮、心，研

上一十二味，除巴豆外，捣罗为末，研入巴豆令匀，炼蜜丸如梧桐子大。每日空心米饮下三丸；如未利，加五七丸，以利为度。

治瘭疽，**漏芦汤**方

漏芦去芦头　白敛　黄芩去黑心　麻黄去根节　白薇　枳实炒　升麻　芍药　甘草炙，剉　大黄剉，炒。各一两

上一十味，粗捣筛。每服五钱匕，水二盏，煎至一盏，去滓，

---

① 向迩：接近、靠近。《尚书·盘庚上》："若火之燎于原，不可向迩。"
② 利：元刻本、日本抄本、文瑞楼本同，明抄本、乾隆本作"通利"。
③ 欲：元刻本、日本抄本、文瑞楼本同，明抄本、乾隆本作"更"。
④ 剉炒：元刻本、文瑞楼本同，明抄本、乾隆本作"焙"，日本抄本作"炒"。

空心温服，日三。

治瘭疽诸疽，十指头㶸赤痛而痒，**猪蹄汤**方

白芷　大黄剉，炒　芎藭　黄芩去黑心　黄连去须　甘草
炙　细辛去苗叶　藁本去苗、土　当归切，焙　藜芦　莽草各一两

上一十一味，㕮咀如麻豆。每用水二斗，煮猪蹄一具，取一
斗，入药三两，再煮取五升，浸淋疮处。

治瘭疽，手足累累如米起，色白，刮之汁出，愈后复发，**款
冬花散**方

款冬花半两　黄耆剉。一两半　升麻一两　赤小豆　附子炮
裂，去皮脐　苦参各一两一分①

上六味，捣罗为散。每服一钱匕，空心温酒调服，日再，加
至二钱匕。

治瘭疽，浸淫多日，渐长大，**黄连散**方

黄连去须。一两　胡粉　甘草炙，剉　蔄茹各半两

上四味，除胡粉外，捣罗为散，入胡粉令匀。涂傅疮上，日
三五度。

治瘭疽，**丹砂膏**方

丹砂细研　犀角屑　射干　大黄剉，炒　芎藭　黄芩去黑
心　升麻　前胡去芦头　沉香　木香各一两　猪脂二斤半　生地黄
二两　麝香半分。研

上一十三味，除丹砂、麝香、猪脂外，剉碎，以醋半升和匀，
浸一宿，先熬脂令沸，次下诸药煎，候地黄赤黑色，以绵绞去滓，
入丹砂、麝香末，以柳篦搅匀，瓷合盛。傅患处，日三五上。又
取枣大，以温酒调下，空心日午服。

治瘭疽炽甚，**消毒散**方

藜芦　大黄剉，炒　黄檗去粗皮　黄连　当归　甘草各一两
上六味，㕮咀如麻豆。以水一斗，煮至五升，去滓，浸淋疮

---

① 一两一分：元刻本、日本抄本、文瑞楼本同，明抄本、乾隆本作
"一两"。

处即差。

治瘭疽方

灶室尘　灶突中墨　灶釜下土各一升 ①

上三味，以水九升，煮三沸，取汁以洗疮口②，三四③度。

又方

胡粉二两　青木香　滑石　龙骨各二两半　米粉一两

上五味，捣罗为细末。稍以粉疮上，日三。

治瘭疽著手足肩背，忽发累累如赤豆，剥之汁出者方

麻子不以多少

上一味，细研，用水煎取沫。摩于疮上即差。

治瘭疽溃后，**皂荚散方**

皂荚二梃。去皮子，烧为灰

上一味，细研为散。用盐汤洗疮令净，干掺傅，日三。

治瘭疽似痈小异，去脓，明旦还满，血如小豆汁者，**芸薹熨方**

芸薹叶不拘多少

上一味，烂捣炒热，以布袋二枚盛，更互热熨之，冷即换。冬用干者。又将甘草汤洗疮令净，干，以黄檗末涂傅，熨了即用，以差为度。

---

①　升：元刻本、日本抄本、文瑞楼本同，明抄本、乾隆本作"两"。

②　口：文瑞楼本同，元刻本、明抄本、乾隆本、日本抄本作"日"，连下读。

③　三四：元刻本、日本抄本、文瑞楼本同，明抄本、乾隆本作"三四五"。

卷第一百三十

痈疽门

痈疽门

痈疽溃后蚀恶肉

论曰：痈疽已溃久而良肉不生者，由气血未平，恶肉有以害之也。恶肉虽得于风气外搏，亦以余毒未尽，故死肌败坏，侵蚀良肉，治宜以药蚀去之。

治发背痈疽及诸恶疮生恶肉，**麝香膏方**

麝香研　雄黄研　真珠研。各一两　猪脂量用

上四味，研匀，熔猪脂调如糊，涂傅恶肉上，日再。

治痈疽诸疮恶肉，**藜芦散方**

藜芦去芦头　茵茹各半两　马齿矾研　石硫黄研　雄黄研　麝香研。各三分

上六味，除研者外，捣罗为散，再和匀。每用少许傅疮，日三五次，以恶肉尽为度。

治痈疽疮，**大黄蚀肉膏方**

大黄　附子炮裂，去皮脐　莽草　芎䓖　雄黄研　雌黄研　真珠研　白敛　白矾研　黄芩去黑心　茵茹各一两　猪脂二斤

上一十二味，除研者并猪脂外，剉碎，先熬脂令沸，下诸药煎，候赤黑色，绵滤去滓，下研者药搅匀，倾出，瓷器盛。每日涂疮，日三五次，以恶肉尽为度。

治发背痈疽及恶疮，不生肌肉，败坏，其色黑，蚀恶肉，**白矾散方**

白矾研。半两　茵茹末。一两　腻粉研。一分　雄黄研　当归

末。各一两

上五味，合研匀，取少许傅疮，日三次。

治痈疽疮，蚀恶肉，**硫黄散方**

硫黄研　马齿矾研　菌茹末　丹砂研。各半两　麝香研。一
钱　雄黄研　雌黄研　白矾研。各半两

上八味，合研匀。每用少许傅疮，日三两次，以恶肉尽为度。

治痈疽败坏，生肉，**生地黄膏方**

生地黄四两　辛夷　独活去芦头　当归切，焙　大黄　芎
劳　黄耆　白芷　芍药　黄芩去黑心。各半两　续断一两　猪脂二
斤　薤白二七茎

上一十三味，除猪脂外，并剉碎，先熬脂令沸，下诸药煎，
候白芷赤黑色，以绵绞去滓，瓷合盛。涂疮，日三两次。

治痈疽始作便坏，热毒发疮，**羊髓膏方**

羊髓一两　甘草　胡粉各二两　大黄一两半　猪脂一斤

上五味，除羊髓、猪脂、胡粉外，剉碎，先熬羊髓、猪脂令
沸，下甘草、大黄，煎令赤黑色，绵滤去滓，下胡粉搅令匀，瓷
合盛。每用涂傅疮，日三四次。

治痈疽败坏，生肉，**莽草膏方**

莽草　当归　薤白　黄芩去黑心　甘草　白芷　大黄　续断各
一两　猪脂二斤

上九味，除猪脂外，剉碎，先熬脂令沸，下诸药煎，候白芷
赤黑色，以绵绞去滓，瓷合盛。涂疮，日三次。

治痈疽恶肉，疮蚀尽，生肌，**芍药膏方**

芍药　大黄　黄耆　独活去芦头　白芷　当归各一两　薤白三
两　生地黄一两半。椎碎　猪脂一斤半

上九味，将八味剉碎，先熬脂令沸，下诸药煎，候白芷赤黑
色，绵滤去滓。每取少许涂傅疮，日三五度。

治痈疽发背后生肉膏方

生地黄一斤　辛夷二两　独活去芦头　当归焙　大黄炒　黄耆
剉　芎劳　白芷　芍药　黄芩去黑心　续断各一两　薤白五两

上一十二味，哎咀，以腊月猪脂煎膏，傅疮立差。

治痈疽发背，去恶肉，**麝香膏方**

麝香研　雄黄研　白矾烧汁枯，研　茼茹各一两

上四味，捣研，细罗为末，以猪蹄煎膏，调如泥傅之，恶肉
尽为止。

痈疽大小便不通

论曰：痈疽之人，经络壅阔，气血结聚，荣卫津液因以亏燥，
邪热内鼓，流注于大小肠，气不疏通，故大小便俱不通。治法宜
通其闭塞，导去邪毒，使势无深入，穿通腑脏，兹治之要也。

治发背一切恶疮，及乳痈结聚，肿硬热痛，脏腑余毒闭涩，
可服通泄调气解毒**木香丸方**

木香一两　槟榔生，剉。三分　芎藭　羌活去芦头。各半
两　大黄剉，炒。一两　附子炮裂，去皮脐　人参各半两　枳壳麸
炒，去瓤。三分　牵牛一两。半炒半生　陈橘皮汤去白，焙。半两

上一十味，捣罗为细末，炼蜜为丸如梧桐子大，以瓷合内盛
之。每日空心粥饮下三十丸，通利一两行。如不利，加至四十丸、
五十丸，以通疏为度，甚者夜卧时更服二十五丸。

治发背诸痈肿，丹石药毒，头痛壮热，大小便不利，**玄参
丸方**

玄参一两　升麻　栀子仁　黄芩去黑心。各半两　黄耆细剉。
三分　大黄剉，炒。一两半　吴蓝半两　犀角镑屑。三分　木通剉。
二两　连翘三分　朴消研。一两半

上一十一味，先以十味捣罗为细末，再同朴消研匀，炼蜜和
丸梧桐子大。每日空心米饮下十五丸。如不利，加至二十丸，取
快利三两行为度，泻下脓，化为黄水即差。

治年未及四十，气血强壮，常苦痈疽无定，大小便不通，**五
利大黄汤方**

大黄剉，微炒　升麻各二两　黄芩去黑心。一两　栀子十枚。
去皮

上四味，粗捣筛。每服五钱匕，用水一盏半，煎至八分，去滓，下芒消一钱匕，空心温服。快利三两行为度，未利再服。

治痈疽疮发，大小便秘涩不通，**朴消丸方**

朴消研　大黄剉，炒　杏仁汤浸，去皮尖、双仁，炒，研　葶苈子微炒。各二两

上四味，先以三味捣罗为细末，入朴消和匀，炼蜜为丸如梧桐子大。每食后，煎黄耆汤下二十丸。以通利为度，未利再服。

治表里俱热，三焦不通，发背疽疮及痈疖，大小便不利，**山栀子汤方**

山栀子仁十五枚　大黄剉，微炒。二两　黄芩去黑心。一两半　知母焙　甘草炙，剉。各一两

上五味，粗捣筛。每服五钱匕，用水一盏半，煎至一盏，去滓，下芒消一钱匕，空心温服，日再。

治发背痈疽及乳痈，毒气攻脏腑，大小便不通，**木通汤方**

木通剉　黄芩去黑心。各一两　山栀子去皮　漏芦根　土瓜根　大黄剉，炒　甘草炙，剉。各三分[1]

上七味，粗捣筛。每服五钱匕，用水一盏半，煎至一盏，去滓，下朴消一钱匕，再煎三两沸，空心温服，未利再服。

治痈疽取利下后，热微退，小便不利，**小麦汤方**

小麦三合　人参　甘草炙，剉　芍药　石膏碎　生干地黄焙　黄耆细剉　木通剉　升麻　黄芩去黑心　前胡去芦头。各半两　麦门冬去心，焙。三分

上一十二味，粗捣筛。每服五钱匕，用水一盏半，入竹叶七[2]片，大枣二枚，擘破，同煎至一盏，去滓，空心温服，日晚再服。

治发背痈疽，排脓止痛，利小便，**瞿麦散方**

---

① 分：乾隆本、日本抄本、文瑞楼本同，明抄本作"两"。
② 七：乾隆本、日本抄本、文瑞楼本同，明抄本作"十四"。

瞿麦穗　芍药　桂去粗皮　赤小豆　芎劳　白敛　黄耆细
剉　当归切，焙。各半两　麦门冬去心。一分

上九味，捣罗为细散。每服二钱匕，温酒调下，空心日晚各
一服。

诸痈疽托里法

论曰：痈疽诸疮，气血虚微，肌寒肉冷，脓汁清稀，毒气不
出，疮久不合，或聚肿不赤，结硬无脓，外证不见者，并宜托里，
邪气外散，脓汁早成，毒有所泄而不内攻也。

治痈疽诸疮，溃后脓出，多内虚，托里，**黄耆汤方**

黄耆细剉　白茯苓去黑皮　桂去粗皮　麦门冬去心，焙　当归
切，焙　人参　甘草炙　远志去心。各一两　五味子一两半

上九味，粗捣筛。每服四钱匕，水一盏半，煎取一盏，去滓
温服，不计时候，日二。

治发背痈疽，久冷不差，托里生肌，**芎劳散方**

芎劳二两　黄耆细剉。一两　白芷半两　赤芍药一两　桂去粗
皮。三分　人参　丁香　当归切，焙。各半两

上八味，捣罗为细散。每服二钱匕，粥饮调下，空心日晚再
服，以差为度。

治痈疽发背，脓血穿溃疼痛，托里止痛，**当归汤方**

当归切，焙　黄耆细剉　人参各一两　桂去粗皮　赤芍药　甘
草炙，剉　生干地黄焙。各三分

上七味，粗捣筛。每服五钱匕，以水一盏半，煎取一盏，去
滓温服，不拘时候，日二夜一。

治发背痈疽，一切疮肿，托里排脓，**木香散方**

木香　黄耆细剉　白敛　木占斯　芎劳　当归切，焙　细辛
去苗叶　桔梗炒　赤芍药　槟榔生，剉　败酱　甘草炙　桂去粗
皮　羌活去芦头　白芷各一两

上一十五味，捣罗为细散。每服二钱匕，甘草煎酒调下，空
心午时日晚各一服，以差为度。

治一切疮，**内托散方**

甘草炒　人参　甘菊花一半炒，一半生　玄参各一两

上四味，捣罗为细散。每服二钱匕，煎绿豆汤调下。

治诸疮，热退脓不止，托里内补，**防风散方**

防风去叉　白茯苓去黑皮　白芷　桔梗　远志去心　甘草炙　人参　芎䓖　当归切，焙　黄耆剉。各一两　附子炮裂，去皮脐。二枚　厚朴去粗皮，姜汁炙透。二两　赤小豆酒浸一宿，焙。半升　桂去粗皮。半两

上一十四味，捣罗为细散。每服一钱匕，温酒调下，日二夜一。

治痈疽溃后，脓血太多，托里，除虚热，**黄耆茯苓汤方**

黄耆细剉　麦门冬去心，焙。各三两　芎䓖　白茯苓去黑皮　桂去粗皮。各二两　五味子二两半

上六味，粗捣筛。每服三钱匕，以水一盏，入生姜、枣，煎取七分，去滓温服，不拘时候。

治痈疽，托里，**六倍散方**

黄耆细剉。一两一分，脓多倍之　赤小豆三分，口干倍之　芎䓖半两，若肉未生倍之　白敛三分，疮口不合倍之　栝楼去皮。三分，小便不利倍之　当归切，焙。一两，若疼倍之

上六味，捣罗为细散。温酒服方寸匕，日三夜二。凡痈疽，大坚者未有脓，半坚半有脓，当上薄皮都有脓，便可破之。所破之法，宜下逆上破之，令脓易出。脓深难见，上肉厚，宜火针之。若外不别有脓，可当上按之，内便隐痛，中央坚者，未有脓，按之更疼于前者，已熟也。

治痈疽内攻五脏，烦闷不安，排毒托里，**五香散方**

沉香剉　乳香研①　丁香　木香　藿香各一两

上五味，以四味捣罗为细散，入乳香和匀，先以清酒五升，黄耆五两，寸截，瓶内封闭，浸一宿。旋取一盏，微温调下一钱

---

① 研：乾隆本、日本抄本、文瑞楼本同，明抄本作"炙去油"。

匕，日三夜二。不可犯铁器。

治痈疽日渐焮长，**内塞散方**

熟干地黄焙　续断　人参　芍药　附子炮裂，去皮脐　枳壳去瓤，麸炒　甘草炙，剉　芎蒡　细辛去苗叶　桂去粗皮。各一两　槟榔剉。一两半　黄耆剉　当归切，焙。各二两　蜀椒去目并合口者，炒出汗。半两　肉苁蓉酒浸，切，焙。三分

上一十五味，捣罗为散。每服三钱匕，空心温酒调下，日再服。

治诸痈疽疏转后，**宜补虚助气饮方**

黄耆剉。二两　人参　白茯苓去黑皮　甘草炙，剉　五味子　芎蒡　独活去芦头　桂去粗皮　青橘皮汤浸，去白，焙。各一两　麦门冬去心，焙　当归切，焙　杏仁去皮尖、双仁，炒黄　熟干地黄焙。各一两半

上一十三味，粗捣筛。每服五钱匕，水一盏半，生姜三片，大枣二[①]枚，去核，煎至八分，去滓，不拘时温服。

治痈肿疮疖，排脓，**连翘饮方**

连翘　防风去叉　玄参　白芍药　荠苨　黄芩去黑心。各二[②]两　桑根白皮剉，炒。二两半　前胡去芦头　人参　甘草炙，剉　桔梗剉，炒　白茯苓去黑皮。各一两　黄耆剉。四两

上一十三味，粗捣筛。每服五钱匕，以水一盏半，煎取八分，去滓温服，日二。

痈疽等疮内消法

论曰：治病必先求其本，而后治其标。痈疽诸疮，虽发于外，而本乎中热之所出。始觉经络壅滞，气血闷郁，有疮疡之证，则热气初作，荣卫未碍，肌肉未肿，肿而未腐之时，特可疏涤风热，通导而去之。逮其毒气已结，则不可论内消法，恐热毒不出，反

---

① 二：明抄本、日本抄本、文瑞楼本同，乾隆本作"一"。

② 二：乾隆本、日本抄本、文瑞楼本同，明抄本作"一"。

以内攻，适所以伤之。先后迟速之用，不可不审。

治发背痈疽，肿毒痛苦不可忍者，**内消散方**

车螯一枚，背上紫色光厚者是。用黄泥裹定，火煅通赤，放冷去泥，捣为末

上一味，以栝楼一枚，打碎，用酒一碗，于银石锅内慢火熬及一盏，滤去滓，入腻粉一钱匕，同以酒调，晚后服之，取下如鱼涎为验。

治发背痈肿，肠痈乳痈，一切毒肿，内消化毒，**犀角丸方**

犀角屑一两半[1]　升麻　黄芩去黑心　大黄剉，炒　防风去叉　人参　当归切，焙　黄耆剉　藜芦去芦头　黄连去须　甘草炙　栀子仁各半两　巴豆十二[2]枚。去皮、心，炒令黄，细研

上一十三味，除巴豆外，捣罗为末，入研了巴豆和匀，炼蜜为丸如梧桐子大。每日空心粥饮下五丸，以利为度，未利加至七八丸，利下黄沫恶物为效。

治疮肿久不愈，**内消散方**

皂荚刺皮一两。为末　乳香研。二钱[3]

上二味，末，和匀。每服二钱匕，酒一盏，煎七分，温服。其毒内消，或微利是效。

治疮疖痈肿，内消，**漏芦煮散方**

漏芦去绵　白敛　黄芩去黑心　麻黄去根节　白薇洗　枳实麸炒　升麻　芍药　大黄剉，炒　甘草炙。各一两

上一十味，捣罗为散。每服二钱匕，水一盏，煎至七分，温服。

治痈疽始发，未变脓，令内消，**花蕊石散方**

花蕊石火煅　黄蜀葵花　龙骨去土，研　乌贼鱼骨去甲　栀子

---

　　① 一两半：日本抄本、文瑞楼本同，明抄本作"半两"，乾隆本作"一两"。
　　② 十二：乾隆本、日本抄本、文瑞楼本同，明抄本作"二十"。
　　③ 研二钱：乾隆本、日本抄本、文瑞楼本同，明抄本作"炙去油。二两"。

仁　草龙胆去土　郁金剉　胡粉　大黄剉。各一两①

上九味，捣罗为散。量多少以津唾调成稀膏傅之，频以唾润，日一易。

治诸痈肿初发及火灼乳痈，令内消，**乳香散**方

乳香半两　水银粉一分②　黄檗一两半　白及一分　白敛　铅丹　大黄各一两

上七味，捣罗为细散。水调贴之，有脓时，干掺。

治痈疽发背，一切热毒气，结肿疼痛，腑脏壅滞，疏转**枳壳丸**方

枳壳去瓤，麸炒　青橘皮去白，焙。各半两　牵牛子一半生，一半炒。共三分　木香一分　甘草炙　大黄剉，炒。各一两　皂荚不蚛者，三梃。椎碎，以酒一升浸，挼取汁，绢滤去滓

上七味，除皂荚外，捣罗为末，先以皂荚汁于火上煎成膏，即入药末，搜和为丸如梧桐子大。空心服二十丸，葱茶下。以利为度，未利再服。

治痈疽，内消，**防风散**方

防风去叉　升麻　白敛　黄芩去黑心　猪苓去黑皮　黄耆剉　瞿麦穗各一两　薏苡仁一两半　当归切，焙　甘草炙。各半两　人参三分　赤小豆一合。醋炒七遍

上一十二味，捣罗为散。每服二钱匕，空心温酒调下，日晚再服。

治痈肿，内消，**升麻汤**方

升麻　大黄炒　黄芩去黑心　当归切，焙　枳壳去瓤，麸炒。各一两　甘草炙。半两　芍药一两半

上七味，粗捣筛。每服五钱匕，以水二盏，煎至一盏，去滓，空心温服，日晚再服。

治痈疽已成脓水，内消，**木占斯散**方

---

① 两：乾隆本、日本抄本、文瑞楼本同，明抄本作"分"。

② 分：乾隆本、日本抄本、文瑞楼本同，明抄本作"两"。

木占斯　桂去粗皮　人参　细辛去苗叶　败酱　干姜炮　厚朴去粗皮，生姜汁炙　防风去叉　桔梗剉，炒　甘草炙。各一两

上一十味，捣罗为散。每服三钱匕，温酒调下，食前服。未成脓，即去败酱一味。

治痈疽始作，赤焮热，长甚速，**木香搭方**

木香　犀角屑　大黄　升麻　黄芩去黑心　栀子仁　黄连去须　甘草　芒消　射干　黄檗去粗皮，炙　紫檀香　羚羊角屑　白敛各一两　地黄汁五合　麝香一分。研入

上一十六味，㕮咀，以水二升，煮取一升，用故帛两重内汤中蘸，搭肿上，干即又蘸，搭之，日夜数百度。

治肿毒痈疽，未溃令内消，已溃令速愈，**草乌头散方**

上取草乌头末，水调鸡羽扫肿上。有疮者，先以膏药贴定，无令药着人。初涂，病人觉冷如水，疮乃不痛。

治一切痈疽疮疖，焮肿未穴，先疏通脏腑，**牵牛子散方**

牵牛子二两。一半生，一半炒　木香　青橘皮汤浸，去白，焙　陈曲炒。各半两

上四味，捣罗为散。每服三钱匕，五更初以生姜茶调下，至天明通转三两行自止，后以薤白粥补之。

一切痈疽诸疮膏药

论曰：诸疮之证成①肿，或溃或硬，或久不差者，皆借以膏剂，去臭腐，排恶汁，化死肌，生良肉者，正以此也。附方于后。

治一切疮肿及伤折，**云母膏方**

云母　消石细研　甘草各四两　槐枝　柏叶　柳枝　桑根白皮各二两　桔梗　防风去叉　桂去粗皮　苍术　菖蒲　高良姜　黄芩去黑心　柴胡去苗　厚朴去粗皮　松脂　蜀椒去目并闭口者　芍药　龙胆　白芷　白及　白敛　黄耆　芎䓖　白茯苓去黑皮　夜

---

① 成：明抄本、日本抄本、文瑞楼本同，乾隆本作"或"。

合花　附子去皮脐。各半两　盐花　人参　当归切，焙　木香　麒麟竭　没药　麝香　乳香各半两　橘皮去白。一两　铅丹一十四两　水银二两

上三十九味，依次第用，各粗剉，勿令太细，免煎易焦黑。先以清油四十两，于铛内炼令香熟，下云母，用柳篦不住手搅，候十数沸，即以罩篱漉出。次下消石，亦准前法。次下柏叶，焦黄色为度，亦漉出，一味味煎。相次下柳槐枝，次下盐花及人参诸药，候药尽，后提铛离火，候微冷，以绵滤过，再入铛内，便下铅丹，急以柳篦子搅，须臾色变即止。却将铛火上加火煎之色黑稠，以柳篦取少许，滴于水上，凝结不黏手，是药已成。先须炙一瓷器令热，即倾药在内，候膏药如人体温，方入麝香，仍以绢袋子盛水银，以手弹膏药上如针头细，再以柳篦搅匀，此是养药母也。如人收此药防身，以蜡纸裹，不令风干，可三二十年并无损动。若发背，先以败蒲二斤，用水三升煮三五十沸，将蒲汤洗疮，拭干贴药。又以药一两，分为三服，温酒下，未成脓者立差。乳痈、瘰疬、骨疽，毒穿至骨者，用药一两，分作三服，温酒下，甚者即泻出恶物，兼外贴，差。肠痈，以药半两，分为五服，用甘草汤下，未成脓者，当时便消，已成脓者，脓随药下。脓出后，每日酒下五丸，如梧桐子大，脓止即止。风眼贴两太阳穴。一切恶虫咬，外贴，留疮口。发脑、发髭鬓、发眉、发耳，脐痈牙疼，并外贴。肾痈，马坠伤筋骨，疼不可忍者，但以酒下半两，老少临时加减，外更膏药包裹，当时痛止。箭头在内不出者，外贴，每日吃少烂绿豆，箭头自出。虎豹所伤，先以甘草汤洗，然后贴膏，每旦换，不过三贴。狗咬、蛇咬，外贴，又以生油下十丸，如梧桐子大。难产，二日三日不分免者，温酒下一分。血运欲死，以姜汁和小便半升，温酒下十丸。死胎在腹，以榆白皮汤下半两。小肠气，炒蘹香子，温酒下。妇人血气，当归酒下。中毒药者，洗袜酒下，各一分许，中毒之人，即吐泻出恶物，差。一切肿疖瘤赘，药利即差。只忌羊血。

治一切疮肿，保安膏方

当归切，焙　附子去皮脐　芎䓖　防风去叉　白敛　升麻　细辛去苗叶　侧柏　草薢各一两　桃仁去皮　甘草　桑根白皮　垂柳枝　白及　黄耆　白芷　白僵蚕各半两　铅丹研。五两　雄黄研　麝香研　硫黄研。各半两　杏仁去皮。三分　丹砂研。一分

上二十三味，咬咀，以麻油二斤，于新瓷器内浸药一宿，次日内铛中，文武火炼，候稀稠得所，以绵滤去滓。入雄黄、铅丹、丹砂、麝香、硫黄等物再煎，须臾息火。别入黄蜡四两，凝药，候稍过，倾入热瓷器内盛之，勿令尘污。发背，酒调两匙，日两服，外贴，二日一换；瘰疬、瘘疮、疽疮、风肿、干癣、奶癣、肾癣、湿癣、发鬓、发脑、发牙、蛇虫咬，皆贴之；折伤筋骨，酒服半匙；箭入骨，贴之自出；喉闭，含之即通；难产并胎死腹中，并酒化下半两；血气冲心，生姜自然汁加小便同煎，温酒化下一匙；但诸恶疮，数年不痊者，以盐汤先洗，然后贴之。

治一切恶疮、瘰疬、痈疽发背、阴疮、灸疮、汤火疮、闪扑损，**乌犀膏方**

白芷　板蓝根　苦参　芎䓖并细剉。各一两半　铅丹六两　清麻油一十五两

上六味，先将油并前四味药用慢火同煎令药焦黑，用绵滤去滓，再入锅内，亦用文武火煎沸，下铅丹在内，用柳木篦子搅匀，滴水内成珠为度，即倾在瓷器内，密收。如用，以无灰纸摊贴所患处。

治一切疮肿，紫金膏方

皂荚不蛀者，一梃。去皮　葱五茎。去根。二味于清油内煎令焦黄，以绵滤去滓　铅丹研。四两　团粉研。四两　松脂研。二两

上五味，用清油半斤先煎前二味，去滓，次下铅丹，又下团粉、松脂，以柳木篦不住搅，滴水中成珠为度，随疮大小贴之。

治一切恶疮肿，乌金膏方

麻油一斤　铅丹四两，冬月六两　蜡四两　头发鸡子大一团

上四味，先炒铅丹令黑，即下油及发，以柳木篦不住搅，滴水中候可丸即止，便下蜡更煎，蜡销后，即盛瓷器内。随疮大小贴之。

治一切疮肿伤损，汤火烧，摩风止痛痒，用薄绢摊贴之；口疮，含化一豆大；风毒气眼睑赤烂，疼痛不可忍者，用药涂之；口面风癣，以药涂擦，热彻为度；耳鼻中肉铃，用纸捻点一豆大，一月取下，并不疼痛。仍除瘢痕，退黠黯等，**神应膏方**

栝楼一枚。去皮　零陵香　藿香　芍药　甘草　黄耆①　杏仁去皮。各一分　白芷三分　龙脑　麝香并研。各一钱　黄蜡一两半　清油六两

上一十二味，除龙脑、麝香外，并细锉，于入腊日用油浸七日，却出药，将油炼令香熟，放冷，秤六两，却再入诸药，煎令黄，用夹绢袋滤去滓，再入锅内，旋旋下蜡搅匀，滴水中成珠即止，去火候温，入龙脑、麝香打匀，倾出热瓷合内。依前病用之。

治一切恶疮，**三仙膏方**

麻油四两　铅丹　定粉各研一两

上三味，先炼油熟，将铅丹、定粉同罗过同煎，用槐枝搅匀，候稀稠得所，滴水内如珠即止。每用，随疮大小贴之。

治一切痈肿疮疖，**乳香膏方**

清油一斤　皂荚五握。去皮，锉　葱白五握。锉　铅丹　团粉各六两　松脂四两　乳香一两　当归一两　桂心一钱

上九味，先将清油于铫子内慢火煎热，入皂荚、葱白、桂心，以煎令黄赤色，滤去滓，后下松脂、乳香，沸，下粉、铅丹、当归，同熬成膏，滴在水碗中成珠子，于瓷合内盛。以故帛上摊，每日早晚换之。

治一切痈疽发背，疼痛不止，**木通膏方**

木通二两　黄丹五两　细辛一两　茵陈一两　琥珀半两。细

---

① 黄耆：乾隆本、日本抄本、文瑞楼本同，明抄本作"广陈皮"。

研 朱砂一两。细研 清麻油十两

上七味，先煎油令沸，即下细辛、木通、茵陈，煎五七沸，去滓，即入琥珀、朱砂末更煎，用柳木篦搅，候滴于水中成珠子，膏成收于瓷合中。每摊膏于故帛上贴，日二易之。

治一切痈疽发背，疼痛不可忍，**丁香膏方**

丁香半两。末 麻油一斤 黄丹七两 丈夫头发一两 蜡一两 桂心半两。末 当归半两。末

上七味，先炼油令香，下发煎令发尽，次下蜡，以绵滤过，却入铛中，下黄丹，不住手搅，候色黑滴在水内如珠子，即下丁香、桂心、当归等末，搅令匀，以瓷合盛。用故帛上摊贴，日二换之。

治一切痈疽发背，日夜发歇，疼痛不止，**胡粉膏方**

胡粉四两 油半斤 蜡二两半 乳香半两。细研 麝香一钱。细研 没药半两。细研

上六味，以文火煎令油熟，下胡粉，后下蜡，临成下麝香、乳香、没药，搅勿住手，待似星花上来即住，以瓷器内盛。于故帛上涂贴，日二换之。

治一切痈疽发背，溃后肌肉不生，宜用此排脓生肌，**神效膏方**

当归二两 白芷一两半 乳香三分。细研 松脂一两 芎䓖一两 白蔹一两半 绯帛灰半两。细研 乱发灰半两。细研 甘草一两半 黄丹十两 木鳖子三十枚。去壳 杏仁一两。汤浸，去皮尖、双仁 木香一两半 黄蜡二两 麻油二升[①]

上十五味，先取油安铛内，炼令香熟，将[②]八味药细剉，下油中浸一宿，以文火煎白芷色黑赤，滤去滓，下松脂、蜡、乳香、绯帛、发灰等，更煎令消，以绵滤去滓，入铛内，下黄丹，不住手搅变黑光色，滴在水中为珠子，膏成用瓷器盛。每用，以故帛

---

① 升：日本抄本、文瑞楼本同，乾隆本作"斤"。明抄本无此方。
② 将：日本抄本、文瑞楼本同，乾隆本此后有"当归 白芷 芎䓖 白蔹 甘草 木鳖 杏仁 木香"。明抄本无此方。

摊贴，日二易之。

治一切痈肿溃后，肌肉不生，宜用此排脓生肌，**乳香膏**方

干死鼠一个。中形者 大黄一两 乳香半①两 杏仁半两。去皮尖 鸡子黄一两 乱发如鸡子一团 铅丹六两 蜡一两 水银半两 油一斤

上一十味，先熬油令沸，下乱发并鼠、大黄煎，候鼠焦色，绵布绞去滓，再下铅丹、蜡、杏仁煎，以柳篦搅令黑色，即下鸡子黄、水银、乳香等，搅令匀，滴水中成珠得所，以瓷合盛。用故帛摊贴。

治一切恶疮发背毒肿，**乌金膏**方

油半②斤 盐花一两 黄蜡三两 柳枝二两。剉

上四味，先熬油令沸，下柳枝煎，候焦黄，漉出，绵布绞去滓，再煎，下蜡、盐花，以柳篦搅令稀稠得所，以瓷合盛。用故帛上摊贴。若三日内未成脓便消，已成脓头未破者即溃，不须针灸，其疮变痛成痒，是药力也，色如犹③皮孔溅溅有黄水。若是恶疮发背，用药贴出脓血及黄水，赤小豆汁贴膏令出尽，以差为度。

治一切疮疖肿毒，**至圣膏**方

夜合花白皮 蒴藋 大黄 当归 白敛 槐白皮 白芷 细辛去苗叶 杏仁 天麻 芎䓖 槐枝 柳枝 败龟 虎骨 附子去皮脐。各半两 乳香细研。一两 麝香细研。二钱 砒霜细研。半分④ 自然铜细研。一分 腻粉细研。半分⑤ 牛黄细研。二钱 定粉研。半两 铅丹十二两 清油二斤半⑥

上二十五味，除研药丹粉外，细剉，先熬油令沸，次下诸药煎，候白芷赤黑，以绵绞去滓，再煎，下丹，柳篦搅，候变黑色，滴水中成珠，软硬得所，次下乳香等研药，更搅令匀，次瓷合盛。

---

① 半：乾隆本、日本抄本、文瑞楼本同，明抄本作"一"。
② 半：乾隆本、日本抄本、文瑞楼本同，明抄本作"一"。
③ 犹：明抄本、日本抄本、文瑞楼本同，乾隆本作"柚"。
④ 分：明抄本、日本抄本、文瑞楼本同，乾隆本作"两"。
⑤ 分：明抄本、日本抄本、文瑞楼本同，乾隆本作"两"。
⑥ 二斤半：乾隆本、日本抄本、文瑞楼本同，明抄本作"二斤"。

发背鱼脐瘰疬，并以膏贴，日二上，以差为度。

治一切疮毒，**无名异膏方**

无名异细研　麒麟竭细研。各一分　柳枝剉。三两　蜡一两　铅丹五两　油十二两

上六味，先熬油令沸，下柳枝煎，候赤黑色，以绵滤过，再煎，下丹、蜡，搅候变黑色，滴水中成珠得所，下麒麟竭、无名异末，更搅令匀，泻冷水中，捻作梃子。一切恶疮发背诸毒疮，并宜涂贴，以差为度。

治诸疮，一切打损肿毒，**走马膏方**

皂荚猪牙者，十梃。去皮，椎碎　芫花五两　生姜五两。取自然汁　生地黄一斤。取自然汁

上四味，先以米醋一斗入诸药，煎至三升，绞去滓，再煎，以柳篦搅候稀稠得所如膏，以瓷合盛，埋地内五日取出。以故帛上涂贴，日二上，以差为度。

治一切疮肿疖毒，**佛手膏方**

清麻油半斤　铅丹三两　柳白皮二两。剉　皂荚刺四十九枚。剉　当归半两。末　白及一分。末　黄蜡半两　朱红一分　生绯帛五寸。烧灰，细研

上九味，先熬油令沸，下柳皮、皂荚刺煎，候赤黑色，以绵滤过，下丹煎，以柳篦搅候变黑色，即下诸药末，搅令匀，滴水中成珠得所，以瓷合盛。用故帛涂贴，日二上，以差为度。

治一切恶疮疖毒，**如圣膏方**

蔷薇根剉　乳香研　阿魏研。各一两　铅丹六两　柳枝三两。剉，长一寸　清油一斤

上六味，先熬油令沸，下柳枝、蔷薇根煎，候黄黑色，以绵滤过，下丹煎，搅候变黑色，次下乳香、阿魏，更搅令匀。一切疮肿，并用故帛上涂贴之；如患赤眼、头痛、眼涩，贴太阳两穴；驴伤马坠，妇人血气，并当归酒下三丸，如梧桐子大；癣疮，先抓破，取膏涂贴，以差为度。

治痈疽及诸种疮肿，**应痛膏方**

当归　秦艽　何首乌　败龟　白敛　白及　白术　白芷　杏仁去皮尖　木鳖子去壳　芎䓖　延胡索　密陀僧煅，研。各半两。用麻油八两，熬前药令杏仁黄黑色为度，滤出药滓，入后药　乳香研　麒麟竭研　没药研　枫香脂研。各一分　铅丹三两

上一十八味，先用油煎前十三味，去滓，入后五味再熬，用柳枝子搅匀，令黑色成膏为度。如是发背，加附子末一分同熬匀，用纸花子贴疮上。

治痈疽恶疮，生肌引脓，排毒气，蚀恶肉，除死肌，**雄黄膏方**

雄黄细研。半两　巨胜油七^①两　丹砂细研　密陀僧煅，研。各半两　铅丹三两　蜡一两　蛇黄半两。煅，醋淬七遍，捣末　牡蛎煅，研。三分

上八味，研和令匀，先熬油令沸，下蜡熔尽，次下丹，以柳篦搅，候变黑色，即下诸药末，搅令匀，滴水中成珠子，以瓷合盛。故帛上涂贴，日二上，以差为度。

治一切疮肿，**垂柳膏方**

垂柳枝白皮二两。剉　蒴藋根四两。剉　丹砂一分。细研　熟鸡子黄一枚　熊胆半两。研　故青帛七寸。烧灰，研　蜡一两　铅丹四两　清油一斤

上九味，先熬油令沸，下柳皮、蒴藋根煎，候赤黑色，滤出，以绵滤去滓，下丹、蜡煎，以柳篦搅，候变黑色，下四味研药，更搅令匀，滴水中成珠子，以瓷合盛。用故帛上摊贴，日二上。肠痈，以绵裹半枣许，含化咽津，以差为度；眼暗，捏作饼子，以针刺作孔三五十个，贴眼上便差；耳聋，作梃子，当中刺为孔，塞耳中，日二换即差；打损，取膏涂贴疼痛处，以差为度。

治发背疮口未合，**大圣膏方**

当归切　柳根白皮切。各二两　桂剉。一分　槐实　白敛剉　白及剉　没药　檗皮去粗皮，剉。各一两。用腊月猪脂半斤、

---

① 七：乾隆本、日本抄本、文瑞楼本同，明抄本作“八”。

黄蜡四两、清油半斤，同熬药焦色，去滓，再入后药　铅丹研　乳香研。各半两　麝香研。一分　卢会半两

上一十二味，先煎前八味，去滓，再入后四味熬成膏，以瓷瓶盛，入地内七七日取出。将熟绢片留眼，贴膏在疮口上，去尽恶物，疮口自合。

治发背痈肿恶疮，**楸叶膏方**

楸叶剉。十斤　马齿苋剉。一斤　乌犀角末二两　沉香末一两

上四味，先取马齿苋、楸叶，以水五斗，煎至一斗，滤去滓，更煎至一升半，下二味药末，以柳篦搅候稀稠得所，以故帛上涂贴，日二上，即差。

治痈疽疮疖，能舒筋脉，消肿毒，止疼痛，**黄耆膏方**

黄耆剉。半两　零陵香一分　赤芍药剉　芎䓖剉　天麻剉　防风去叉，剉　生干地黄剉。各一钱　黄蜡二两半　清油半斤

上九味，除蜡外，都一处用，银石器内以油浸七日，用文武火煎焦黄色，以绵滤去滓，下黄蜡再煎令蜡化，盛于瓷器中。每用，以软帛薄摊贴之。如皮肤瘙痒，筋脉紧急，用少许涂摩，尤效。

治痈疮久不差，**百灵膏方**

槐花子炒焦，为末　松柏各一两　乳香　腻粉各一分

上四味，细研拌匀，用清油、黄蜡各一两，瓷器内慢火熬成膏，贴之。

治一切痈疽，及上攻下注，风毒瘘疮，疼痛焮肿等疾，**败毒膏方**

巴豆和壳椎碎。六两　麻油十二两　铅丹炒令紫。三两

上三味，先将油煮巴豆，慢火养一二日，滴入水中成珠则止，滤去滓，却将其滓在一长瓶内，撧起瓶一头令高，下以火烧逼，得巴豆内膏油流下，以器盛。并入前药油内同煎，搅匀，入铅丹，更熬令色紫，去火令冷，入瓷合内密封，地孔藏七日，出火毒。并以故绢摊贴之。

治一切痈疽恶疮，**生肌长肉膏方**

清油十两　龙骨研。二两　木香　槟榔　黄连去须。各三分。三味同为末，取细

上五味，先将油入锅内慢火熬，滴水成珠子，下龙骨末，更熬如稀膏则止，去火，候稍温即下三味药末，不得住手搅，候冷以瓷合内收。随疮大小贴之。

治痈疽发背及一切疮肿，**乳香膏方**

乳香二两　附子生用。五两　乌头生用　木鳖子去壳。各二两　当归　秦艽各一两　紫草去苗。三两　苏枋木剉。五两　头发灰一两　清油二十[①]两。各细剉，入油慢火熬，候诸药焦黑色为度，去滓，入后药　枫香脂五两　松脂二两。三味同研　黄蜡五两　铅丹二两　没药一两半。研

上一十五味，先煎前九味，候色黑去滓，次下乳香等六味，依次等逐味下，用慢火熬，用柳木篦不住手搅，候熬成膏，滴水中成珠为度，摊纸花子上。看疮大小用之。

治疮肿疼痛，辟风敛疮，**紫金挺方**

当归　续断　骨碎补　桂去粗皮　附子　泽兰　芍药　白及　牛膝　羌活　芎䓖　木香　麒麟竭　生干地黄　白僵蚕　白附子各一两　沉香　丁香各半两　栝楼二枚。大者　乌蛇肉　白敛　白芷　玄参二十三味一处捣筛。各一两　杏仁　桃仁二味去皮，细研。各三分

上二十五味，都一处，入麻油四斤、猪脂一斤半、野驼脂三两，用文武火锅内煎黑，去滓，再入乳香末三两、松脂六两，更煎烊后，又滤去滓，细罗铅丹三斤，别炒令紫色，旋旋入药油内煎，柳杖子搅令紫色，去火，滴水内成珠，即倾入瓷器内盛。每使时，看疮大小用之。

治一切疮肿，**乌贼骨膏方**

乌贼鱼骨去甲，研末　旧舡灰研末。各一两　铅丹研。三两　清油十二两

---

① 二十：乾隆本、日本抄本、文瑞楼本同，明抄本作"十二"。

上四味，先熬油令沸，下铅丹，以柳木篦搅候黑色，即将前二味药末再搅令匀，滴水内成珠子得所，以瓷合盛。故帛上摊贴，日二上，以差为度。

治一切痈疽疮肿，**玄参散**方

玄参　黄芩去黑心　羊蹄根　芍药　白芷　丁香　木香　消石碎　半夏汤洗七遍　白敛　木鳖子去壳　莽草各一两

上一十二味，捣罗为散。醋调涂疮上，日三四次，肿消为度。

又方

甜葶苈半两　木通半两。剉　川大黄半两。生，剉　莽草半两

上四味，捣罗为细散。以水和如稀膏，涂肿上，干即更涂，以差为度。

治一切痈疽发背，热毒猛异，攻肌肉赤色肿痛不可忍，欲成脓及已成脓，并风毒热在关节，欲结成痈，便令内消，**寒水石膏**方

寒水石二两　羊蹄根一两。剉　消石一两　川大黄一两　白敛二分　木香三分　附子三分。去皮脐　黄连一两。去须　丁香三两　榆白皮三分。剉　莽草三分　赤小豆一合①　汉防己一两　半夏三分　玄参一两　甘草一两。生，剉

上十六味，捣罗为细散。每用时，以生蜜一合、地黄汁一合，旋调以成膏，摊于生绢上贴，干即易，肿消为度。

治一切疮疖痈肿及瘘疮杖痕等，并宜贴，不发直至较，**白膏**方

定粉三两②　清油四两炼熟，取三两　铅丹二钱③　商陆根三分。暴干秤　蜡四两④　白柳枝半两。青白而叶大者是，二月采，去粗皮，取内白皮，切作片子，暴干秤

上六味，先以熟油熬商陆、柳枝令色变，后入粉、蜡、丹，

① 合：乾隆本、日本抄本、文瑞楼本同，明抄本作“两”。
② 两：乾隆本、日本抄本、文瑞楼本同，明抄本作“分”。
③ 钱：乾隆本、日本抄本、文瑞楼本同，明抄本作“两”。
④ 两：乾隆本、日本抄本、文瑞楼本同，明抄本作“钱”。

搅之不住手，直至滴水内为珠子成，摊帛上贴之。熬时，始则色微红，次微青，乃熟也。取出久而色白，冬色愈白。

治诸疮肿，四时可用，若未成脓即消，已成脓即破，**木通膏方**

春用

木通三两　白芷　细辛去苗叶　摩勒香各二①两

夏用

木通　续断各三②两　白芷二两半　黄耆　芍药各二③两

秋用

木通　薰陆香各三两　黄耆二两　白芷一两半

冬用

木通　黄耆　木香各三两　当归剉，焙。二两　芎䓖一两半　摩勒香三两　薰陆香一两

上各依四时，并吹咀，以清麻油二升④煎，候白芷黄色即去滓，绞取油，放冷，下黄蜡五两，候消尽，更入铅丹十两，先下六七两，看硬软得所即止，亦不须入尽十两，以急火煎，用柳篦搅，勿令住手，点物上，其色如漆即膏成。欲用药，先嚼少盐擦疮上，次贴之。

治初患痈肿疮疖，热焮疼痛，消肿毒，**清凉膏方**

上捣大黄为末，浆水调摊贴之，醋摩亦得。

又方

上取地龙屎，以小便和涂贴之，干即易。

又方

上取井底泥涂疮上，干即易。

又方

上捣恶实根贴之，干即易。

---

① 二：乾隆本、日本抄本、文瑞楼本同，明抄本作“三”。
② 三：乾隆本、日本抄本、文瑞楼本同，明抄本作“二”。
③ 二：乾隆本、日本抄本、文瑞楼本同，明抄本作“一”。
④ 升：乾隆本、日本抄本、文瑞楼本同，明抄本作“斤”。

又方

上捣地黄贴之，日再易。

又方

上捣马齿菜贴之，干即易。

又方

上捣龙葵菜贴之。

又方

上捣车前叶贴之。

又方

上捣蔓菁根贴之。

又方

上捣鸡肠草贴之。

又方

上捣芭蕉根贴之。

卷第一百三十一

痈疽门

痈疽发脑统论

论曰：痈疽者，乳石之疾，多发于阳部，故在背则发府俞之间，在头则发脑，以头者诸阳所会，而足太阳之经络脑故也。然脑为髓海，精血之所凑，而脑户、风府、哑门三穴，不可妄行灸刺，令人有喑哑之病。灸刺犹不可，况痈疽之所发乎？古人谓五发之病，背脑为重。始发皮肤若黍米然，赤肿傍焮，耳项痛楚寒热。当急治之，稍纵不治，则毒气深入，销烁脑髓，化为脓血，不可及已，故《经》曰痈疽不得顷时回。

发　脑

论曰：发脑者，六腑不和，经络否涩，气血不行，壅结所成也。此皆脏腑蕴积热毒，或乳石发动，毒气上攻于脑，发于皮肤，头如黍米，四畔焮赤肿硬，遍于耳项，寒热疼痛。若不急治，毒气伤于血肉，血肉腐坏，化为脓水，从脑中出，血肉既竭，必致危殆。

治发脑及一切热毒气，结硬肿痛，通利脏腑壅滞，**大黄丸方**

大黄二两。剉，醋浸一炊久，慢火炒令熟　枳壳去瓤，麸炒。
一两　牵牛子二两半[①]。微炒一半，生用一半　木香生，剉　青橘皮
汤浸，去白，焙。各半两　皂荚五梃。不蛀者，椎碎，酒一升浸，挼
取汁，绵滤过

---

① 二两半：乾隆本、日本抄本、文瑞楼本同，明抄本作“一两”。

上六味，捣罗五味为末，取皂荚汁于银锅内慢火煎成膏，入药末和捣百余杵，丸如梧桐子大。食前葱茶下三十丸，快利为度。

治发脑成痈及热毒疮肿，宜贴**黄连饼子方**

黄连一两　乳香一两　薰陆香一两　雄雀粪四十九粒。尖细者是

上四味，捣罗为细散。用蔓菁根二两，洗净，漉去水，细切，捣如泥，若肿甚，即更用蜀葵根二两，入前药四味合捣调匀，即取出，于瓷器中贮之。可肿头捻作饼子，厚二分许贴之，干即易之。

治发脑结肿，**止痛散方**

木香二两　紫葛一两半。剉　檀香三^①分　川朴消二两

上四味，捣罗为细散。以温浆水调如面糊，涂在绢上，摊贴于肿痛处，候干即再贴，以差为度。

治发脑已穴，脓出后痛闷转甚，热乱脑中，若车马走动，痛楚不可忍，**犀角散方**

石膏碎　犀角镑　升麻　芍药各一两　甘草炙。半两　黄耆细剉。二分^②　木通剉。一两半

上七味，粗捣筛。每服五钱匕，水二盏，煎至七分，下朴消一钱匕，滤去滓，空心温服，日晚再服。未愈，更入玄参三分，去黄耆。

治发脑疮肿焮赤，疼痛烦躁，**沉香汤**方

沉香三分　麦门冬去心，焙　赤芍药　玄参　甘草生，剉　枳实麸炒　升麻　前胡去芦头　大黄剉，炒　生干地黄焙。各一两　犀角镑。三分　麝香研。一分　萎蕤　黄耆细剉。各半两

上一十四味，除麝香外，粗捣筛。每服四钱匕，水一大盏，煎至七分，去滓，入麝香少许，温服，不拘时。

治痈发脑，拔去疮中毒，**羊桃根散贴方**

---

① 三：明抄本、日本抄本、文瑞楼本同，乾隆本作"二"。

② 二分：乾隆本、文瑞楼本同，明抄本作"两半"，日本抄本无剂量。

卷第一百三十一　二七八三

羊桃根剉　消石研　凝水石研。各一两　天灵盖慢火烧烟绝　木香　白敛各半两

上六味，捣罗为散。清水调如糊，摊于故帛上贴之，干即易，痒则差。

治发脑始结，疼痛妨闷，欲成痈疽，熁之令内消方

消石研。二两　木通剉　紫檀香　甜葶苈隔纸炒　白敛　莽草各一两　大黄三两[①]

上七味，捣罗为末。每用浆水旋调得所，涂于肿上，干即易。

治脑疽初生如黄枳实，破后如盏底，深半寸许，**乳石散方**

花乳石研　赤石脂研　滑石研　炉甘石研　密陀僧研。各半两　乳香研。一分

上六味，捣研为细散。未破者醋调傅之，已破者即干贴。

治痈疽肿疼，发脑发背方

柳树上白木耳　黄连去须　乳香　杏仁去皮尖。各一分　盐花少许　新蔓菁根一握。不得用隔旬者，如无，以荠菜代之　蛇床子少许

上七味，捣罗为末。似觉有肿，以温水调傅，干即易之。

发　背

论曰：发背者，热毒之气发于背俞为痈疽是也。此内本于五脏，外传诸腑，故热气攻发，必生于府俞之间。得之乳石发动及肥甘滋味之过，脏腑壅热，经络为之不通，毒气凝滞，必因俞穴而出。是以服石之人，于居处衣食嗜欲喜怒，尤宜节慎。一有过举，则毒气乘隙而发，初如芥粟，治之稍缓，则盈尺寸而难图，故始觉热搏于分肉，痛伤于经络，宜速治之。盖其脉不通，则肿毒增甚，《经》所谓荣气不从逆于肉理乃生痈肿是也。血败肉腐，为患不一，实则为痛，浮则为肿，深则为疽。然发于背者，两胛间初起甚微，或痒或痛，往往忽之，数日遂致不救。昔人治

---

① 两：明抄本、日本抄本、文瑞楼本同，乾隆本作"分"。

此，始则度其肿之正中而灸之，壮数逾百，使恶气外出；次以药疏利腑脏，决其邪毒，则有可治之理。

治发背肿痛疽，恶风结脓血，**连翘散方**

连翘子　独活去芦头　木香　射干各三分　甘草炙，剉　桑寄生剉　升麻　鸡舌香　沉香　乳香研　大黄剉，炒。各一两一分　麝香研。一分

上一十二味，粗捣筛。每服五钱匕，水一盏半，煎至八分，入淡竹沥半合，去滓，空心温服。快利三五行为度，未利再服。

治发背痛肿，消脓，**桔梗散方**

桔梗去芦头，炒　木占斯　防风去叉　甘草炙，剉　败酱　厚朴去粗皮，姜汁炙　桂去粗皮　人参　细辛去苗叶　干姜炮。各一两

上一十味，捣罗为散。每服二钱匕，空心温酒调下，日三，以差为度。

治初发背上，似琴弦抽痛，有头，**射干汤方**

射干　犀角镑　升麻　玄参　黄芩去黑心　麦门冬去心，焙　大黄剉，炒。各一两　山栀子仁半两

上八味，粗捣筛。每服五钱匕，水一盏半，淡竹叶二七片，煎至八分，入芒消末一钱匕，去滓，空心温服。快利三两行为度，未利再服。

治初发背上，似琴弦抽痛，有头，**犀角汤方**

犀角镑　人参　黄芩去黑心　山栀子仁　木通剉　连翘　升麻　芍药各三分　甘草炙，剉　大黄剉，炒。各半两

上一十味，粗捣筛。每服五钱匕，水一盏半，煎至八分，去滓，空心温服，日晚再服。

治发背乳痈，已服利汤，后服此**麦门冬汤方**

麦门冬去心，焙　黄耆剉　芍药　生干地黄各一两　前胡去芦头　黄芩去黑心　升麻　远志去心　栝楼去皮。各三分　当归半两　小麦一合

上一十一味，粗捣筛。每服五钱匕，水一盏半，枣二枚，擘

破，生姜一枣大，拍碎，竹叶二七片，同煎至八分，去滓，空心温服，日晚再服。

治发背，**人参当归散方**

人参　当归　密陀僧　没药　雄黄各半两　丹砂一钱　栝楼二个。去瓤取子，生用

上七味，捣研为散。每服二钱匕，用甘草煎酒，放温调下，日三。

治五毒发背，**金星酒方**

金星草和根净洗，慢火焙干。四两　甘草一钱 ①

上二味，捣罗为末，分作四贴。每贴用酒一升，煎三两沸，后更以冷酒二升相和，入瓶器中封却，时取饮之。

治发背痈疽，一切恶毒疮肿，**去毒散方**

车螯紫唇光厚者，一个。以盐泥固济，煅赤，去泥

上一味，为细末。每服三钱匕，入腻粉一钱匕、甘草末二钱匕和匀，别用栝楼一枚，细剉，以酒二盏，慢火煎及一盏，去滓，于五更初温前酒调下，取下黏滑恶物，即是病根本也。

治发背，**金针散方**

皂荚针春时取，一半青一半黑者

上一味，不拘多少，暴干，捣罗为散。先任意饮食讫，用药三钱匕，酒调服之，立差。未退再服。

治发背，**铅酒方**

黑铅一斤　甘草炙，剉。三两

上二味，用酒一斗，置一空瓶在傍，先以甘草入酒中，然后熔铅投之，却滤出酒在空瓶内，取铅依前熔投，如此九度，并甘草去之，留酒恣饮，醉寝即愈。

治发背欲结不结，四肢寒热，**消毒散方**

车螯一个。可盛二两消者　朴消二两

上二味，以消入车螯内，湿纸裹，黄泥固济，麻皮缠之，煅

---

① 钱：乾隆本、日本抄本、文瑞楼本同，明抄本作"两"。

赤，候冷去泥，同研如面。将绢铺地，薄摊药末于上，盆盖一食久，入乳香、地龙末各一分，白僵蚕、甘草末各半分，和匀。每服半两，酒调，去滓服，能饮酒者多与之。其滓涂患处，一食久，即转下恶物。只两服，或消或破，别服补药。

治发背热盛，速用此**止痛药方**

金樱根，洗去粗皮，剉，捣，一盏，生甘草半两同杵，用水三碗，煎至一碗半；入酒一碗或一盏，更煎至一碗；又入童子小便一碗，煎至八分碗，去滓，旋入银盏内。温服取尽，如心中觉逆，食少白梅则止。次服后药。

大黄生 甘草生。各一两 麝香研。一字 木香一分 丹砂研。一钱 鬼腰带根洗，剉 金樱根洗，剉。各半碗

上七味，都用水五碗，煎至两碗半，入酒一碗半，更煎至一碗，去滓，旋入银盏内。温服令尽，取下恶物。如觉差，即去甘草、大黄，余药依前分两，入水四碗，煎至两碗，入酒一碗，更煎至一碗，去滓，旋入银盏内，温服令尽。如未差，更依前方合一料服之，无有不差者。若疮已破，用生肌膏药贴，及掺后药敛疮口，**龙骨散方**

龙骨煅赤，地上去火毒，研 赤芍药为末。各半两 铅丹一分 胡粉半钱

上四味，同研匀细。先以葱汤洗疮后拭干，以药掺之。

治发背，疮如葡萄，破后疮孔无数，**狼毒膏方**

狼毒 蓝根 龙胆各半两 定风草一两 乳香一钱 水银粉抄一钱匕

上六味，为末，蜜调成膏，摊帛上贴疮。

治背痛如鳌底，又如蒲扇，疼痛不止，**蓝根膏方**

板蓝根 黄芩去黑心 黄连去须 大黄各一两 白及一分 乳香半两

上六味，捣研为末，用新汲水调成膏。量大小贴之，日四夜二。

治一切发背，**救生膏方**

密陀僧碎，炒　黄檗傍根金州，厚者。用黄蜡一弹子大，火炙涂尽为度。各二①两　乌贼鱼骨白者，去甲。半两。以上三味，捣研极细　腻粉半钱

上四味，和匀。每用新汲水调摊纸上，先令患人口温酸浆水洗疮，然后贴，每日一换。

治发背疼痛，日夜不可忍，涂傅**大黄膏方**

大黄剉　雄黄研　芎?　黄连去须　白芷　槟榔剉　当归切，焙　木香　桂去粗皮　黄檗去粗皮　芍药　附子去皮脐　乳香研　麒麟竭各半两　鸡舌香　麝香各一分　猪脂一斤

上一十七味，捣研十六味为末，拌匀，先于银器内熬猪脂令沸，去筋膜，下诸药末调成膏。涂患处，日三上，以差为度。

治发背疮，**神金膏方**

白及　密陀僧研　甘草　黄檗去粗皮　黄连去须　腻粉各半两　麝香研。一字

上七味，捣研为末，用津唾调成膏。以无灰白薄纸，看疮大小，涂纸上贴之，无力即换。

治发背，**金线膏方**

楸叶五斤。如无，即用楸白皮，剉　马齿苋二斤。去根，切

上二味，以水五升，熬至一升，去滓，入铛内，以柳枝搅熬如饧，盛在瓷器内。先以荆芥汤洗疮，次用鸡翎扫药于疮上，令匀，以薄纸贴之，更用酒调二钱匕服之。

治发背痈疮，**化毒散方**

白矾灰研　铅丹研　密陀僧研　木鳖子仁各一两

上四味，同入瓷合，煅赤放冷，地上纸衬，盆盖一时辰，细研，以菜子油调贴，其冷如水。

治发背，疮肿痛，**牛齿膏方**

水牛牙齿煅赤　太阴玄精石各一分　乳香一钱。研

---

① 二：乾隆本、日本抄本、文瑞楼本同，明抄本作"三"。

上三味，捣研为末。每用绯绢量疮大小剪，以津唾调药，摊绢上贴之。

治发背，疮冲破，疼痛不可忍，**麝香散**方

麝香研。半钱　蒺藜子　紫背荷叶各半两

上三味，捣研为散。每量疮大小，临时干贴疮上。

治发背，生肌肉，止痛，**五倍子散**方

五倍子　地龙去土　黄连去须　乳香研。各一分　木香半钱　密陀僧　槟榔剉。各一钱

上七味，捣研为散。每用少许，干贴疮上。

治发背，热毒结聚，焮赤疼痛，消肿解毒，**金花散**方

雌黄研细。三分　黄连九节者。半两　槟榔剉　麝香各一分　郁金　大黄各半两

上六味，捣罗四味为散，入麝香、雌黄同研匀细。每取生油调如糊，涂患处，日二上，即差。

治发背，**五灵脂散**方

五灵脂半两　乌贼鱼骨去甲。一两

上二味，捣研为散。凡患者初觉时，以水调扫肿处。如已大作者，入醋面同调傅之。

治发背疮，**黄石散**方

粗黄石如鹅卵大

上一味，猛火煅赤，投醋中，因有屑落醋中，再煅再投，石尽为度，取屑暴干，捣散。以醋调傅背上，无不愈。

治发背成疮，**龙葵根散**方

龙葵根剉。一两　麝香研。一分

上二味，先将龙葵根捣罗为末，入麝香同研令匀，水调涂于疮上。

治发背痈疽疮，**金粉膏**方

锡四两。用板瓦盛炭火，安锡在上，扇之，候锡成灰，研末　密陀僧四两。入在罐子内，以盏子盖口，盐泥固济，勿令透气，用炭火煅，不闻药气为度，取出放冷

上二味，同研极细。量疮大小，临时入腻粉少许，以鸡子黄调如膏，摊在疮上，以绯帛盖。

治发背，痛疽已溃未溃，**豉饼灸方**

豉

上一味，研细，入水和熟如泥，量肿大小捻饼子，厚三分，盖于肿上，豉饼已有孔穴，勿覆之，安艾炷于上，灸令温热，不可破肉，痛急易之。未溃者内消，已溃者汁出差。如不痛，一日二日灸之。

治发背，已结成脓，**栝楼涂方**

生栝楼根

上一味，细剉，捣研如糊涂之，日三五度，即差。

治发背疮痛疽，**桃花汁方**

桃花不拘多少

上一味，于平旦承露采取，以酽醋研，绞去滓取汁，涂傅疮上，有虫即出。无花，但桃叶亦得，以腊月猪脂和涂亦佳。

治发背疮肿方

白面

上一味，取泥拌和，围肿四畔，令童子七人尿围中，浸肿处即差。

又方

新马粪

上一味，厚涂肿上，干即易之。亦疗发乳。

又方

益母草

上一味，烂捣，绞汁三合服之，滓傅疮上，热即易之。

治发背，**乳香贴方**

乳香研　黄蜡好者

上二味，等分，同入铫子熔化，泻入水内，斟酌疮大小取剂，再于火上熔化，摊于帛上或纸上贴之，不住以手按，令着肉，为此药易干故也。一日三易，肿消痛止。如已有头欲破者，亦渐缩减。

治发背，**麦饼方**

大麦炒熟。九两　甘草生用。三两

上二味，同为末用，加酥少许和匀，微有酥气，仍以百沸汤拌和作饼剂，方圆大小如疮肿大，热傅之，以油单并故纸密裹，勿令通风，冷即换之。常须吃黄耆米粥，甚妙。

治发背赤焮疼痛，**消石揾方**

消石五两

上一味，用汤一斗浸消，待冷，取故青布两片，更互浸揾，日三五度。

治发背，神效，**薜荔散方**

薜荔叶

上一味，不拘多少，阴干，捣罗为散。每服三钱匕，水一盏，煎五七沸，温服。更用叶煎汤，洗疮甚妙。

又方

茄种、甘草等分为末，每服二钱匕，温酒调下，立差。

又方

糯米，不拘多少，炒熟细研，以井华水调涂四面，干即易之。

又方

木芙蓉叶，自落者，经霜然后收之，碾末，淡醋调于掌上，如青苔色为妙，绢帛涂贴疮上。

治诸发背脑疽及一切恶疮，先须用托里药，使毒气皆出，然后用药上傅。粗工不知，便以冷药傅贴，赶逐毒气，投归于心，十死八九。世俗谓发背无生人，殊不知初觉之时，多服大黄、甘草等药，疏转脏腑，导其毒气，次以傅药消之。治发背内溃，及诸恶毒冲心呕痛，**托里汤方**

乳香通明者，一两。用水外浸，以乳钵研细　真绿豆粉研。四两[①]

上二味，合研极细。每服一钱匕，新水调下，水不可多，要

---

① 四两：乾隆本、日本抄本、文瑞楼本同，明抄本作"半两"。

药在胸膈上也。次用一醉膏。

一醉膏方

没药研。一分　栝楼大者。去皮。一枚　甘草生，为粗末。半两

上三味，用无灰酒三升，熬至一升，去滓放温，作一服饮之。如一饮不尽，分二三盏，连续饮尽。次用紫雪①膏傅之，以收其晕。

紫雪膏方

蜀椒四十九粒。去目并闭口，炒出汗，为末　杏仁二十一粒。去皮尖、双仁，研　清麻油一两　酒蜡白者。半两

上四味，先将清麻油并酒、蜡于铫子内煎令匀沸，次下蜀椒、杏仁，用柳篦搅，令黄赤色成膏，滴在水碗中不散，盛瓷器中。每用以故帛上涂贴，日再易。

治发背，初欲作肿，宜服**大黄散方**

川大黄一两。剉碎，微炒　栀子仁一两　川生麻一两　黄芩一两　甘草一两。炙，剉　玄参一两

上六味，捣筛为散。每服四钱匕，水一中盏，煎至六分，去滓温服，不计时候。

治发背，肿如杏，或如鸡子者，**沉香散方**

沉香一两　麦门冬一两。去心　木香一两　川生麻一两　麻黄二两。去根节　川大黄一两

上六味，捣筛为散。每服四钱匕，水一中盏，煎至六分，去滓温服，不计时候。

治发背似觉，但是热肿，令内消，**皂荚膏方**

皂荚一梃。拣肥长者，刮去黑皮及子者　栗子一十枚。大独颗者，去壳，曝干　桑根白皮一两

上三味，同为细末，用生油调成膏，涂疮上。

治发背，初欲发肿，急服此**升麻汤方**

升麻剉　大黄剉，炒　黄芩去黑心　甘草炙，剉。各一两　山

栀子去皮。一百枚

上五味，粗捣筛。每服五钱匕，水一盏半，煎取八分，去滓温服，取快利便止。

治发背，痈疽疮瘘，**乳香膏方**

油二斤 桑枝 槐枝各四两。慢火煎令黄熟，去桑槐枝，后下诸药 蜥蜴三条 当归 芎藭 白芷 细辛去苗叶 乌蛇肉各三分 郁金香 木香 沉香各半两 桂去粗皮。一两半 藁本去苗、土。一两。以上十一味，剉碎，入前油内，煎令焦黄，漉出，澄滤，取清油二十两入锅中，徐徐火煎，次下后药末 铅丹八两 蜡六两 雄黄别研。二两 乳香研末 没药研末 麒麟竭末。各一两 麝香研。一分 水银粉半两

上二十二味，次第煎熬，用文武火再煎前项膏，先下铅丹、蜡，不住手搅，次下诸药末，候成膏，入合内盛封闭，于井底出火毒七日。应患一切毒疮，摊帛上贴，三日一换，次服连翘汤。前第一方。

治发背初觉肿，恐不知定处，以湿纸贴之，先干处即是。若病根多，速觅水蛭，湿令入病处食血，数易甚良。治一切痈肿及发背，疼痛不可忍，但未成脓者，**犀角丸方**

犀角镑。三两① 大黄剉 黄芩去黑心。各一两一分 升麻 防风去叉 人参 当归切，焙 黄耆剉 栀子仁 甘草剉 黄连去须 干蓝各一两 巴豆二十一枚。去皮、心，熬

上一十三味，捣罗为末，炼蜜丸如梧桐子大。空腹米饮下五丸，取利即愈，觉虚即减丸数。

治痈疽发背，一切毒肿，宜服化脓为水，**犀角丸方**

犀角镑。三两② 大黄剉。一两一分 巴豆去皮、心、膜，炒黄，研出油。三七粒 升麻 蜀椒去目并合口，炒出汗 黄芩去黑心 防风去叉 人参 当归切，焙 黄耆剉 藜芦 山栀子去

---

① 两：明抄本、日本抄本、文瑞楼本同，乾隆本作"分"。
② 两：明抄本、日本抄本、文瑞楼本同，乾隆本作"分"。

皮　黄连去须　甘草炙，剉。各一两

上一十四味，捣罗为末，炼蜜丸如梧桐子大。每服三十丸，米饮下，食前服，微利为度。

治痈疽发背，**虎牙散方**

虎牙　干姜炮　附子炮裂，去皮脐　当归切，焙　防风去叉　王不留行　甘草炙，剉　桂去粗皮　白茯苓去黑皮。各一两

上九味，捣罗为散。每服三钱匕，米饮调下。

治发背痈肿，一切恶疮，**膏方**

生乌麻油　铅丹研　黄蜡各四两　熊脂　松脂各一两　水银　硫黄研　芒消研。各半两

上八味，取五月四日早，于净室中用银石器炭火上微煎，至初五日早，勿令息火。膏成，看疮肿大小，以故帛摊贴之，未作脓便消，无不差者。合时忌妇人、鸡、犬见。腊月腊日合亦良。其水银、熊脂于掌中研，入诸药。

治发背、发鬓，乳痈及诸毒肿神方

黄连去须　蛇床子　乳香别捣。各一两　杏仁三七枚。去皮尖、双仁，炒，研　蔓菁子　盐花各一撮　人粪尖。少许

上七味，捣和作饼子，厚如五钱，粗布摊贴之，每日三四度易，夜亦然。每易时，以甘草汤洗，药便撮作头。如已穴及脓水亦贴，肌渐生，脓自出。

治发背痈疽，一切脓肿，**还魂丸方**

腻粉　水银　硫黄各一分。同研　巴豆仁四十粒

上四味，将巴豆单覆排铫底，以三物按上，巴豆令平，以瓷盏盖之，四面湿纸搭合，勿令气泄。炭火四向缓烧之，时于水中蘸铫底，少顷，又烧又蘸，其盏上底内，滴水一点如大豆，干则复滴，以三滴干为度。候冷，研陈米饭，丸作二十三丸。每服一丸，熟水吞下。疏下恶物，以白粥补之。此药一丸活一人，曾无失者，才取下即时不痛，其疮亦干。

治发背，毒肿紫黑，坚硬疼痛方

蛇蜕五寸　芸薹子二两　窑中不着水砖末一升

上三味，捣罗为末。以酽醋和，细细涂，肿痛立定。

治发背，自内出外，热毒中膈，上下不通，蒸背上虚处，先三五日，瘾胗妨闷，积渐成肿，出于皮肤，结聚成脓，**三神膏方**

白麦饭石色黄白，类麦饭，曾作磨刀者佳。煅，醋淬十遍，为末　白敛末各一两　鹿角三二寸截之，不用自脱者，凡带脑骨者即非自脱。炭火烧令烟尽为度，研为末。二两

上三味，再同研令匀细。取多年米醋，于铛中煎令鱼眼沸起，即下前药末，调如稀饧，以篦子涂傅肿上，只当疮头留一指面大，勿令合，以出热气。如未有脓，当内消；若已作头，当渐小。若日久疮甚，肌肉损烂，筋骨出露者，即于布上多涂药贴之，疮上干即再换，但以膈中不穴，无不差。疮切忌手触，宜慎之。

治发背痈疽，一切疮，热痛不可忍者，**百草霜膏方**

百草霜　生蛴螬等分

上二味，同研细贴之，如冰痛即止。

治发背初觉肿痛方

赤小豆

上一味，捣罗为末，和猪胆汁涂之，干即易。

治发背及一切热疮肿方

芸薹一握

上一味，切，和酥炒热傅疮上，冷即易，日三度。

痈疽发背发渴

论曰：痈疽烦渴之证，由热气熏灼，五脏津液不足于内也。盖荣卫气血，腐化为脓血，则津液不得不耗，津液既耗，热气复盛，则心神内烦而引饮不止。然或为呕哕下利者，以五脏虚热，饮水过度，气不足以胜之，故气逆于上则呕哕，肠胃不固则变下利也，此属痈疽恶证。

治诸疮肿发渴，托里**黄耆汤**方

绵黄耆十两　甘草一两。炙

上二味，并剉如麻豆。每服五钱匕，水二盏，煎五七沸，去

滓，温热随意服，不拘时候。

治痈疽虚热大渴，**地黄汤**方

生地黄　芍药　升麻　木通　甘草炙　大黄剉，微炒　知母　赤茯苓去黑皮　人参　当归焙。各一两　黄芩去黑心　黄耆各一两半　小麦半升　栝楼根二两　前胡去芦头。一两半

上一十五味，㕮咀如麻豆。每服五钱匕，用水一盏半，入竹叶七片，煎至八分，去滓，空心温服。如小便利，除木通；大热，加人参。晚再服，以差为度。

治痈疽热盛，口燥发渴，除热止渴，**黄耆汤**方

黄耆　栝楼根　生干地黄焙　升麻各一两　麦门冬去心，焙。一两半　栀子仁一两　芍药一两半　黄芩去黑心。一两

上八味，剉如麻豆。每服五钱匕，水一盏半，煎至八分，去滓，空心温服，日晚再服。

治发背痈疽，热渴闷乱，**枸杞汤**方

枸杞枝叶五两　石膏末　栝楼根　黄连去须　甘草炙。各一两

上五味，㕮咀如麻豆。每服五钱匕，用水一盏半，煎至八分，去滓，空心温服，日晚再服。

治发背，干呕吐，此因先患热渴，饮冷太过，胃寒所致，宜服温脾平胃**陈粟汤**方

陈粟米微炒。一合　干姜炮裂。半两　甘草炙。四①两

上三味，㕮咀如麻豆。每服五钱匕，用水一盏半，煎至八分，去滓，空心温服，日晚再服，以差为度。

治发背痈疽发大渴，口干不可止，**凝水石煎**方

凝水石　石膏　蜜各半斤

上三味，先捣二味石药，罗为末，以水五升煎令稠，即下蜜更煎，成煎用瓷合盛。每日空心，取一枣大，含化咽津，日五七服。

治痈疽发背，四肢虚热，大渴，**竹叶汤**方

---

① 四：乾隆本、日本抄本、文瑞楼本同，明抄本作"一"。

竹叶一握。净洗，剉，煎取汁。三盏　生地黄二两　黄芩去黑心　人参　芍药　知母　甘草炙　赤茯苓去黑皮。各一两　升麻　黄耆　栝楼根　麦门冬去心，焙。各一两半

上一十二味，除竹叶外，剉如麻豆。每服三钱匕，以竹叶汁一盏，入枣三枚，擘破，同煎至七分，去滓温服，一日三服，早晨、午时、夜卧各一。

治痈疽发背兼渴，**竹叶黄耆汤方**

淡竹叶一握　黄耆剉，炒　甘草炙，剉　麦门冬去心，焙　黄芩去黑心　芍药各三两　当归切，焙　人参　石膏椎碎　芎藭　半夏汤洗七遍，去滑，焙。各二两　生地黄切，焙。八两

上一十二味，粗捣筛。每服五钱匕，以水一盏半，入生姜一分，拍碎，大枣五枚，擘破，竹叶七片，煎取八分，去滓温服，日三夜一。

治诸痈肿，脏腑壅滞，口干脚冷，寒热头痛，呕逆不下食，烦渴引饮，**麦门冬汤方**

生麦门冬去心，焙。二①两　葛根剉　芦根　石膏碎　生犀角镑　萎蕤　荠苨　芍药　淡竹叶切　甘草炙，剉。各一两

上一十味，粗捣筛。每服五钱匕，水一盏半，煎至一盏，入消石一钱匕，去滓温服，不拘时。

痈疽发背作寒热

论曰：痈疽发背，病为急切，然五脏腧皆在背，发于何部，宜精详之。其作也，邪毒内鼓，寒热交攻，气血壅滞，阴阳相干，故令人身热而恶寒也，当以疗痈疽之法治之。

治痈疽发背，时作寒热，疼痛不食，解毒**地黄丸方**

生干地黄焙。二两　黄耆剉　栝楼根　黄芩去黑心　麦门冬去心，焙。各一两半　桑螵蛸十五枚。剉，炒　大黄剉，炒　人

---

① 二：乾隆本、日本抄本、文瑞楼本同，明抄本作"三"。

参　栀子仁　肉苁蓉焙　前胡去芦头　升麻　芍药　知母焙　王不留行各一两　远志去心　败酱　地脉草各半两　干枣一十五枚。汤浸，去皮核，以蜜一升和，蒸成膏

上一十九味，捣罗十八味为末，入枣膏和丸如梧桐子大。每服三十丸，加至五十丸，空心米饮下，日晚再服。

治痈肿初结，头痛寒热，气急，**木香汤方**

木香　藿香叶　沉香　薰陆香　丁香各一两

上五味，粗捣筛。每服五钱匕，水一盏半，煎至八分，去滓，空心温服，取滓傅肿上，日二。

治痈疽始作便败坏，发寒热，疼痛，**羊髓膏方**

羊髓　甘草剉，捣。各二两　胡粉研　大黄剉，捣。各一两　猪脂半斤

上五味，先熬脂髓令沸，下甘草、大黄煎，候甘草黑色，绵滤去滓，入胡粉，以柳篦搅匀，瓷合盛。每日三五度，涂傅疮上，以差为度。

治发背痈疽，一切疮肿乳痈，口干脚冷，发作寒热，头痛，呕哕不下食，**葛根汤方**

葛根剉　麦门冬去心，焙。各一两　犀角镑。半两　萎蕤　荠苨　芍药　甘草炙，剉　芦根剉。各三分　石膏一两半①

上九味，粗捣筛。每服五钱匕，水一盏半，煎至八分，下竹沥半合、红雪一分，更煎三两沸，去滓，空心日晚温服。

治痈疽始作，坚硬，皮色紫赤，恶寒壮热，一二日未成脓者，**升麻汤方**

升麻　连翘　大黄剉，炒　生地黄切，焙　木香各一两　白敛　玄参各三分

上七味，粗捣筛。每服五钱匕，水二盏，煎至一盏，入芒消末半钱匕，去滓，空心温服。取利为度，未利再服。

治发背痈疽，一切疮肿未穴时，攻刺疼痛，或发寒热，渴躁

---

① 一两半：乾隆本、日本抄本、文瑞楼本同，明抄本作"二两"。

不食，解毒匀气，**犀角散方**

犀角镑。一分　人参　大黄剉，炒　栝楼实焙　甘草炙，剉。各半两　葛根剉　赤茯苓去黑皮　槟榔剉　木香各三分　芎劳一两①

上一十味，捣罗为散。每服二钱匕，空心晚间粥饮调下，以差为度。

治发背未成脓，身体寒热，**人参散方**

人参　当归焙　密陀僧煅　没药研　雄黄研。各半两　丹砂研。一钱　栝楼实二枚。去瓤取皮子，生用

上七味，捣研为细散。每服二钱匕，用甘草煎汤，放温调下，日三。

治发背未溃，身体寒热，**黄檗散方**

黄檗　烟熏壁土多年者。各二两

上二味，为细散。每服二钱匕，茅根煎汤调下，仍用生姜汁调药傅之。

治发背作寒热，**车螯酒方**

车螯紫色光厚者，以黄泥固济，煅赤，候冷为末。取三钱匕　腻粉一钱匕　甘草末二钱匕　栝楼实一枚。剉

上四味，先将前三味和匀，次将栝楼用酒二盏，煎至一盏，去滓。调下前药三钱匕，取下恶物，差。

治发背未溃，身体寒热，**苦茄散方**

苦茄种　甘草炙。各一两

上二味，为细散。每服二钱匕，甘草汤调下。

治热毒痈肿血不散，初觉憎寒干渴，四肢烦闷，能令速消，**柴胡煎方**

柴胡去苗。一两　知母焙。一两　木通一两半②　淡竹叶一百片　瞿麦穗一两　连翘一两　防己二两　大黄生。二两。细剉　生

---

① 一两：乾隆本、日本抄本、文瑞楼本同，明抄本作"五钱"。
② 一两半：乾隆本、日本抄本、文瑞楼本同，明抄本作"二两"。

麦门冬汁。三合。汤成下　生藕汁三合。汤成下　甜消四两。汤成下

上一十一味，先将八味剉如麻豆大，以水三升，煮取一升半，去滓，下甜消令散，次入麦门冬、藕汁等，共分为八服。空腹两服，以溏利为度，余药食后缓缓服之。

治痈疽发脑发背，肿焮寒热疼痛，**忍冬饮**方

忍冬嫩苗一握。叶尖圆，蔓生，茎叶皆有毛，生田野，篱落间多有之。两叶对生，春夏新叶稍尖而色嫩绿柔薄，秋冬即坚厚色深而圆，得霜则叶卷而色紫，经冬不凋。四月开花，极芬芳，香数步，初开色白，则数日变黄，每枝黄白相杂，故一名金银花；花开曳蕊，数茎如丝，故一名老翁须，一名金钗股；冬间叶圆厚似薜荔，故名大薜荔。可移植庭槛间以备急，花气可爱，似茉莉、瑞香辈　甘草半两。生，剉

上二味，烂研，忍冬同甘草入酒一升半，砂瓶中塞口，煮两食顷，温服，一日服尽。若仓卒求不获，只用干叶为散，每服三方寸匕，甘草方寸匕。酒煮服之亦可，但不及生者耳。

发背溃后

论曰：发背已溃，毒气外泄，或有逆证难治者，盖以腑脏之伤也。有白睛青黑而眼小，服药而呕，伤痛渴甚，髀项中不便，音嘶色败者，是为五逆。其余热渴利呕，与脓溃不愈，皆以余毒攻击，荣卫伤坏，津液未复，惟当随证治之。

治发背已溃，去脓汁，理虚劳，内补，**黄耆汤**方

黄耆细剉　麦门冬去心，焙。各一两　熟干地黄焙　人参　白茯苓去黑皮　甘草炙，剉。各三分　当归剉，焙　芍药　芎劳　桂去粗皮　远志去心。各半两

上一十一味，粗捣筛。每服三钱匕，水一盏，入生姜半分，拍碎，枣二枚，擘破，同煎至五分，去滓，空心温服，日晚再服。

治发背，痈疽已溃，排脓生肉，**当归散**方

当归剉，焙　桂去粗皮　人参　防风去叉。各一两　芎劳　厚朴去粗皮，生姜汁炙　甘草炙，剉　白芷　桔梗剉，炒。各半两

上九味，捣罗为细散。每服二钱匕，空心温酒调下，日晚再服。

治发背已溃，痢下不住，**白石脂汤方**

白石脂炮　龙骨炮。各一两　当归剉，焙　桔梗剉，炒。各半两　女萎　白头翁各一分　黄连去须。半两　干姜炮裂　甘草炙，剉。各三分

上九味，粗捣筛。每服三钱匕，水一盏，煎至五分，去滓，空心温服，日午、晚后各一服。

灸发背后，服**大黄汤**方

大黄　朴消各三钱

上二味，粗捣筛。水一盏，浓煎热服，即泻出毒气。

治发背先穿破，出脓水不住，伤外风冷毒熻痛，淋洗，**当归汤方**

当归剉，焙　甘草炙，剉　芍药　葛根剉　细辛去苗叶　黄檗去粗皮　麻黄去根节　苦参　白芷　桂去粗皮　蜀椒去目并闭口者，炒　防风去叉。各一分

上一十二味，粗捣筛。以水六升，煎取三升，滤去滓，温洗疮上，日再。

治发背，痈疽已溃，积毒恶肉未去，**猪蹄汤**淋洗方

猪蹄一只　黄耆　黄连去须　芍药　黄芩去黑心。各一分　狼牙根　蔷薇根各半两

上七味，剉碎，先以水煮猪蹄令熟，取汁五升，下药煎至三升，去滓放温，淋洗疮，候水冷，即贴苁蓉膏。痛不止，加当归半两、甘草半两，和煎洗疮。

治发背，痈疽已溃，不生肉，暖肌干疮，**苁蓉膏方**

肉苁蓉去皱皮　半夏生，剉　熟干地黄各一两　当归　蜀椒去目并闭口者，炒出汗　细辛去苗叶　乌喙去皮　蛇衔草　白芷　甘草　桂去粗皮。各半两　薤白七茎　猪脂二斤

上一十三味，除猪脂外，剉碎，以醋半升拌药一宿，先熬脂令沸，次下诸药煎，候白芷赤黑色漉出，绵滤，瓷合盛。取涂疮上，日三次，立效。

治发背溃后，毒气未散，脓不绝，**露蜂房散**方

露蜂房二两。烧灰　乱发灰一两　蛇皮灰三分　赤小豆二两。炒熟　川大黄三两半。剉，研，微炒　玄参一两半　子芩二两半　川芒消三两半

上八味，捣罗为细散。每服二钱匕，煎黄耆汤调下，不计时候。

治发背溃后，脓水不绝，托里，**生肌散**方

川芎二两　黄耆二两。剉　白芷半两　赤芍药一两　桂心三分　人参半两。去芦头　丁香半两　当归一两

上八味，捣筛为散。每二钱匕，粥饮调下。

治痈肿发背，恶疮生肌后用力劳动，努伤出血不止，**麒麟竭散**方

麒麟竭半两　黄连三分　槟榔半两　黄檗半两。剉　白及半两　诃黎勒皮一分

上六味，捣罗为细散。鸡子白调涂疮口上，以白薄纸贴之，药干即换。忌用力劳动。

治痈疽发背，疮肿或已溃或未溃，**连翘饮**方

连翘　山栀子仁　黄耆剉，炒　防风去叉　升麻　羚羊角镑　漏芦去芦头　甘草炙，剉　大黄剉，炒　枸杞根皮各一两

上一十味，粗捣筛，拌令匀。每服五钱匕，用水一盏半，煎取八分，去滓，空心温服。

治发背发脑疼痛侵①溃，**黑锡煎**方

黑锡一斤，先熔令浮，乘热研成泥，以无灰酒一斗，煎锡至三升，瓷瓶中盛。每服一盏，调生甘草末二钱匕，日三服，甚者五七遍，差。

---

① 侵：明抄本、日本抄本、文瑞楼本同，乾隆本作"浸"。

卷第一百三十二

疮肿门

诸疮　诸恶疮　反花疮

疮肿门

诸　疮

论曰：诸疮皆缘风热湿毒之气，种类甚多，载之方书备矣。然有俗名疮，方论未见收录，考之皆不离于邪气逆肉理害肌肤者，今各随其证，以治法附之。虽田野下俚取而用之，判然可晓，不必泥于沿袭也。

治一切风刺，面上生无名疮疿，因饮酒食炙煿物得之，刘混康先生**当归丸**方

当归四两　青盐二两

上二味，先以水洗当归，乘润用青盐糁遍，阁在高处，三日取下，去盐，以当归暴干为末，滴水丸如绿豆大。每服二十丸，空心温酒下。

治面露疮作脓窠如香瓣，**柳絮散**方

柳絮捣末　腻粉

上二味，等分，研匀，灯盏中油调涂之。

治大人小儿头面上无名疮，黄水不止，**露蜂房散**方

露蜂房　蛇蜕各一枚

上二味，同于碗内烧过为灰。每看疮口大小，用腻粉少许和匀，生油调，鸡翎扫之。

治髭须疮有脓窠，**金粉饼**方

郁金　绿豆粉各半两　白敛一分

上三味，捣罗为末，用朴消水和作饼贴之。

治肺风上攻，眉额生疮，**苦参散**方

苦参　蓝叶阴干　威灵仙去土　蔓荆实去皮　何首乌　荆芥穗　胡麻子　乌药锉　天麻

上九味，等分，捣罗为散。每服二钱匕，食后温酒调下，日三夜二。

治大人小儿蚀透腮颊，初生如米豆，名金腮疮，**二金散方**

鸡内金是肚内黄皮，焙　郁金

上二味，等分，捣罗为散。先用盐浆盥漱了，贴之。忌米食。

治鬔毛疮在头中，初生如葡萄，痛不止，**黄香饼方**

黄檗一两　郁金半两　乳香一分

上三味，捣研为末。用槐花水调作饼，于疮口贴之。

治发际疮，初生如黄米大，或痒或痛，**龙骨散方**

龙骨　乌贼鱼骨去甲　胡粉各半两　铅丹一①钱。炒紫色

上四味，研细。先用盐汤洗了，贴之，日三五上。

治咽漏疮，初生结喉上如痈肿，破后有眼子，**雄黄散方**

雄黄　密陀僧各一钱　腻粉三钱匕　麝香一字

上四味，研细。如未破，用白梅汤调涂；已破，挹去脓汁干贴。

治缘唇疮，**海带散方**

海带不拘多少

上一味为散，临卧贴，一两宿差。

治彻耳疮，**井苔散方**

井中苔　土马鬃各半两

上二味，捣罗为散。灯盏中油调涂之。

治紧唇面肿，**马苋涂方**

马齿苋不拘多少

上一味，捣汁涂之。冬用干末，水调涂。

治鼻疳疮，侵蚀鼻柱，**麝香散方**

麝香　草乌头烧灰

---

① 一：乾隆本、日本抄本、文瑞楼本同，明抄本作"五"。

上二味，等分，研细贴之。

治睛漏疮，目大眦出脓汁，有孔子，**白龙散方**

龙脑　马牙消各半①钱　绿豆粉一钱

上三味，同研极细。用灯心蘸药点之，日四五上。

治颐颏疮，一名独骨疮，**百合散方**

百合　黄檗各一两　白及一分　蓖麻子仁五十粒。研

上四味，捣研为散。用朴消水和作饼贴之，日三五上。

治玉枕疮，生枕骨上如痛，破后如筋头，**石韦散方**

石韦　原蚕蛾炒

上二味，等分，捣罗为散。干贴取差。

治腮颔肿痛，或破成疮，**芙蓉傅方**

芙蓉叶不拘多少

上一味，烂捣傅之，以帛系定，日一换。

治粉钤疮绕项，赤烂多汁，**红粉散方**

密陀僧煅　龙骨各半两　胡粉二钱　铅丹一钱。炒紫色

上四味，研细。挹去脓汁，用生油调涂，日三夜一。

治天柱疮生脊大椎上，如钱大，赤色，出黄汁不止，**败蹄散方**

驴蹄削。二十片。烧灰　胡粉一分。熬　麝香少许。研

上三味，合研。未破，以醋煮面糊和成膏涂入，已破干糁。

治吹乳，**葡萄酒方**

葡萄一枚

上一味，于灯焰上燎过，研细，热酒调服。

治吹乳，**鲮鲤甲散方**

鲮鲤甲一两。炙黄。又名穿山甲　自然铜半钱。生用　木通一两

上三味，捣罗为散。温酒下一钱匕，不拘时。

治乳头烈②方

丁子香不以多少

---

① 半：乾隆本、日本抄本、文瑞楼本同，明抄本作"五"。

② 烈：文瑞楼本同，明抄本、乾隆本作"裂"，日本抄本作"煎"。

卷第一百三十二

二八〇五

上一味，捣为末。傅之立愈。

治乳痈方

赤小豆末　蛇蜕皮烧作灰

上二味，以鸡子白和之傅上，少干即易。

治诸恶疮，疼痛不可忍，上诸药不效者，宜涂**黄檗散方**

黄檗一分。微炙　黄丹一分。炒令紫色　密陀僧一分　白狗粪半两。烧灰　腻粉半两　麝香一钱。细研　麒麟竭一钱

上七味，捣罗为细散，都研令匀。先用甘草汤洗疮口，后用津唾调涂之。

又方

熊脂不以多少

上一味，细研涂之，良。

治乳汁不时泄，蓄积于内，遂成痈，名妒乳，**漏芦散方**

漏芦一两　黄芩一两。去黑心　米粉半两

上三味，捣为细散，水调如膏，涂于乳上。

治吹乳痈肿疼痛，寒热发歇，昼夜不可忍，**蛇蜕皮散方**

蛇蜕皮烧灰。半两　麝香二钱

上二味，研令匀细。每服一钱，热酒调下，并三服，不计时候。

治妇人乳痈，汁不出，蓄积内结成脓肿，名妒乳方

露蜂房不以多少。烧为灰

上一味，研细。每服二钱匕，水一中盏，煎至六分，去滓温服。

治妇人吹乳，**独胜散方**

白丁香半两

上一味，捣罗为细散。每服一钱匕，温酒调下，不计时候。

治乳痈，**黄连散方**

黄连一分。去须　大黄一分。剉，炒　鼠粪末二分

上三味，捣罗为细散，煮黍米粥饮，调和如膏，于乳四边傅之。

治疮欲似蜂窠，差而还发方

胡粉　朱砂各等分

上二味，细研为末。以蜜和合涂于疮上，日三换之，即愈。

诸恶疮

论曰：《内经》云诸疮疡皆属心，诸湿肿皆属脾，盖心主血，脾主肉也。由体虚受于风湿，邪毒与气血相搏，故发疮也。甚者焮肿满痛，溃而多汁，或形体为之壮热，稽缓不治，则毒气内攻，固不可以常法治之。

治一切恶疮久不差者，**麝香散**方

麝香当门子。二个　丁香　木香　紫檀香各一分　乳香　没药各半两

上六味，捣研为散，用鸡子清和入壳内，饭上蒸熟，暴干，再研，分作六服。每用蜡茶清调下。

治恶疮，**皂荚刺散**方

皂荚刺一两　乳香一分

上二味，捣研为散。每服二钱匕，以酒一盏，煎一两沸服，热酒调下亦得。

治远年恶疮，**乳香散**方

乳香　腻粉各半钱　麝香一字　龙骨　大黄剉　黄檗去粗皮。各三钱

上六味，捣研为散。先用苦竹沥洗疮，次糁药贴之。

治诸恶疮，多出脓水不干者，**龙葵散**方

龙葵俗名天茄子　景天俗名慎火草　黄连去须　天灵盖各一两　龙骨　乳香　木鳖子　黄蜀葵花各半两

上八味，捣研为散。看疮大小，入腻粉少许，蜜调摊纸上，贴之。

治无名恶毒疮似鱼眼者，**獭骨散**方

獭骨生，碾末。一两　麝香一字

上二味，细研和匀，用津唾调贴之。

治恶疮，生好肉，去脓水风毒气肿，**乌蛇膏**方

乌蛇去皮、骨，炙，捣末。二两　麻油一斤　铅丹二两　鼠一个。腊月者尤佳　蜡四两

上五味，先用油煎鼠令消，去滓，次入铅丹并乌蛇末，微火煎沸，后下蜡更煎十沸，膏成以瓷器收。每用封疮，日一易。

治一切恶疮，**金檗散方**

黄檗去粗皮　黄连去须　白及　五倍子各一分①　腻粉二钱匕　麝香半字

上六味，捣研为散。冷水调傅疮上，纸花子贴之。

治一切恶疮，**密陀僧散方**

密陀僧　谷精草各一分　雄黄半两

上三味，捣研为散。每用少许，干糁疮上。

治恶疮，**乌头散方**

乌头一②枚。炮裂，去皮尖，为末　腻粉二钱匕

上二味，研匀。先用白汤洗疮数遍，次用盐汤洗数遍，后以唾调药成膏，傅疮口。

治恶疮久不差者，**槟榔黄葵散方**

槟榔一个。生者　木香　黄蜀葵花　黄连去须

上四味，将槟榔秤见分两，余药与槟榔等分，捣罗为细散。先以温浆水洗疮净，看大小入腻粉少许，蜜调涂于故帛上，傅之，二三日易之。

治久患恶疮不可③者，**牛角散方**

黄牛角一分。烧灰　麋角屑一分　白敛一分。炙令微黄　麝香半分。细研　密陀僧半分。微炒　黄丹半分。微炒　蛅蟖一分。烧灰　羌活一两　海桐皮一两。剉　仙灵脾一两　干地龙一两。微炒

上十一味，捣罗为细散。每服二钱匕，温酒调下，空心食前服。

---

① 分：明抄本、乾隆本、文瑞楼本同，日本抄本作"两"。
② 一：乾隆本、日本抄本、文瑞楼本同，明抄本作"十"。
③ 可：病愈。唐《朝野金载》："泉州有客卢元钦染大疯……遂取一截蛇肉食之，三五日顿渐可，百日平复。"

治恶疮人不识，多年不可者，**赤小豆散方**

赤小豆炒熟　糯米微炒　吴茱萸炒熟　黄连去须　黄檗剉　干姜　蛇床子已上各半两

上七味，捣罗为细散，以生油和如面脂。先煎槐枝汤，洗疮令净，然后涂药，日再换之。

治恶疮，**粉香散方**

腻粉二钱匕　乳香一钱　葱一根。煨熟，去焦皮

上三味，同研如膏，摊在帛上，贴疮，三日一换。

治恶疮，**金黄散方**

黄檗一两　蜜二两。将蜜涂黄檗，炙蜜尽为度

上二味，捣罗为散，入麝香半字，同研匀细，干糁疮上。

治诸般恶疮，**通圣散方**

谷精草炒　天南星炮　贯众炒　黄檗炙。各一分　麝香半钱

上五味，捣研为散。用少许干糁疮上。

治恶疮久不效，**寸金散方**

鸡子壳十个。生却子者　槟榔一枚　麝香研　腻粉各半钱　黄檗去粗皮　密陀僧各一钱

上六味，捣研为散。用温盐浆水洗疮，干贴。

治一切恶疮，**熊胆膏方**

熊胆研。一钱　腻粉半分　雄黄研　麝香研。各半钱　槟榔末。一字

上五味，研匀，于腊日用貒猪胆一个，取汁和药，却入药在胆内，用绵绳系定揉匀，以松明黑焰熏令遍黑，挂于阴处。如恶疮有指面大者，用黍米许贴之；如钱大者，用绿豆许贴之。恐药干难贴，薄以津唾调如稀糊涂之，仍用薄桦皮盖贴，以帛子系之。药不宜多用。

治一切恶疮，疼痛不可忍，**枫香散方**

枫香脂纸衬于地上食顷，令脆，研　腻粉各一分

上二味，同研匀细。每先含浆水令暖，吐出洗疮净，后以药末干傅之，以差为度。

治一切无名恶疮，**硫黄膏方**

硫黄　腻粉　吴茱萸汤洗，焙干，炒。各一分　矾石熬令汁枯　牡蛎煅赤，研。各半两

上五味，细研，入小油半两、黄蜡一两，同熬成膏。趁疮大小，摊于纸上，以火炙熔贴之。

治一切不测恶疮，年深不愈，大效，**血竭散方**

血竭一两　铅丹半两。炒紫色

上二味，捣研为散。先用盐汤洗疮，后贴之。

治无名恶疮，年深不愈，**檗皮散方**

黄檗蜜炙　榆蚰虫炙干。各一钱　麝香少许。研

上三味，捣研为细末。以盐浆水洗疮，后唾调药，纸花子贴之。

治一切恶疮，**二黄散方**

大黄剉　黄连去须　山栀子仁　连翘　白及　青黛各一两①

上六味，捣罗为散。有脓干贴，无脓水调傅。

又方

黄檗去粗皮　郁金　黄蜀葵花　白敛

上四味，等分，捣罗为散。百合水调贴之。

治诸恶疮，**木香散方**

木香　槟榔剉　黄连去须

上三味，等分，捣罗为散。干糁疮上，如疮口干，即用生油调傅之。

治诸恶疮口不合，**牛齿散方**

牛齿三两　鸡卵壳二两

上二味，烧研为散，入腻粉少许，生油调涂之，立愈。

治恶疮，**黄连散方**

黄连去须　胡粉　黄蜀葵花各等分

上三味，捣罗为散，用龙脑、麝香、腻粉各少许，研细拌匀。

---

① 一两：乾隆本、日本抄本、文瑞楼本同，明抄本作“五钱”。

先以盐浆水帛子揾干，糁之。

治恶疮，**瓜蒂散方**

瓜蒂四十九枚　黄连去须。三两　杏仁去皮尖、双仁，炒。二两半　腻粉一分　麝香一钱。研

上三味，捣为细末，用腻粉、麝香同调和令匀。以津唾调涂在疮上，更用纸面糊覆在药上，贴三五日一度，含盐水洗过更贴。是疮只贴本丹子，其余自差。

又方

楼葱一斤。和须叶细切，晒干，以慢火炒令黄色　硫黄二两。细研　臭黄一两。细研　麝香半两。细研

上四味，细研为散。先以热盐浆水洗疮拭干，以生油调贴，逐日换之。

又方

铅丹一两半。炒令紫　松脂三分　麒麟竭二两半。细研　乱发一分。细研　绯帛灰四分。细研

上五味，先用油四两于猛火上熬令烟出，即下松脂、铅丹等，煎令色黑，下乱发、绯帛灰、麒麟竭末等，搅令匀，膏成，涂故帛上贴，日二易之。

治毒恶疮，**怀干散方**

密陀僧一分　黄檗蜜炙。半两

上二味，怀中怀干，捣罗为散。先用葱汤洗疮，候干傅之。

治积年恶疮，及透掌漏疮、外廉疮，**金黄散方**

大黄剉，炒　郁金剉，炒　鲮鲤甲炙　谷精草　龙骨　山栀子仁　木鳖子去壳　独角仙皂荚株上黑虫　乌贼鱼骨去甲　黄檗去粗皮　甘草剉　铅丹　白敛　不灰木　麒麟竭研　黄芩各半两　腻粉　藜芦去苗。各一分

上一十八味，捣研为散。每看疮大小糁之，有脓水即用温盐浆水洗净傅之。透掌漏疮，以津调纴于疮内，不过三五上。

治一切恶疮，疼痛久不差者，**白香散方**

枫香脂研　腻粉　防风各一分

上三味，细研令匀。先以含浆水令暖，吐出洗疮令净，后以药末干傅之，疼痛立止，贴至令差即易。

治一切恶疮及瘘疮等方

蛇床子末　硫黄　腻粉各等分

上三味，同研为散，以生麻油调如糊。以盐汤净洗疮，拭干，即先以口脂涂之，然后傅药，不过三五度，差。

治一切恶疮，疼痛不可忍，宜傅**黄连散方**

黄连二两。去须　槟榔一两　母丁香半两　麝香半钱。细研

上四味，捣罗为细散，入麝香研令匀。先用盐浆水洗，候干以药掺之。

又方

栝楼一枚。烧作灰

上一味，细研，每用掺在疮上。

治诸恶疮肿等病，**黑龙丸方**

芎藭三钱　大黄一分①　甘草炙。一两　益智去皮　藿香叶。各四钱　栀子六钱　防风去叉。半钱②　雄黄　雌黄各二钱　麝香半钱匕③　腻粉五钱匕　水银一分④。为沙子　乳香半分⑤

上一十三味，除研外，捣罗为末。先将水银、腻粉、乳香同研，入诸药研细匀，水浸炊饼，和丸如小豆大。每服五丸，嚼破，茶酒下。此药一半作丸子，一半作散子，每服酒调散子一字，下丸子。一方，更入荜拨一十个、乳香少许作丸子，每服五丸，嚼破，散子酒下。若妇人吹奶，用散子半钱、蜗牛七枚，热瓦上煿煞，令去壳黄色，入龙脑、麝香各少许同研，酒调下，合面卧。若治头面腋下赤瘤子，以二药相间服之，半月软烂自破，出尽恶毒，后以膏药贴之。

---

① 分：乾隆本、日本抄本、文瑞楼本同，明抄本作"两"。
② 半钱：乾隆本、日本抄本、文瑞楼本同，明抄本作"五钱"。
③ 半钱匕：乾隆本、日本抄本、文瑞楼本同，明抄本作"五钱"。
④ 分：乾隆本、日本抄本、文瑞楼本同，明抄本作"钱"。
⑤ 半分：乾隆本、日本抄本、文瑞楼本同，明抄本作"二钱"。

外系瘤子自落方

砒黄① 砒霜 硇砂各半分 巴豆五粒。去皮、心 芫青去翅、足。七枚 斑猫去头、足、翅。七②枚

上六味，研为末。先取蜘蛛网及丝，共搓为线子，水湿涂药末于上，贴子中常以药末养。遇有患者，以线系之，留线头，如痒即紧之，如痛即不用紧，其瘤自黑干。如胡桃大者，三四日自落；如茄子大者，约半月落；更大者，不过二十八日；如瓜者，不过一月。如血瘤系之血出者，服定血药，兼服药治之。

定血散方

栝楼大者，一枚。去瓤 棕榈皮一把 当归切碎。半两

上二味，入栝楼中，泥固济，烧，细研为散。每服一钱匕，茶酒任调下。

治恶疮神妙，**地骨皮散方**

上以地骨皮一物，先刮取浮皮，别收之。次取皮下腻白粉为细散，其白粉下坚赤皮细剉，与浮皮一处为粗末。每用粗末一合许，煎浓汁，乘热洗疮，直候药汤冷，以软帛裹干，乃用细散傅之。每日洗贴一次，以差为期。用之未差，慎不可住，但勤施之，无不差者。小可疮肿疼痛，只以枸杞生剉，煎浓汁热淋，亦效。

治一切恶疮，**六枝乌金膏方**

桑枝 槐枝 榆枝 柳枝 桃枝 枸杞枝

上六味，各长一尺，粗如小指，俱一寸截，劈四破，用油四两炒令焦黑，滤去滓，入铅丹半两、蜡一两，复熬令黑色，倾在瓷合内候冷，以新汲水浸出火毒。先以后法熏出虫，乃用此膏涂疮。

治恶疮，**熏药方**

猫儿粪 猪粪 乱发 粳米糠

上四味，等分，都置在一地坑内，用火烧，上以方砖覆之，

---

① 砒黄：明抄本、乾隆本、文瑞楼本同，日本抄本作"硫黄"。
② 七：明抄本、日本抄本、文瑞楼本同，乾隆本作"二"。

其砖心钻一窍，令烟出，疮就烟熏之，有虫及恶物出尽，以温浆水净洗，然后涂前六枝乌金膏，用帛覆之。

治一切恶疮，痛不可忍者，**碧云膏方**

石绿研。不以多少　乳香研　麒麟竭研　没药研。各半钱^①　腻粉二钱匕　黄蜡三两　松脂一两

上七味，先将石绿细研，次下乳香、麒麟竭、没药、腻粉同研细，用瓷碗火上化黄蜡如油，次入松脂亦化为油，入少熟油，用柳枝搅，滴在水上，硬软得所，次入前药末，以柳篦子搅，看颜色深浅得所为度，绵滤过，瓷器中收。于软帛上摊贴，日二换之。

治一切诸恶疮，**乌膏方**

雄黄半两。细研　雌黄半两。细研　芎藭半两。剉　川升麻半两　杏仁二十枚。汤浸，去皮尖、双仁　胡粉一分^②　巴豆二十枚。去皮、心　黄连半两。去须，剉　黄檗半两。剉　乌头半两。剉　乱发如鸡子大　松脂如鸡子大　水银半两。与胡粉入水同研星尽　蜡一两　竹灰半两

上十五味，以酒一盏拌一升^③时久，安铛于火上，先取炼了猪膏三升，急煎发令消，下诸药，以文武火煎，搅候杏仁黄黑色，以绵滤去滓，入研了真珠末二钱、雄黄、胡粉等，搅令相得，收瓷合中。每日二三上，涂之。

治一切恶疮及沙虱水弩甲疽，疼痛不可忍者，并皆治之方

蛷螋十枚。端午日收者佳

上一味，捣罗为细末。以油调傅之即易。

治二十种恶疮，及风疮痔瘘等疮，疣子黑痣疮肿，鹊面䵟黯痤疖，涂傅**乌头膏方**

乌头二十枚　巴豆三十^④枚　藜芦二两　大黄三两

---

① 半钱：乾隆本、日本抄本、文瑞楼本同，明抄本作"五钱"。
② 分：乾隆本、日本抄本、文瑞楼本同，明抄本作"两"。
③ 升：日本抄本、文瑞楼本同，明抄本、乾隆本作"炊"。
④ 三十：乾隆本、日本抄本、文瑞楼本同，明抄本作"二十"。

上四味，同烧，捣研为末细罗，石灰一升，以染青汁和成膏。看病大小傅之，日二三易。

治一切恶疮方

赤小豆　糯米各一分　黄连去须。二两　吴茱萸一分　水银一两半。手内唾津研之

上五味，各捣研为末，和匀。胡麻油调膏，净洗疮涂之。

反花疮

论曰：疮生恶肉，久则反出于疮外，故谓之反花疮。其初如饭粒，破之血出，余毒尚炽，恶肉随生，根深而脓溃，此皆风热毒气之所作也。

治反花疮，**甘草涂傅方**

甘草半生半熟　矾石灰　人中白　密陀僧各半两

上四味，并捣罗为末，入童子小便半盏，以微灰火熬，用竹篦搅成膏，取涂疮上，日三五次。

治反花疮，**胭脂涂傅方**

胭脂一两　胡粉一两半

上二味，相和，研令匀。先以盐汤洗疮净，帛揾干，用药傅之，日三五次。

治反花疮久不差方

鹁鸽粪二两。炒黄

上一味，捣罗为散。先以温浆水洗疮揾干，以药傅之。

治反花疮，**藜芦傅方**

藜芦末　猪脂各二两

上二味，相和，调如糊，涂疮上，日三五度。

治反花疮，并治积年诸疮不差者，**恶实根涂傅方**

恶实根末。四两　猪脂三两

上二味，调和如糊，涂疮上，日三四度。

治反花疮，**马齿苋涂方**

马齿苋

上烂捣令细，涂疮上，日五度。一方，烧灰，以猪脂调涂之。

治反花疮方

上取蜘蛛膜贴疮上，干即易之。

治反花疮方

柳枝叶二斤。剉

上一味，用水五升，煎至二升，去滓，再煎如饧，涂傅疮上，日三五度。一方，以清油单煎柳枝令焦黄，去滓候冷，旋旋涂之。

治反花疮方

盐炒

上一味，细研，涂疮上，日三五度。

治反花疮方

苍耳叶

上一味，捣绞取汁，服三合，并涂疮，日三五次。

治反花疮方

鼠尾草根细切

上一味，不拘多少，熟捣，和猪脂封贴疮上。

卷第一百三十三

疮肿门

浸淫疮　下注疮　诸疮水毒㿔肿　冷疮　热疮　月蚀疮

疮肿门

浸淫疮

论曰：心恶热，风热蕴于心经，则神志躁郁，气血鼓作，发于肌肤而为浸淫疮也。其状初生甚微，痒痛汁出，渐以周体，若水之浸渍，淫泆不止，故曰浸淫。其疮自口出，流散四肢者轻，毒气已外出故也；从四肢反入于口则重，以毒复入于内故也。

治心有风热，生浸淫疮遍体，**升麻汤方**

升麻　大黄剉，微炒　黄芩去黑心　枳实去瓤，麸炒令黄　芍药各一两　甘草炙　当归切，焙。各半两

上七味，粗捣筛。每服五钱匕，用水一盏半，入灯心一握，煎至一盏，去滓，空心晚食前温服。

治浸淫疮，**苦瓠散涂傅方**

苦瓠一两　蛇蜕炙焦　蜂房炙焦。各半两　大豆半升　梁上尘一合

上五味，为细末，以粉粥调涂傅疮上，以纸贴之，日三五度。

治疮癣浸淫，**鲫鱼涂傅方**

生鲫鱼长三寸　豉一合

上二味，合捣令细，涂傅疮上，日三。

治浸淫疮，**戎盐涂傅方**

戎盐半两　大黄一两　蔺茹心一分

上三味，为细末，以酒调涂傅疮上，日三五度。

治卒得浸淫疮，不早治则绕身周匝，能杀人，**鸡冠血涂方**

雄鸡冠上刺血

上一味，涂傅，日三五度。

治浸淫疮，**牛屎汁涂方**

牛屎新者，绞汁

上一味，傅之，或取干者烧烟熏之，亦佳。

治浸淫疮，**胡燕窠傅方**

胡燕窠

上一味，捣罗为末傅疮上，日三五度。

治浸淫疮，**苦楝傅方**

苦楝枝及皮

上一味，烧灰，研细，湿即傅之，干即猪脂调涂疮上。

下注疮

论曰：足三阴之脉，脾肾肝之三经也，并起于足大指小指之内，循足跗内踝前廉膝胫中。若风湿毒气乘之，则荣卫凝涩，稽留不行，气脉下注于脚膝胫间，故令皮肤肿硬，结核成疮，脓水不绝，绵历岁年，愈而复发。以毒气自上而下，如水之注，故名下注疮。

治脚膝生疮，风毒下注，**羌活煎丸方**

羌活去芦头　天麻各二两　白花蛇寸截，浆水煮熟，去皮、骨，再用酒浸一宿，安柳杖子上，慢火炙干。四两

上三味，捣罗为末，酒煮面糊和丸如梧桐子大。每服二十丸，温酒下，空心日午临卧服。

治脚膝下注，生疮热肿痛，**如圣丸方**

草乌头去皮尖，剉，油煎令焦　枫香脂研　赤小豆　踯躅花　威灵仙　地龙去土，用火烧地赤色，将醋浇过，放地龙在上，用碗盖一时许取用　仙灵脾　蒺藜子炒，去角　干蝎去土，炒　白僵蚕瓦上炒　天南星炮　防风去叉。各半两

上一十二味，捣研为末，醋煮面糊和丸如绿豆大。每服十丸至十五丸，空心温酒下。

治毒气下注，脚膝肿赤作疮，**枳壳丸方**

枳壳去瓤，麸炒。三^①两　生干地黄焙　防风去叉　五加皮剉。各二两　羌活去芦头。一两　黄耆剉。三两

上六味，捣罗为末，炼蜜和丸如梧桐子大。每服二十丸，加至三十丸，早晚食前温酒下。

治肾脏风虚下注，腰脚生疮，行步艰难，筋脉拘挛，不得屈伸，腰腿冷痛，**黄耆丸方**

黄耆剉　蘹香炒　乌头炮裂，去皮脐　楝实去皮　防风去叉　蒺藜子炒，去角　赤小豆　地龙去土，炒　乌药各等分

上九味，捣罗为末，酒煮面糊和丸如梧桐子大。每服二十丸，温酒下，盐汤亦得，妇人醋汤下，空心日午服。

治下注热毒疮，**苦参散方**

苦参　白花蛇酒浸，去皮、骨，炙　白芷　蒺藜子炒，去角。各一^②两

上四味，捣罗为散。每服一钱匕，加至二钱匕，温酒调下。

治下注疮，累年不已，去息肉，生好肉，排脓止痛，**露蜂房散傅方**

露蜂房三枚。烧灰　黄檗去皮　甘草剉　黄连去须　松脂细研。各一两

上五味，捣研为散，再同和匀。每用时，以水银粉少许同麻油调匀，入前药散再和，傅疮口，日三次。

治一切风毒恶疮及下注疮，或痛或痒，**兰香散傅方**

白兰香叶阴干　百合　黄檗蜜炙，剉　胡粉研　黄蜀葵花焙。各一两

上五味，捣研为散。以醋调涂疮上，如有汁即干傅。

治下注并恶疮，多年不较者，**胜金散傅方**

黄连一两半。半炒半生用　郁金生用。半两　天南星一枚　紫钩藤　白敛　白及各一分　腻粉少许

---

① 三：乾隆本、日本抄本、文瑞楼本同，明抄本作"二"。
② 一：乾隆本、日本抄本、文瑞楼本同，明抄本作"二"。

上七味，捣研为散。每用时，先浓煎葱椒汤，淋洗去疮皮，拭干，次以津唾调药散傅，或用纸花子盖之亦得，如疮湿即干掺。

治下注疮，**蚓泥散**傅方

韭菜地蚯蚓粪烧通赤。一两　腻粉一分　麝香半钱

上三味，各研为散，再同和匀。每用先煎葱汤洗了，将药干傅。

治下注生疮，**黄白散**傅方

黄檗蜜炙　白垩　芜荑并为末。各一分　杏仁去皮尖、双仁，研膏。七枚　腻粉研。二钱匕

上五味，再同研匀。先以盐浆水洗，候干，以药散傅之。

又方

白矾烧枯。一分　黄连去须。半两　腻粉一钱　乌鸡子取白。一枚

上四味，将前三味捣研为末，以鸡子白调涂。如有脓，即用盐葱汤洗后傅。

治下注疮，**鲫鱼散**傅方

鲫鱼去肚肠。一枚　黄连去须。半两　铅丹　密陀僧碎　胡粉研。各一钱

上五味，将前三味入鲫鱼肚内，却缠合固济了，烧通红取出，候冷，同粉研为细末，用猪胆汁调傅疮上。

治肾脏风毒下注生疮，**驴蹄散**傅方

驴蹄二十片。烧灰　密陀僧研。一分　轻粉一钱匕　麝香半钱匕

上四味，再同研匀。先拭去脓汁，次用药干掺，日三四次，差。

治下注疮，**豆连散**傅方

赤小豆　黄连去须。等分

上二味，捣罗为散。先用温盐浆水洗令净，次将药散用猪胆汁调涂之，日三换。

治下注疮烂肉陷，**必效散**傅方

鲫鱼一头。去肠，入头发，不拘多少，烧为灰

上一味，碾为散。先用葱汤洗疮口，次以药傅之。

治诸恶疮下注，气血冷，新肉不生，**蒜灰散方**

蒜一百颗

上一味，去根苗，切，暴干。铁锅内露地烧令通热，扇去灰，入蒜在内，用一净盆盖之，周围以净土护缝，不令透风，经一宿取出，扇去灰土，捣研令极细。不拘多少，干傅疮上。此治冷恶疮最妙，热毒恶疮不可傅，令人肉转烂故也。

治下注脚膝生疮，不可垂脚，肿疼，**豆粉散方**

绿豆粉，石器内炒黄，湿地上出火毒，研细。先以温水洗疮，干傅，甚者再傅即愈。

治里外廉疮，远年不差者，**槟榔散方**

槟榔剉。半两　干猪粪半两。烧存性　龙骨一分　腻粉二钱匕

上四味，捣罗三味，入腻粉研匀。先以盐汤洗疮，熟绢裹干，以生油调药如膏，贴疮，三日一易，三五易定差。忌无鳞鱼、酢、热面。凡胫内外疮，世谓之里外廉疮，最难得药，此方神妙。

治下注脚疮，**火府丹方**

甘遂肥实连珠者，一两。薄切，疏布囊盛　芎䓖一分。剉如豆

上二味，以大纸笼罩香炉，令至密不漏烟，顶留一窍，垂甘遂囊于窍间，其下烧芎䓖一块，令烟熏甘遂，欲过更燃，以芎䓖尽为度，取甘遂捣末。三十岁以上气盛者，每服三钱匕，虚者二钱。羖羊肾一对，批开，匀分药末在内，净麻缠定，炭火炙熟，临卧烂嚼，温酒下，随人酒量，能饮一斗者可饮五升也。以高物支起双脚，一服即差。

诸疮水毒焮肿

论曰:《内经》谓湿伤肉，以脾主肌肉而恶湿也。诸疮未合，或中于水，则水毒发肿，能为焮痛，脓溃不止，是为湿伤肌肉。治宜傅药，使水尽出，则肌肉温平，疮可愈。

治水毒入诸疮，肿痛不止，**追水散方**

真炭灰四两　豮猪胆一枚　蛤粉二两

上三味，细罗灰，以纸一幅铺地上，摊灰可两指厚，取猪胆汁倾灰上，经宿取湿著者灰，暴干，入蛤粉同研匀。每用少许掺疮上，如疮口合者，以针挑破掺之，水即出。

治水毒入疮肿痛，或刺入骨者，**皂子散**方

皂荚子不蚛者。七枚　大虾蟆干者。一枚　胡椒十五粒

上三味，用甘锅入药在内，瓦盖锅口，慢火烧烟尽，取出研细。每用药，先以温浆水洗疮口，拭干掺药，次以别膏药贴之，良久水尽出，有刺者即自见。

治一切疮，或外伤肌肉，水入作脓，焮肿，久不差，**寸金散**方

虾蟆自死者　新砖等分

上二味，同捣匀，捏作饼子，暴干为细散，掺疮口上，即撮出毒，水尽，以别药傅贴。

治破伤水入，肿溃不愈，**铅丹散**方

铅丹　蛤粉等分

上二味，同炒令变色，掺疮上水即出。

治诸疮水毒肿痛，**乌梅散**方

乌梅　皂荚子等分

上二味，各烧存性，研匀，贴疮上，毒汁即出。

治皂荚水及恶水入疮，热痛不止，**乌犀膏**方

皂荚子烧存性。一分　砂糖半两

上二味，先研皂荚子灰令细，续入砂糖和匀如膏，贴疮上。

治一切水毒入疮肿及驴涎马汗，**天雄散**方

天雄去皮

上一味，用瓷瓦子刮细末贴疮口。

治诸疮水毒，或中风反张，肿入腹者杀人，**乱发熏**方

乱发一两　鸡粪三两　大麻子　黑豆各三两　青布一尺。以蜡三两于火上摊令尽

上五味，以发散青蜡布上，次掺鸡屎、麻豆等令匀，卷如饼，缠缚之，以筒瓦一口仰慢火上，安药，复以一瓦覆定，塞一头，

令烟出一头，于烟上熏之，疮中即黄水出，烟尽乃止。或汗出勿见风，熏讫，余蜡滴疮口内。

治诸疮中水毒攻肿，**胡粉涂方**

胡粉　石灰研罗。各三分

上二味，炼猪脂调如糊，涂疮上，水即出。

冷　疮

论曰：形不足者温之以气，气能养形故也。《周官》疡医掌肿疡、溃疡、金疡、折疡，有五气养之之法。盖以气不足则血不行，血不行则经久不差，所谓冷疮是也。盖诸疮既溃，风冷之气客于荣卫，伤于肌肉，故令疮冷而不痛痒，俗谓之冷瘘。治宜温肌养血，涤污除脓则愈。

治冷疮，或在项上，或在胁间，年深未差，**木香散方**

木香　乳香各一分　母丁香一枚　麝香当门子三豆大

上四味，捣研为散。用鸡子一枚，打作眼子，取清和药二钱匕，却入在空壳内，湿纸盖了，饭上炊熟，分作四服。每日空心午间临卧各一服，烂嚼腊茶下。

治冷疮，长肌肉，止疼痛，**丹砂散方**

丹砂一分　麝香半钱　陈石灰煅过。一分　铅丹炒。一分　猪筒骨一枚。煅过

上五味，并捣研罗为散。每用一钱匕，干傅之。

治诸疮口气冷不差，**猪骨膏方**

猪筒骨二个。取髓　松脂通明者，研用。二钱　乳香研　黄连去须，为末　白及为末。各一分　铅丹别研　黄蜡各半两

上七味，捣研，熔蜡和为膏，不拘时傅之。

治一切疮久冷，**葶苈膏方**

葶苈一两　蜣螂干者。五枚　马衔虫干者。五枚　蝉壳炙。五枚　斑猫炒。五枚　麝香细研。一钱①

---

① 钱：乾隆本、日本抄本、文瑞楼本同，明抄本作"分"。

上六味，捣研为末，炼蜜和为膏。以故帛上摊贴，日二次，差为度。

治冷疮经久不愈，**金黄散方**

雌黄　栝楼根　五倍子各等分

上三味为散，先用温浆洗疮了，干贴。如疮口久不合者，洗了用巴豆一米许纤疮内，待血出，后傅此药。

治冷疮及膝胫生疮年深，筋骨挛躄，脓血不差，**乳香散方**

乳香一钱　紫藤香末一钱　安息香灰半钱　人指甲灰半钱　硇砂一字

上五味，细研令匀，用油单裹角，令人怀中贴肉怀十日，取再研令匀。患者先以温水洗疮，以纸捻子尖上点药少许，深内疮中，外面以帛子裹缚令定，一夜当取出恶物，如鱼肠之类，自然生肉。

治冷疮不愈，**二黄散方**

雌黄研　雄黄研　密陀僧煅，研　定粉　腻粉各一分[1]

上五味，研细，入乳香少许，蜜调贴之。

治冷疮，暖疮口，**雄黄散方**

雄黄研　百合　乳香研　黄檗去皮，炙　墙上烂白蚬子小蚌蛤子是。各一分

上五味为细散，先用浆水煎甘草湿，柳枝汤温洗，拭干傅之。

治诸冷疮久不差，**乳香膏方**

乳香末一两　食盐末　松脂　杏仁汤浸，去皮尖，研。各一两半　生地黄汁。三合　白羊肾膈脂半斤　蜡三两

上七味，先熬脂令沸，下杏仁、生地黄汁、蜡煎，候蜡熔尽，入香、盐、松脂煎，以柳篦搅令匀，稀稠得所，瓷合盛。取傅疮上，日三两度。

治诸冷疮紫肉久不差，**六灰煎膏方**

石灰五升　蒺藜灰　白头翁灰　桑薪灰　白柞木灰如无，腐蒿

---

① 分：乾隆本、日本抄本、文瑞楼本同，明抄本作"两"。

灰代之　藜芦灰各半升

上六味，相和，于瓦瓶内蒸一复时，取釜中汤淋下灰汁二升，于铜器中煎熬成膏，以瓷合盛。先以盐汤洗疮，后取涂傅患上，日三五度，即差。

治冷疮诸疮，中风冷气，脓出痛急，**灸药饼方**

薤白切。二合　商陆切。一合

上二味，以盐半两相和，熟捣令细，捻作饼，厚如钱，安疮口上，以艾炷灸，令热气射疮中即水出，再灸，水出尽即止。饼子干，频频换之，以差为度。

治诸疮风冷肿痛，皆因疮肿坐于水中，及风冷所致，或致反张，肿入腹则能杀人，**葱白汤**蒸方

葱白切　蜀椒去目及合口者　薤白切。各半升①　香豉二合　防风去叉。二两　芎䓖一两半②

上六味，剉碎，取一长项瓷罂，内药于罂中，下水二升，以故帛及纸三两重密封罂口，以绳缚之，然后内罂于釜中，以水煮之，罂中气沸盛，穿破纸帛，当中通气，以疮当气上射之，疮中黄水出尽即止。日三两度，再煮罂令热用之，以差为度。

治冷疮，乱发熏方

乱发　鸡屎　蜡各二两　大麻子　大豆各二合　青布一尺二寸

上六味，先铺发安青布上，次铺鸡粪、蜡、麻豆等，如裹饼角，可粗如臂，长一尺以来，以绳缚之，取一瓦着煻灰火，置药于瓦中，更以一瓦覆上，以绳缚定，塞一头孔，其烟只一头出，以疮当烟上射之，令疮中黄水出尽乃止。或汗出勿触风，熏了熔热蜡注疮中，即差。

治冷疮，暖疮口，止疼痛，**乳香散方**

乳香研　麝香研　黄蜀葵花捣　白小豆捣　黄檗捣。等分

上五味，捣罗为细散，干傅疮口。

---

① 升：乾隆本、日本抄本、文瑞楼本同，明抄本作"斤"。
② 一两半：乾隆本、日本抄本、文瑞楼本同，明抄本作"一两"。

治冷疮，**桑灰洗方**

上以水淋桑柴灰汁，温浸洗，日三五度，即差。

治诸冷疮久不差，**枣肉浸洗方**

枣肉二斤

上一味，以水五升，煮取三升浸之，洗疮，以差为度。

治一切疮口气冷不合，**生肌散方**

秦艽净洗，焙干

上一味，为细末，贴之便生肌肉。

热　疮

论曰：热疮本于热盛，风气因而乘之，故特谓之热疮。盖阳盛则表热，形劳则腠疏，表热腠疏，风邪得入，相搏于皮肤之间、血脉之内，聚而不散，故蕴结为疮，赤根白头，轻者瘭浆汁出，甚者腐为脓血。热少于风则痒，热盛于风则痛而肿。

治疮，退风热，**黄耆汤方**

黄耆剉。一两半① 生地黄四两 甘草炙，剉 芍药 麦门冬去心，焙 黄芩去黑心。各一两半 石膏碎 芎䓖 大黄剉，炒 人参 当归切，焙。各一两 半夏姜汁制。半两

上一十二味，剉如麻豆大。每服五钱匕，用水一盏半，竹叶七片，煎至一盏，去滓，空心温服，日晚再服。

治表热实，身体生疮，或发疮疖，大小便不利，**栀子汤方**

栀子仁半两 知母焙 甘草炙，剉 黄芩去黑心。各一两 大黄剉，炒。二②两

上五味，粗捣筛。每服五钱匕，水一盏半，煎至一盏，去滓，入芒消一钱匕，空心温服。以利为度，未利再服。

治体卒生热疮，**麦门冬汤方**

麦门冬去心，焙。二两 豉炒。一分 人参三分 桑根白皮剉。

---

① 一两半：乾隆本、日本抄本、文瑞楼本同，明抄本作“二两”。

② 二：乾隆本、日本抄本、文瑞楼本同，明抄本作“三”。

一两半　桂去粗皮。半两　甘草炙，剉。一两

上六味，粗捣筛。每服五钱匕，用水一盏半，葱白三寸，切，同煎至一盏，去滓，空心温服，晚再服。

治热疮，**二参丸方**

玄参　乌头炮裂，去皮脐　何首乌各二两　苦参二两　丁香一分

上五味，捣罗为末，面糊丸如梧桐子大。每服二十丸至三十丸，空心盐汤下，日三。

治热毒疮肿，**大黄散涂傅方**

大黄剉，炒　赤小豆各二两　石灰一两

上三味，捣罗为散。用酽醋调涂傅疮上，日三五度，即差。

治热疮，**木兰皮膏方**

木兰皮　芍药　射干　蛇床子各一两　白芷　黄连去须。各一两半　黄檗去粗皮　黄芩去黑心　狼牙　山栀子各一两　猪脂二斤

上一十一味，除脂外，细剉如麻豆大。先熬脂令沸，下药煎，候白芷黄赤色，以绵滤去滓，瓷合盛。涂疮上，日三五度，即差。

治热不散，体生细疮，并热不已，**黄连汤洗方**

黄连去须。四两　芒消四两

上二味，先将黄连以水一斗，煎取七升，去滓，下芒消，乘温洗疮上，冷即再暖洗，日三五遍，以差为度。

治热疮多脓汁，**芎䓖散涂傅方**

芎䓖　大黄生　白敛　芍药　黄连去须　槐皮剉　龙骨火烧。各半两

上七味，捣罗为散。涂傅疮上，日三五度。

治热疮，**蛇床子散涂傅方**

蛇床子　干地黄各半两　苦参洗　大黄生　木通剉　白芷洗　黄连去须。各一两　狼牙半两

上八味，捣罗为散。旋取腊月猪脂调涂傅疮上，日三五度。

治热疮，**大黄散涂傅方**

大黄生，为末　消石研。各半两　黑胶一分

上三味，先捣大黄、消石为末，用醋半合，熔胶烊，调散子如糊，涂傅患上，日三五度，即差。

治热疮疼痛不可忍，**消石水渍方**

消石研末

上以纸捻作绳如指大，累起团肿上，取消石填令满，以匙抄新汲冷水浇令湿，候觉寒冷不痛即止，日三四遍，差为度。

治热毒疮肿，**水射注方**

上以瓦瓶底钻孔，盛水射注患上，觉寒即止，便用鸡子白涂傅，日三五上，肿差为度。

治热疮，**茄子角方**

上取生茄子一枚，割去二分，令口小，去瓤三分，似一罐子，将合于肿上，角即消。如已出脓，再用，取差为度。

治热疮，**生地榆根汤洗方**

生地榆根二斤。洗，切

上一味，细剉，以水一斗，煎取五升，去滓，温洗疮上，冷即温，日二度，即差。

治大疮热退，脓血不止，疮中肉虚疼痛，排脓，**内塞散方**

防风去叉　白茯苓去黑皮　白芷　桔梗剉，炒　远志去心　甘草炙，剉　人参　芎䓖　当归切，焙　黄耆剉，炒。各一两　桂去粗皮。半两　附子二个。炮裂，去皮脐　厚朴去粗皮，生姜汁炙。三分　赤小豆五合。酒浸熬之

上一十四味，捣罗为散。酒调下二钱匕，日三夜一。

月蚀疮

论曰：月蚀疮，小儿多有之，盖由嗜甘肥，荣卫不清，风湿毒热之气蕴蓄腑脏。其疮多生于两耳及鼻面间，并下部诸孔窍侧侵蚀之，甚则溃烂黄赤汁，流达于筋骨。月初则疮盛，月晦则疮衰，以其随月盈虚，故名月蚀。或谓小儿以手指月而生，未必然也。

治月蚀疮，多在两耳上及窍傍，随月盈虚，**水银膏涂傅方**

水银一分　胡粉研　黄连去须，为末　松脂各半两　猪脂四两

上五味，先熬脂令沸，下松脂诸药末及水银，搅令匀，瓷合盛。先以盐汤洗疮，涂傅，日三五度。

又方

虎头骨末　猪脂各二^①两

上二味，和调如糊。先用盐汤洗疮，涂傅疮上，日三五度。

治月蚀疮，**甘草散涂傅方**

甘草末　青蛙自死者。烧作灰　母猪蹄甲烧作灰　救月杖烧灰。各一两

上四味，捣罗，研细拌匀，以蜜调涂傅疮上，日三五度。

治月蚀疮入鼻口及九窍孔，并诸疮，**豉涂傅方**

豉　虾蟆五月五日取。一枚。自死者

上二味，将盐、豉不以多少填满虾蟆腹，挂于屋北令干燥，以纸泥裹之，埋釜锅底下三炊久烧之，取，去泥，捣细，研为末。涂傅疮上，干即以猪脂和。七月七日修合亦得。日三五上。

治月蚀疮，**鼓皮醋涂方**

鼓皮如手掌大　醋二升

上二味，以醋浸皮经一宿，取汁涂傅疮上，日三五度。

治月蚀疮，息肉，**硫黄涂傅方**

石硫黄细研　蔄茹末。各一两　斑猫去足、翅。半两。细研

上三味，捣研和匀。先用盐汤洗疮，后涂傅疮上，如干者以猪脂调和涂傅，日三度。

治月蚀湿虫疮𪘁，**半夏根散方**

半夏根五月五日取。一两　木瓜根　乌头各一两

上三味，阴干，并细剉，捣罗为散。每取枣核许大，以绵裹内谷道中，日二度。

治月蚀疮，**矾石涂傅方**

矾石研　石硫黄研。各半两　五月五日虾蟆自死者。一枚。烧作灰

---

① 二：乾隆本、日本抄本、文瑞楼本同，明抄本作"一"。

上三味，细研为末。先以盐汤洗疮，涂傅，日三五上，以差为度。

治月蚀疮，茱萸汤洗方

茱萸根　地榆根　蔷薇根各一两

上三味，细剉，以水五升，煎至二升半，去滓，温洗疮，冷即止，日三两度洗之，傅以他药。

治月蚀下部湿䘌，兔头散方

腊月兔头一枚。烧过　五月五日虾蟆自死者。一枚。烧灰　代赭一两　地黄叶灰半两　虎头骨炙令赤黑色。二两　贝子烧过。七枚　小蓟灰半两

上七味，捣罗为散。以绵裹如枣核大，内下部中，兼每日空心新汲井水调下半钱匕服，以差为度。

治月蚀疮，酥粉涂傅方

酥①二两　胡粉一两。细研

上二味，调和如糊。涂傅疮上，日三五度。

治卒得月蚀疮，涂傅方

上取罗摩草研绞取汁，涂傅，日三五度。

又方

射干三两　甘草炙。一两

上二味，粗捣筛。每服五钱匕，用水一盏半，煎至五合，滤去滓，空心温服，午时、晚间再煎服。

治卒得月蚀疮，涂傅方

虾蟆一枚。自死者　兔屎月望夜取

上二味，破虾蟆腹，内兔屎满合定，于炭内烧过，细研为末，涂傅疮上，日三五度。

又方

地龙粪烧通赤，为末　猪脂各三两

上二味，调涂傅疮上，日三五次，以差为度。

---

① 酥：日本抄本、文瑞楼本同，明抄本作"蟾酥"，乾隆本作"酥粉"。

卷第一百三十四

疮肿门

冻烂肿疮

论曰：经络气血，得热则淖泽，得寒则凝涩。冬时严寒，气血凝聚不流，则皮肉不温，瘃音竹。冻然赤，痛肿而成疮，轻则溃烂，重则损坏肢节也。

治大人小儿冻手皴裂成疮，**白敛散方**

白敛末三分　白及末半两　油麻二合。生捣

上三味，用蒸莱菔一个烂研，与药拌匀，以酒调成膏，先以童子小便洗疮，后涂之。

治冻烂疮，**猪蹄膏方**

猪后悬蹄

上一味，至夜半时烧为灰，研细，以猪脂和傅之。

治冻面冻耳，并诸冻疮久不差，年年发歇，先痒后痛，然后肿破，黄水及血出不止，**雉脑膏方**

雄雉脑一枚。捣烂　黄蜡与脑等分　清油比蜡减半

上三味，同于慢火上熬成膏，去滓，以瓷器收。如面油逐旋涂摩。

治冻疮，手足指欲堕，及耳欲落，**柏叶膏方**

柏叶炙干，为末。四两　杏仁去皮，研。四十粒　头发一拳大　盐研。半两　乳香研。一分　黄蜡一①两　油一升②

---

① 一：乾隆本、日本抄本、文瑞楼本同，明抄本作"二"。
② 一升：乾隆本、日本抄本、文瑞楼本同，明抄本作"二斤"。

上七味，先煎油沸，次下五味药，以发销尽为度，次下黄蜡搅匀，瓷器中收。先以热小便洗疮，以绵裹干，后以药涂，即以软帛包裹，勿令寒气侵入。每日一洗一换，如疮渐差，即三四日一换。

治冬月寒冻，面目手足肉裂，**蜀椒汤**洗方

蜀椒去目及闭口者　白芷　防风去叉　盐各一分　芎䓖三分

上五味，剉碎，以水三升，煎至二升，去滓温洗，冷即再暖，频洗。

治寒冻肿痒，**羊肉汤**洗方

羊肉　葱并细切。各半斤

上二味，以水五升，煎至三升，去滓温洗，日三两度。

又方

葱叶一握。细切

上一味，以水三升，煎至二升，去滓温洗，日三两度。

治寒冻足跟开裂，血出疼痛，**牛胶散**方

牛皮胶烧灰

上一味，细研为末，以唾调涂之。

治手足冻疮肿烂，**车膏涂**方

车膏

上一味，熬令热，涂疮上。又以羊脂和蜜，熬匀涂傅，日三两上。

又方

冬瓜藤半斤。细剉

上一味，以水三升煮汁浸洗，日三两次。

又方

赤小豆半升

上一味，煮汁，热浸洗疮，日三五次。

治手足生逆胪及被冻，瘃损疼痛，**真珠散**方

真珠末一分　干姜末半分

上二味，和匀，涂傅疮上，日三五度。

又方

蜀椒五两。拣净

上一味，以水五升，煎至四升，去滓，乘温渍瘃痛处，冷即将椒滓再温，依前渍之，以差为度。

治人足无冬夏常皱裂，名曰尸脚方

鸡屎一升

上一味，以水三升，煮三五沸，去滓，乘温渍脚，冷即易用，以差为度。

又方

咸齑汁三升

上一味，热暖浸洗，日三两次。

治寒冻手足破裂，松叶汤洗方

松叶一斤

上一味，烂捣，以水五升，煎至三升，和滓温洗。

又方

生姜拍碎。二两

上一味，用淘饭饮三升，和煎至二升，乘热熏洗患处，日三五度。

又方

茄子根半斤。剉碎

上一味，以水五升，煎至四升，去滓，温洗疮上，日三五度。

又方

白饧五两

上一味，烧灰细研，傅疮上，日三五度。

㾦疮

论曰：㾦疮者，疥癞①之类，由风热湿毒，客搏皮肤，变化生虫。其状生于皮肉之间，手足尤甚，赤根白头，相对并生，状如

---

① 癞：乾隆本、日本抄本、文瑞楼本同，明抄本作"疮"。

小豆，或若茱萸子，浸淫痒痛，抓之汁出，拆裂成疮。此盖脾肺壅滞，风湿折之，与热相搏，结聚而成。治宜疏涤于内，傅药于外，淋浴之类，次第以治之。

治病疮，樗鸡膏方

樗鸡十二枚　蜜蜂十二枚　芫青八枚。去翅、足，炒　蜈蚣二[①]条，长五寸者。无，以野葛二两代之　斑猫六十枚。去翅、足　藜芦去芦头　莔茹　铅丹各一两　附子炮裂，去皮脐。二两　巴豆六十粒。去皮　猪脂二斤

上一十一味，除猪脂、铅丹外，剉碎，先熬猪脂令沸，下诸药，煎至半日，漉去滓，绵布绞滤过再煎，下铅丹，以柳篦搅令匀，以瓷合盛。取涂摩疮上，日三五上，以差为度。

治病疮久不差，杏仁膏方

杏仁四十粒。汤浸，去皮尖、双仁　黄连去须，为末　藜芦去芦头，为末。各一两　水银一分　猪脂十两　巴豆四十粒。去皮、心，研

上六味，先熬猪脂令沸，下诸药，以柳篦搅，下水银令匀，以瓷合盛。先用盐汤洗疮去痂，取涂摩疮上，日三五上，以差为度。

治诸病疮，经年虫生，藜芦膏方

藜芦去芦头，末之　矾石烧过。细研　松脂　雄黄研。各二两　苦参末。一两半　猪脂半斤

上六味，除猪脂外，和研令匀，先熬脂令沸，下诸药末，以柳篦搅令匀，瓷合内盛。取涂摩疮上，日三五上，以差为度。

治病疥疮有虫，胡粉膏方

胡粉研。三两　水银二两　皂荚十梃。椎，以水浸，挼滤取浓汁。一升[②]

上三味，先熬皂荚汁至五合，下粉、水银，以柳篦搅令匀，瓷合内盛。先以盐汤洗疮，取涂摩疮上，日三五次，即差。

---

① 二：明抄本、日本抄本、文瑞楼本同，乾隆本作"一"。
② 升：乾隆本、日本抄本、文瑞楼本同，明抄本作"斤"。

治病疮，**雄黄膏方**

雄黄研　黄连去须，为末。各一两　黄芩去黑心。末之　松脂各二两　乱发灰一分。末　猪脂六两

上六味，先熬脂令沸，下松脂，煎令熔尽，即下药末，以柳篦搅令匀，瓷合内盛。取涂摩疮上，以差为度。

治久病疮，**野葛膏方**

野葛　黄连去须　细辛去苗叶　杏仁去皮尖　莽草　芍药　藜芦去芦头　附子去皮脐　乱发灰　菌茹　芎䓖　白芷　桂去粗皮　藁本去苗、土　乌头去皮脐　白术　吴茱萸洗，焙干，炒　雌黄研　矾石研　天雄去皮脐　当归各一两　斑猫去翅、足　巴豆去皮　蜀椒去目及合口　黄檗去粗皮　蛇床子各半两　猪脂三斤半

上二十七味，除雌黄、矾石、猪脂外，剉碎，先熬脂令沸，下诸药煎，候白芷黄黑色漉出，以绵布绞滤过，即下雌黄、矾石末，以柳篦搅令匀，瓷合盛。每日三五度，取摩涂疮上，即差。

治诸病疮，经年瘙痒引白脓，久则有虫生，**藜芦膏方**

藜芦去芦头　黄连去须　苦参各一两半　雄黄研　矾石研　松脂各二两　猪脂一斤

上七味，除雄黄、松脂、猪脂外，剉捣，罗为末，先熬猪脂令沸，下松脂熔尽，即下诸药末，以柳篦搅令匀，瓷合盛。一切风疮，不问深浅，经年不差，成疽疮，肥汁出，不生痂，百药疗之不差，悉主之。病痔疥疮头赤热者，起疮便生白脓是也；黄烂疮者，起疮浅，但出黄汁，名肥疮也；浸淫者，浅疮，搔之近年不止是也；瘑疮者，初起如疥，搔之转甚，疮汁相连着者是也；病疮者，初作亦如瘑疮，喜着手足，相对痛痒，春冬秋夏随着是也。并取涂摩，日三五上，以差为度。

治久病疮毒，**五黄膏方**

雌黄研　黄连去须　黄檗去粗皮　黄芩去黑心　雄黄研　木香　白芷各一两　乱发如鸡子许　鸡舌香半两　狼跋子四十枚　猪脂一斤半

上一十一味，除猪脂外，剉碎，先熬脂令沸，下诸药乱发，

煎发尽漉出，以绵布滤去滓，瓷合盛。取涂摩患上，日三五度，即差。

治三十年瘑疮，及小儿干瘑湿瘑疮，坏烂，**丹砂膏方**

丹砂研　雄黄研　雌黄研。各一两　蔺茹三两。末　乱发灰半两　猪脂一斤

上六味，面向东，先熬猪脂令沸，下诸药末，以柳篦搅令匀，瓷合盛。先用盐汤洗疮，取涂摩疮上，日三五上，即差。

治湿瘑，**黄连膏涂傅方**

黄连去须　黄檗去粗皮　杏仁去皮尖　蔓菁子　胡粉　水银各一两一分　猪脂一斤　豉心三合

上八味，除胡粉、水银、猪脂外，剉碎，先熬脂令沸，下诸药煎，候黄黑色，漉出，以绵滤过，入粉、水银搅令匀，以瓷合盛。取涂摩疮上，日三五度，即差。

治湿瘑，**藜芦膏方**

藜芦去芦头，为末　苦参末。各一两半　矾石研　松脂　黄连去须，为末　雄黄各研二两　猪脂一斤

上七味，先熬猪脂令沸，下诸药末、松脂煎，以柳篦搅令匀，瓷合内盛。取涂傅，每日三五度，即差。

治湿瘑，积年不差，四边肉青起，**乱发灰膏涂傅方**

乱发灰　蛇蜕灰各一分　猪脂一两

上三味，细研二味，以脂调如糊，先用曲末一升、石灰汤二升搅和令匀，洗疮了，涂傅疮上，日三五度，即差。

治瘑疮，燥湿，**沉香沥涂傅方**

沉香半斤①。劈如指许大　松节半斤。劈如指许大

上二味，以布袋盛，于麻油中浸半食久，漉出，取一口瓷垆，穿底作孔，大如鸡子，以松叶一小把铺安孔上，取药袋入垆中，以白盐覆之，用泥固济，令厚五分，药上以火烧，垆下着碗一口盛，取沥流入碗中，候火尽，即取沥涂傅疮上，日三五度，以差为度。

---

① 半斤：乾隆本、日本抄本、文瑞楼本同，明抄本作"四两"。

治病疮，**水银膏涂傅方**

水银唾研入药　黄连去须，为末　胡粉研。各一两

上三味，和研令匀，以乳汁调如糊，涂傅疮上，日三五度，即差。

治病疮，**螺壳散涂傅方**

螺壳十四枚。末　乱发灰研　龙胆末　胡粉研。各半两

上四味，和研令细，以三年油淀脚调涂傅疮处，日三五度，以差即止。

治病疮，**韭涂傅方**

生韭一把。细切　醋一升

上二味，和煎令韭烂，细研，更熬如糊，取涂傅疮上，日三五度，差。

治卒得病疮，常攻在两脚方

人屎烧灰。二两　水银半两

上二味，用生油调涂傅疮上，日三五度，即差。

治卒得病疮，常攻在两脚方

乱发烧灰　头垢各三分　蜗牛壳二七枚。烧灰

上三味，研细为末，以猪脂调涂傅疮上，日三五度，即差。

治卒得病疮，常攻在两脚方

吴茱萸洗，焙　赤小豆　屋尘各二两

上三味，捣罗为末，用猪脂调如糊。先用盐汤洗疮，取涂傅疮上，日三五度，即差。

治病疮，**伏龙肝膏涂摩方**

伏龙肝一两。细研　楮木白汁一合　猪脂二两　小蒜去皮。半两。细研

上四味，和调令匀，取涂摩疮上，日三五度，即差。

治卒得病疮，常攻在两脚方

上烂捣桃叶，以醋调和，涂傅疮上，日三五度，即差。

治卒得病疮，常攻在两脚方

蜜中蜂不拘多少

上一味，取细研，入醋调，涂傅疮上，日三五度，即差。

治卒得病疮，常攻在两脚方

上生刺蛇取血，涂傅疮上，日三五度，即差。

治卒得病疮，常攻在两脚方

苎根剉碎。不拘多少

上一味，取烂捣令细，入醋调，涂傅疮上，日三五度，即差。

治病疮，**荆沥涂洗方**

荆条一把

上一味，取烧沥汁，涂傅疮上，日三五度，即差。

治病疮，**踯躅花涂洗方**

踯躅花三斤

上一味，以水五升，于瓷瓶内浸半月，滤去滓，取洗疮上，日三两度，更炙鲊，涂摩疮上，虫当出即差。

治湿病，**干虾蟆灰涂傅方**

干虾蟆一个。烧灰

上一味，取细研为末，以猪脂调，涂傅疮上，日三五度，即差。

治湿病，**胡燕窠涂傅方**

胡燕窠取大者，曾抱子窠

上一味，捣罗为末，先以浆水、甘草、盐煎汤，洗疮了，涂傅上，日三五度，即差。若患恶刺，以醋和调如糊，涂里定，三两日易，刺出即差。

治病疮久不差，**豉涂傅方**

豆豉炒令干

上一味，捣罗为末。先以米泔清洗疮，以生油调如糊，涂傅疮上，日三五度。

漆疮

论曰：漆虽有毒，性有所畏，毒即中之，亦有气适然相连者。中毒轻者痒，始于面而胸臂胜腨应之，头面肿起，赤绕于目，搔之随手生瘄瘤，已而细疮如粟；重则遍身作疮，小如麻豆，大如枣李，肿痒痛楚，旋差旋发，如火焮之状是也。

治漆毒伤人，**铁浆方**

铁浆_滤

上一味，随量饮之，以差为度。

治漆疮，**柳叶汤**洗方

生柳叶_{三斤。细切，冬用皮}

上一味，以水一斗五升，煮取七升，适寒温洗之，日三。

治漆疮，**芒消汤**洗方

芒消_{五两}

上一味，研，以汤三升浸洗之。

治漆疮，**黄栌汤**洗方

黄栌_{一斤。剉}　盐_{二两}

上二味，以水一斗，煮取五升，去滓洗之，日三五度。

治漆疮，**猪膏涂方**

猪膏_{五两}

上一味，熬，去滓，停冷涂之。

治漆疮，**蟹黄涂方**

生螃蟹

上一味，取黄涂傅疮上，日三五度。

治漆疮，**蜀椒汤**洗方

蜀椒_{去目及闭口者。一两}

上一味，用水五升，煎至三升，去滓，热洗疮上，后嚼生糯米傅之。

治漆疮，**荷叶汤**洗方

荷叶_{燥者。一斤}

上一味，以水一斗，煮取五升，洗了，以贯众末掺之，干则以油和涂。

治漆疮，**薤汁涂方**

薤

上一味，捣取汁涂之。煮蘘叶洗，亦佳。

治漆疮，**地松涂方**

地松一两

上一味，捣汁二合，入芒消一分和涂之。

治漆疮，**鸡子涂方**

鸡子黄一枚

上一味，涂疮上，干则易之，不过三次。

治漆疮遍身，焮赤疼痛，**四和膏方**

麻油　松脂各二两　黄蜡　桂去粗皮，为末。各一两

上四味，同熬成膏涂之。

治漆疮方

上以水煎黄栌汤，频浸洗之。

又方

上生研糯米涂之。

汤火疮

论曰：水火之气，当因其势而利导之。汤火误伤，毒热方炽，通导而泄其气可也。苟救目前痛楚，遽以冷物淋揾，则热毒畏寒而内搏，致有烂骨伤筋之患，非热气本然也。汤火之伤，本非气血所生病，故治不及于汤液，特在乎涂傅膏浴，专治其外而已。

治汤火疮，除热灭瘢，**腊鼠膏方**

腊鼠大者连毛，一枚　铅丹研。半两　琥珀研。半两　乳香研　卢会研　石螺壳　车螯壳　蛤蜊壳各一两

上八味，除鼠外，捣罗为末，用清油一斤，黄蜡并腊月羊脂、猪脂各四两，并鼠入银石器内同熬浓，去滓，次入麝香、真珠末各一分调匀，盛入瓷瓶内密封，沉于井中二七日。欲急用，只沉少顷，取上用鹅毛扫五七次，立愈。

治汤火伤皮肉，未破烂只热痛者，涂傅**止痛膏方**

朴消研。一两　炉星灰是木炭炉内火正盛时，退却火，取热灰放冷，细绢筛取。二两

上二味，和匀，冷水调如糊。涂所伤处，频换即差。

治汤火所伤，皮肉已破烂者，**立应膏方**

生柏叶焙干。二两　糯米焙干。三两

上二味，捣为细末，冷水调如糊，涂肿处，频换即差。

治汤汤①火烧，热痛㿏肿，**龙泉散方**

井泉石　赤石脂等分

上二味，研为细散，生油调涂。

治一切恶疮，及火烧汤汤，**自然铜散方**

自然铜　密陀僧各一两。并煅研　甘草　黄檗各二两。并为末

上四味，一处研细，收密器中。水调涂或干傅，取效。

治汤火所伤，热疼，用之永无瘢痕，**蕹叶膏方**

蕹叶半和白用　赤石脂各一两

上二味，捣研如泥，傅疮上。

治汤火所伤，**新瓦散方**

新瓦煅，醋淬二七遍　使过炼银锅子煅，醋淬二七遍。各五两

上二味，捣研为散。生油调傅。

治汤火所伤，**柏叶散方**

柏叶焙　栀子仁各一两　胡粉研。半两

上三味，捣研为末，以羊髓五大合，火熔销和药，以木椎研
三五百遍，一日三次涂之，差。

治汤火所伤，**栀子散方**

栀子仁　白矾灰

上二味，等分，捣罗为散。用黄胶熬膏，调涂之。又方，用
捣蕹子涂，立效。

治汤火伤，**拔毒膏方**

铅丹炒过　蛤粉研

上二味，不拘多少，合研如桃花色为度，以生油调作膏，湿

---

① 汤：乾隆本作"烫"。汤同"烫"。贾思勰《齐民要术·作豉法》："若热
汤人手者，即为失节伤热矣。"

纸压干摊贴。

治汤汤火烧疮，**蛤蝲散方**

蛤蝲壳不拘多少

上一味，炙焦黄色，捣罗为散，以生油调如膏傅之。

治汤汤火烧疮，**苦参散方**

苦参不拘多少

上一味，捣罗为散，新水调如膏涂之。

治汤火所伤，热毒疮疖，**神瑱散方**

赤石脂

上一味，研为散。生油调涂之。

治汤火伤，疼痛不可忍，**玄精石散方**

太阴玄精石不拘多少。锅子内大火煅，纸衬于地坑内，出火毒一宿

上一味，研细散。每看多少，用冷水调，鸡翎扫之，疼痛立止。

治汤火所伤，**黑神散方**

白面不拘多少

上一味，炒令焦黑，以纸倾在地上，出火毒，候冷取研细。每用一匙头，新水调涂患处，热痛立止。

治汤火所伤，**清凉膏方**

生山芋

上一味，不拘多少，去皮，烂研成膏。涂在疮上，疼痛立止，不成瘢痕。

治火烧汤汤，**定痛膏方**

绿豆粉

上一味，不拘多少，炒令微焦，研细，以生油调涂疮上，痛即止。

治汤火及热油伤，成疮，**鸡黄膏方**

鸡子两枚。取黄

上一味，炒，取油，入腻粉少许搅匀，鸡毛刷疮上，永无

瘢痕。

治火烧疮，**戊己散方**

干牛粪

上一味，烧灰研细，生油调涂。

治汤火所伤，**腊脂涂方**

腊日猪脾脂不得经水，细剉，用干净器研烂

上一味，净瓶盛，以油单盖，埋幽阴地近水处，深一尺许，经夏取出。用时以鹅毛扫所损处。

治汤泼火烧疮方

上捣柏叶末，以脂和，涂疮上，干即易。

治大人小儿把火炭烂手方

鼠一枚

上一味，以乌麻油铛中煎尽，取脂涂疮。

又方

上以酪涂之，干即易。

治汤火疮方

大黄末

上一味，以冷水调膏涂之。

治汤火疮方

上以大豆浓煮汁涂之，干即易。

又方

上以生蜜调侧柏叶灰涂之，日三五次。

又方

上焦炒糯米，以猪脂调涂之，佳。

治火烧疮，止痛，令无瘢痕方

上以酽醋倾净地上，磨取醋泥傅之。昔有人抱孩子拥炉，不觉落火上，遽以醋泥傅之，至晓不痛，亦无瘢痕。

治汤泼火烧，毒气入腹即杀人，宜利去之方

白藊豆生，末　腻粉各二钱

上二味，同研，熟水调服，当泻出毒。小儿半服。

治汤火疮，并瘘疮、瘰疬、恶疮、金疮等，**冷金膏**方

油一升 杏仁半升^①。去皮尖、双仁，炒焦，捣碎 乱发灰五两 黄檗三两。末 石灰半两^② 黄狗脂少许 鼠一枚。去皮，切

上七味，先煎油，次下鼠及发，待鼠肉尽，即去鼠骨，又煎，入诸药更煎令黑色，若稀下蜡三五两，候得所，故帛或软纸上摊贴患处。

---

① 升：乾隆本、日本抄本、文瑞楼本同，明抄本作"斤"。
② 两：明抄本、日本抄本、文瑞楼本同，乾隆本作"斤"。

卷第一百三十五

疮肿门

灸疮　诸疮生肌肉　瘘疮　热肿　毒肿　结阳

疮肿门

灸　疮

论曰：火艾燋毒有不可忍者，为穴俞内通脏腑也。陶隐居谓灸炳不依穴俞，或犯日时禁忌天地不和之气，及灸后食毒，不慎房室，与夫灸数过多，皆令火毒发疮，洪肿痛楚，经久不差。

治灸疮发肿，火毒疼痛，**柏皮膏方**

柏白皮三两　当归一两　薤白五两　猪脂一斤

上四味，除薤白、猪脂外，细剉，熬脂令沸，下药煎，候薤白赤黑色，以绵布绞去滓，瓷合盛。涂傅疮上，日三五度，即差。

治灸疮燋肿及赤烂，**黄连散方**

黄连去须　赤小豆　马蹄烧灰　大黄　楸叶等分

上五味，捣罗为散。每用半钱匕，以生麻油调涂之。

治灸疮痛不可忍，**甘草膏方**

甘草为末。半两　乳香少许。研　蜡少许

上三味，熔蜡，入二药末成稀膏贴之。

治灸疮，脓坏久不差方

猪脂腊月者。一斤　胡粉研。一两　薤白切。一握

上三味，先煎脂，入薤白令黄，去滓，倾入瓷合，入胡粉搅令匀。每取故帛上涂贴，日再易。

治灸疮，止痛，抽火毒，吮脓，**黄耆膏方**

黄耆　白芷　白及　白薇　当归　芍药　防风去叉　甘草　细辛去苗叶　嫩桑枝各一分　垂柳枝二两　乳香研。一分　铅丹六两　清麻油一斤

上一十四味，除乳香、油、铅丹外，细剉，以油浸一宿，次日煎，候白芷黄黑色，绵滤去滓，下铅丹，以柳篦搅，候变黑色，滴水中为珠子，即入乳香末，足搅令匀，以瓷合盛。用薄纸上涂贴疮，日二上。或脓水多，易药时，用葱汤软帛浸洗，贴膏，以差为度。

治灸疮，**当归膏方**

当归切，焙　甘草剉　胡粉研　羊脂各二两　猪脂三两

上五味，除羊猪脂、胡粉外，捣罗为末，先熬脂令沸，下药末粉等，以柳篦搅令匀，瓷合盛。取涂傅疮上，以故帛贴之亦得，日一易，以差为度。

治灸疮经久不差，**薤白膏方**

薤白切。一握　生地黄拍碎。三两　栀子仁一两　杏仁去皮尖。一两　胡粉三两　白芷一两　酥二两　羊肾膈脂一升。炼成者

上八味，除酥、脂外，细剉，先以酥、脂微火煎烊，下薤白等药，候白芷色赤，以绵滤去滓，用瓷器盛，下胡粉搅令匀。涂帛上贴之，日三两上，以差为度。

治灸疮疼不可忍，**栀子仁涂傅方**

栀子仁　石灰　地椒　黄檗涂蜜炙　铅丹各半两

上五味，捣罗为散。涂傅疮上，日三五上，即差。

治灸疮久不差，痒痛出黄水方

楸叶或根皮。不拘多少

上一味，捣罗为末。傅疮上，即差。

治灸疮久不差，肉烂疼痛方

密陀僧煅过，研　白矾烧令汁枯，研

上二味，等分，研匀。先煎莲子草汁洗疮，去痂，后以药傅之。

治灸疮不差，**鼠膏涂傅方**

死鼠一头。烧灰

上一味，细研为末，以猪脂调如糊。日三五度，涂傅疮上，即差。

治灸疮未着痂及出脓久不合者，**四时贴护方**

春以柳絮　夏以竹膜　秋以新绵　冬以兔毛

上依四时贴之，妙。

养灸疮，止痛，**绿云散方**

柏叶　芙蓉叶并重午日午时采

上二味，不拘多少，阴干，捣罗为散。每灸疮，黑盖子脱了，即用井水调少许，如膏药摊楮纸上贴之，养脓，更无痛楚。

治灸疮血不止，**葱白涂傅方**

葱白一握

上一味，研绞取汁，涂傅疮上，日三五度。

诸疮生肌肉

论曰：疮毒既化脓血，而按之内虚，肌肉不平者，热气虽尽，寒气不除，经络不足以温之故也。若不速治，则复生恶肉，变为冷疮。此宜内温其气血，外温其皮肉，内外得温，则新肌自生，恶液尽去，无不差矣。

治发背痈疽已溃，暖肌生肉，**芎䓖散方**

芎䓖一两　当归切，焙　人参　防风去叉　桂去粗皮。各三分　厚朴去粗皮，生姜汁炙　白芷　芍药　甘草炙，剉　黄耆剉　桔梗剉，炒。各半两

上一十一味，捣罗为散。每服二钱匕，温酒调下，日三服。

治发背痈疽等疮，疼痛，肌肉不生，**鲮鲤甲散方**

鲮鲤甲炙令焦黑　桂去粗皮　当归切，焙。各半两

上三味，捣罗为散。每服二钱匕，温酒调下，空心日晚服，加至三钱匕。

治痈疽发背，一切疮肿，已溃出脓血，暖肌生肉，**王不留行散方**

王不留行　龙骨各二两　野葛皮一分①　干姜炮　桂去粗皮。

---

① 分：乾隆本、日本抄本、文瑞楼本同，明抄本作"两"。

各三分① 栝楼根　当归切，焙。各一两

上七味，捣罗为散。每日空心温酒调下二钱匕，候药力应，渐加至三钱匕，晚再服，取差为度。

治一切疮，生肌肉，止疼痛，化脓消肿，**生肌散**方

黄蜀葵花焙干。半两　乳香研。一分　不灰木一两　白敛一分

上四味，捣罗为散。先用温甘草水洗过，疮干掺疮上，日三次。

敛一切疮口，生肌止痛，**黄连散**方

黄连去须　木香　槟榔剉。等分

上三味，捣罗为散。干傅疮上，日三次。

治诸疮不合，生肌，**地黄膏**方

生干地黄三分　白及　白敛　甘草生，剉。各半两　白芷三分　猪脂半斤。炼

上六味，除脂外，捣罗为末，入脂内熬成膏。候冷，日三四上，涂之。

治一切疮，生肌，及金疮不合，**生肌膏**方

白芍药　乳香研　胡粉　干姜炮。各一两　油四两　蜡二两

上六味，除油蜡外，捣罗为末，熔油蜡相和，煎如膏。候冷贴疮上，日二换之。

治诸疮，生肌肉，**桃红散**方

铅丹炒。半两　白敛为末。一两　胡粉二两

上三味，同研为细散。每用少许，疮上干掺，后贴膏药。

治疮，止痛生肌肉，**乳香饼子**方

乳香　麒麟竭　没药并细研。各半分②

上三味，再同研令匀细，以狗胆和成膏，捏作饼子如榆荚大。每用时，看疮大小，以饼安疮上，外用膏药贴定。

治诸恶疮，疮口生肉颇迟者，**生肌散**方

---

① 分：乾隆本、日本抄本、文瑞楼本同，明抄本作"两"。
② 分：文瑞楼本同，乾隆本、日本抄本作"两"。明抄本无此方。

墙上多年白蚬壳火煅通赤，去火候冷，研　草无名异为末　密陀僧火煅过。各一钱

上三味，更入麝香少许，同研令匀细，每用少许掺疮口上。

生肌止痛，**金花散方**

密陀僧　花乳石火煅过　龙骨各一两　乳香一[①]钱　腻粉三钱匕

上五味，研为细散。每用掺贴疮上。

治疮口不合，生肌方

鸡内金阴干　槟榔剉　木香　黄连去须。等分

上四味，为末贴之，取差为度。及治金疮。

止痛生肌，**石榴散方**

上用醋石榴一枚，札作窍子，内白矾一两，慢火内深培烧半日，存性为散贴之，取差为度。

治诸疮，生肌敛疮口，**槟榔散方**

槟榔生，为末　寒水石炭火烧红，去灰，细研。各半两　龙骨研　白敛末　白及末。各一分[②]

上五味，再研匀。每用薄掺疮口内，次以诸膏药贴。

治疮生肌，**乌贼鱼骨膏方**

乌贼鱼骨末　旧船缝石灰各研。一两　铅丹二两半　麝香研。一钱　油八两

上五味，先熬油令沸，次下船灰、乌贼鱼骨末、铅丹，以柳篦搅，候变黑色，即入麝香，更搅令匀，稀稠得所，以瓷合盛。薄纸上贴，日两次。

治发背痈疽，一切疮肿，排脓血，生肌肉，**薤白膏方**

薤白细切。四两　当归切，焙　附子炮，去皮脐　白芷　芎䓖　续断各一两　细辛去苗叶。半两　黄耆剉。一两半　猪脂三斤

上九味，除猪脂外，剉碎，以酒半升拌一宿，先熬脂令沸，

---

① 一：乾隆本、日本抄本、文瑞楼本同，明抄本作"五"。
② 分：明抄本、日本抄本、文瑞楼本同，乾隆本作"两"。

次下诸药煎，候白芷赤黑色，以绵滤过，瓷合盛。每日三两次，取涂疮上。

治诸痈疽，去脓血后虚困，**生肌膏方**

黄耆　当归各三分　生地黄一两半　防风去叉　大黄　芍药　黄芩去黑心　芎劳　续断　附子生，去皮脐　白芷　甘草　细辛去苗叶。各半两　猪脂二斤

上一十四味，除猪脂外，并剉碎，先以醋半升拌一宿，入脂，以瓷器盛，于甑上蒸半日，以绵绞去滓，瓷合盛。取涂傅疮上，日三两次用。

治发背痈疽，已溃不生肉，暖肌干疮，**苁蓉膏方**

肉苁蓉一两　当归　蜀椒去目并闭口者，炒出汗　细辛去苗叶　乌喙各半两　薤白七茎　生干地黄一两　蛇衔草　白芷①各半两　半夏一两　甘草半两　猪脂二斤　桂去粗皮。半两

上一十三味，除脂外，剉碎，以醋半升拌药一宿，先熬脂令沸，下诸药煎，候白芷赤黑色漉出，以绵滤过，瓷合盛。取涂疮上，日三五度，以差为度。

治疮肿，生肌肉，定疼痛，**绵红散方**

寒水石火煅如粉。二钱　定粉　龙骨捣，研　乳香各一钱　干胭脂看多少入粉，令红色

上五味，同研为细散。傅入疮口中，用纸②贴之。

治恶疮久不合，**檗皮散方**

黄檗末三分　细瓷末一分　甘草末一钱

上三味，和匀，干傅。

瘘 疮

论曰：久疮脓溃不止，故谓之瘘。《内经》谓陷脉为瘘，留连肉腠，即此病也。得之诸疮不差，毒气流注经络，及针艾妄施，

① 白芷：原作"白花"，据明抄本、乾隆本、日本抄本、文瑞楼本改。
② 纸：原作"纳"，据明抄本、乾隆本、日本抄本、文瑞楼本改。

或用力伤折，皆能伤脉，故脉陷而气漏，是以颈颔四肢及腰脊背胁脉有所伤，皆致此病。惟肌肉实处治之易愈，生于虚处则难平也。若迟留岁月，或为漏骨疽及偏枯之病。盖荣卫环周不息，脉有所陷，不行必内侵于骨髓而为疽，血气漏于一偏，久而亏涸，亦或成偏枯也。

治瘘疮，连年不差，出脓水不止，**黄耆丸方**

黄耆剉　牡丹皮各三分^①　犀角镑　甘草炙，剉。各一两　玄参　恶实炒　木通剉。各一两半

上七味，捣罗为末，炼蜜和丸如梧桐子大。每服二十丸，空心温酒下，晚再服。

治瘘疮，**狗骨涂傅方**

狗颊连齿骨　煅铁屑　虎屎　鹿角各二两

上四味，烧灰，捣罗为散。每用以猪脂调，内疮孔中，日五六度换，以差为度。

治瘘疮，**麝香散方**

麝香研^②　突厥白　密陀僧研　蜣蜋　石灰研　青蒿心　腻粉研　硫黄研。各半两

上八味，捣研拌匀罗。先以盐浆水洗疮，用散子填满疮口内^③，以帛缚定，三两日，内若有恶物即除去，依前换药，如无不用换，不过三两上，即差。

治瘘疮，昼开出脓，夜复合，**附子涂傅方**

附子一枚。捣末　鲫鱼一头。开去肠肚

上二味，将附子末内鱼肚中满，以泥固济，炭火上烧通赤，取出去泥，研细为末，涂傅疮口内，日用三五次，以差为度。

治远年瘘疮，**黍叶裹傅方**

黍叶

上一味，烂捣，裹傅疮上，日三度。

---

① 分：明抄本、日本抄本、文瑞楼本同，乾隆本作“两”。
② 研：乾隆本、日本抄本、文瑞楼本同，明抄本此后有“一钱”。
③ 内：原作“肉”，文瑞楼本同，据明抄本、日本抄本改。乾隆本无此方。

又方

栝楼根

上一味，捣罗为末，涂傅疮上，日三五度。

治远年瘘疮不差，**僵蚕涂傅方**

白僵蚕炒

上一味，捣罗为末。涂傅疮口内，以熟艾作炷灸之，痒痛，初恶脓出，后清血出，更用蚕末塞疮内，以帛裹定。

治瘘疮，**伊兰草涂傅方**

伊兰草七叶　狗头骨烧过。二两

上二味，捣罗为末。涂傅疮口内，日一换，以差为度。

治瘘疮，**朝生暮落花傅方**

朝生暮落花阴干为末

上一味，取涂傅疮上，日三次。

治瘘疮，**巴豆涂傅方**

巴豆一分。去心、皮、膜，出油尽　肥枣十枚。去核皮

上二味，细研，以水一升煮稀稠如膏，于布中绞取汁，涂傅疮上，日一次。

治瘘疮，**麝香丸纤疮方**

麝香研　石胆研　腻粉　杏仁去皮尖、双仁，炒。各一分　香鼠一枚。去肠胃，洗净，炙干　巴豆一粒。去心、皮、膜，出油尽

上六味，捣研为末，用面糊和丸黍米大，纤在疮内，日一二次。

治下部瘘疮，**砒黄傅方**

砒黄研　蛔虫阴干为末。各半两

上二味，研令匀，傅疮口中，以帛裹定，日二次。

治诸瘘，**鸡子涂傅方**

鸡子三枚。蒸熟，去壳白取黄，炒黑色

上一味，先用盐汤洗疮，后涂傅，日三五次。

又方

腊月猪脂

上取涂傅疮口内，日三五次，用纸贴定，以差为度。

又方

上取新生儿屎一百日已来者，收置密器中。取涂傅疮口内，日三五度，即差。

热　肿

论曰：《内经》谓诸病胕肿皆属于火。故热胜则肿，流走无常，若火炙然，亦或谓之流肿也。此得之风热搏气血而作，熏烁鼓动，流四肢而著腹背，大则如盘，小则如手，甚则熠熠然遍于一体之中，令人五心烦热，唇口干燥，如注之状。治宜汤液荡涤于内，膏傅发泄于外，使热气得通，则肿自消矣。

治热肿热毒，**升麻犀角丸**方

升麻　黄芩去黑心　防风去叉　人参　当归切，焙　黄耆剉　干蓝　甘草炙，剉　栀子仁　黄连去须。各一分①　犀角镑屑。一两　大黄半两　巴豆二十四枚。去皮、膜、心，炒焦，研细

上一十三味，捣罗为末，炼蜜丸如梧桐子大。每服三丸至五丸，温水下，以利为度，不拘时候。

治脏腑久有积热，发为毒肿，向夜疼痛，**漏芦汤**方

漏芦去芦头　升麻　大黄剉，醋炒　黄芩去黑心。各一两　蓝叶　玄参黑坚者。各半两

上六味，粗捣筛。每十五钱匕，水六盏，竹叶二十一片，同煮至三盏，去滓，下芒消半钱匕，分温三服，空心日午夜卧各一，利即减，未利即加服数。

治热肿，**三黄丸**方

黄连去须　大黄剉，炒　黄芩去黑心。各二②两

上三味，捣罗为末，炼蜜丸如梧桐子大。每服十五丸至二十丸，温熟水下，不拘时候。

---

① 分：文瑞楼本同，明抄本、乾隆本、日本抄本作"两"。
② 二：乾隆本、日本抄本、文瑞楼本同，明抄本作"一"。

治热肿惧向暖处，周身毒热蒸人者，**秦皮汤**方

秦皮剉。一两半　防风去叉。三两　车前子微炒。二两　黄连去须。三分

上四味，粗捣筛。每服五钱匕，水一盏半，煎至七分，去滓温服，食后临卧各一。

治热毒肿，**防己丸**方

防己　大黄剉，醋炒。各三两　芍药　槟榔煨。各二两一分　牛膝去苗，酒浸，切，焙　薏苡仁炒　生干地黄焙　枳壳去瓤，麸炒。各二两　麦门冬去心，焙　木香各一两半　桂去粗皮。一两一分　茯神去木。一两

上一十二味，捣罗为末，炼蜜丸如梧桐子大。每服二十丸，渐加至三十丸，食后良久温酒或生姜汤下，日三。

治热毒肿，或身生瘭浆，**铅酒**方

铅五两　酒一斗。无灰者

上二味，将铅熔成汁，投入酒中，又取熔汁再投酒中，如此十度，然后净滤澄清。时饮三合至五合，不可过醉，醉甚则吐，损正气。

治热毒肿或身生瘭浆，**甘草汤**方

甘草炙，剉。二两

上一味，粗捣筛。每服六钱匕，水二盏，煎至一盏，去滓，食后良久及夜卧时各一服。

治热毒肿，**恶实丸**方

恶实炒。二两　山栀子去皮。五两

上二味，捣罗为末，炼蜜丸如梧桐子大。每食后良久熟水下十五丸，日再夜一。

治热毒气肿，**楸叶膏**方

楸叶一秤。立秋日采，切　马齿苋新者半秤。切

上二味，净洗控干，沙盆内烂研取自然汁，重绢滤过，慢火熬成膏，瓷器收之。凡有热肿，先以浆水洗肿处，次以甘草水洗，然后摊药于薄纸或绢上，随肿大小贴之，日再换。

治热毒肿，**麝粉散方**

麝香研。半钱匕　腻粉一钱匕　马兜铃根一分　黄檗半两

上四味，捣研为散。用油调涂，肿立消。

治热肿，**犀角膏方**

犀角镑屑　升麻　山栀子去皮。生用　黄芩去黑心　芍药　芒消　连翘　大黄剉，生用　蛇衔草　白敛生用。各二两　玄参黑坚者。三两　蒴藋切。四两　干蓝叶生用。一两半　生地黄十两。研绞取汁　漏芦去芦头，生用。二两半　猪脂四斤。不入水者，别煎

上一十六味，内十四味剉如麻豆，与地黄汁相和，经宿别煎猪脂，滤去筋膜，停温，入诸药，以微火煎半日，去滓，膏成用瓷合盛。以故帛涂膏贴肿处及疮上。

治一切热肿欲结疮疖，㿠赤疼痛，**拔毒散方**

草乌头去皮脐，生，捣为细末。一两　蚌粉半两

上二味，拌匀。每看多少，临时用新汲水调摊纸上，贴之。

治热肿赤痛，**白龙散方**

蛤粉　白矾各二两　青盐一两

上三味，同研为末。用生油调涂肿处。

治热毒肿，**金花散方**

黄檗二两　雄黑豆一两。紧小者是也　大黄半两

上三味，捣罗为散，浸甘草水调如膏。量肿处大小摊贴，以纸子盖。

治诸热毒肿痛欲成疮疖者，**大黄散方**

大黄　栝楼根　黄芩去黑心　百合　当归切，焙。各半两　葛根一两。剉　黄檗根剉　芒消　赤小豆各一分①　粳米一合

上一十味，剉，焙，捣罗为散。量肿处大小，用新汲水化蜜调药如膏，摊于肿处，纸盖之，一日一换。

治一切热肿毒，**五倍子散方**

五倍子　大黄　黄檗各一两。剉

---

① 分：乾隆本、日本抄本、文瑞楼本同，明抄本作"两"。

上三味，捣罗为散。新汲水调如糊，日三五度，涂傅患处。

治两腿或遍体生热毒疮，爬着清水出，肿烂痒痛不可忍方

上取水杨枝叶，不限多少，水煎减一半，斛内终日浸洗。

又方

豉炒烟尽　黄连去须。各一两

上二味，同捣为末，腊月猪脂和涂之。如湿疮即干傅。

毒　肿

论曰：毒肿之病，风毒结肿于皮肤肌肉之中，亦有根于虚软处，邪气不出，入人腹中，乃至不救。古方谓与风肿不殊，盖以同受于风，特轻重之异耳。令人壮热憎风，比风肿之证，不止为虚浮而已。

治毒肿初结，脓血未溃，发热疼痛，宜先服**五香连翘汤**方

连翘　射干　升麻　独活去芦头　桑寄生　木通　沉香　木香　薰陆香研　麝香研。各二[1]两　丁香一两　大黄炒。三两

上一十二味，㕮咀十味如麻豆大，再入研药和匀。每服五钱匕，水一盏半，煎至一盏，入竹沥三分，再煎一沸，去滓温服，以微利为度。

治一切毒肿，服之肿化为水，**犀角丸**方

犀角镑。三两　升麻　黄芩去黑心　防风去叉　人参剉　当归剉，焙　黄耆剉　干姜炮　蓼蓝焙　黄连去须　甘草炙　栀子仁各四两　大黄剉。三分[2]　巴豆二十枚。去皮、心、膜，炒黄

上一十四味，研巴豆令极细，余并捣罗为细末，入巴豆和匀，炼蜜和丸如梧桐子大。每服五丸，米饮下，加至十丸，以利为度，得利以温浆水粥助之。常服即减丸数，肿消即止。

治毒气攻肌肉中，肿痛寒热，心烦闷，**大五香汤**方

木香　鸡舌香　沉香剉　藿香叶　犀角镑　薰陆香各一两　甘

---

① 二：乾隆本、文瑞楼本同，明抄本、日本抄本作“一”。

② 分：乾隆本、日本抄本、文瑞楼本同，明抄本作“两”。

草炙　升麻　细辛去苗叶　吴茱萸汤洗去涎，炒　麻黄去根节　桂去粗皮。各半两

上一十二味，粗捣筛。每服四钱匕，水一盏半，煎至一盏，去滓温服，不拘时候。

治毒肿，**木香汤**搨方

木香　鸡舌香　鳖甲去裙襕，醋炙　升麻　薰陆香研　乌蔾根　雄黄研　吴茱萸汤洗去涎，炒　甘草炙。各半两

上九味，碎七味如麻豆大，入研药和匀，以水三升，煎至二升，去滓，用故帛三五重浸汤中，更互搨肿上，不计遍数，冷再暖用。夏月去茱萸。

解恶毒风肿，**檀香饮**方

白檀香　沉香各一块，重一分　槟榔一枚

上三味，各于砂盆中以水三盏细磨取尽，滤去滓，银石铫内煎沸，候温，分作三服。

治风毒热结，日夜疼痛，心烦懊闷，**大黄丸**方

大黄切作小块，洒醋微炒。三两　甘草炙。三两　杏仁去皮尖并双仁，研如膏。四两　诃黎勒煨，取皮。三两　芒消研。五两

上五味，先将三味捣罗为末，后入芒消末、杏仁膏同和入，炼蜜为丸如梧桐子大。每服十五丸，温水下。初服未利，加二十丸，腑脏实则三十丸。量虚实服之，以效为度。

治肿毒，**皂荚乳香酒**方

皂荚刺大者一枚，剉作十余片，用乳香一块，鸡头实大，银石器内炒令烟起，入皂荚刺同炒，候香缠在刺上，便入醇酒一盏，同煎令沸，滤去滓，作一服。肿未成者便消，已成者则脓毒自破。

治一切毒肿疼痛，摩风止痛，**玉龙膏**方

栝楼大者一枚。取瓤子，细剉烂为度　零陵香　芍药　藿香叶　甘草炙　黄耆　杏仁汤浸，去皮尖、双仁。各一分　香白芷半两　清油一十两　黄蜡一两半　麝香研。一分①　当归一分　乌蛇酒

---

① 一分：乾隆本、日本抄本、文瑞楼本同，明抄本作"二钱"。

浸取肉，焙。半两①　生姜切。一两

上一十四味，除黄蜡、麝香外，细剉如麻豆大，以油浸于银石器内，慢火养一日，次口添火，熬令黄色，用绵滤去滓，后入黄蜡搅匀，看硬软欲凝，方可下麝香，倾在瓷罐子内，候冷贴肿处。

治恶毒风肿及一切肿毒，**大黄散**揭方

大黄生，剉。五两　白敛生，剉。三两　寒水石生，研　紫葛生用　木香各一两　消石研　黄芩去黑心　大青　苦参剉。各二两

上九味，捣罗七味为细末，入研药，和牛乳调如膏，涂于故帛，揭肿上。随揭即消，干复易之。

治恶毒风肿及白虎风痛，**葱熨方**

酽醋五升。取三年者　葱白切。三升

上二味，相和煮沸，漉出葱，用熟布帛热裹，当肿上熨之，冷即更煮，依前熨，以差为度。

治恶毒风肿热痛，**水银揭方**

水银五十两

上一味，以纸分为两裹，密系头，更以熟绢帛重裹，勿令走失，更互于肿上按揭，觉温即易，置水银裹于湿冷地，不住按揭热毒肿处，尽即止。

治卒得恶毒风肿，不消结成坚核，**莽草散**贴方

莽草剉　附子去皮脐，生，剉　木香　白敛　桂去粗皮。各一两

上五味，捣罗为细末，别以榆根剉，捣绞取汁调药，于故熟帛上贴，干则易之，开一小窍子出毒。

治恶毒风肿，涂令消，**大黄散方**

大黄生，剉　木通剉　葶苈子各二两

上三味，捣罗为细散。以水和，涂肿上，干则易之。

治诸肿毒，**保救膏方**

---

① 半两：乾隆本、日本抄本、文瑞楼本同，明抄本作"一两"。

楸叶五斤　马齿苋连根，三斤。各净洗，切，焙

上二味，用水五斗慢火煮，时将柳木篦搅，至一斗许，住火放冷，滤去滓，将汁再熬令浓，以新瓷罐子盛。用时以鸡翎扫药，如疮肿痛，以软帛子贴之。

追风毒，**消肿散方**

附子生，去皮脐，剉　石硫黄研　天南星生。各半两

上三味，捣罗为细散，醋调涂向肿处，干则易之。

解恶毒风肿，或著人阴，或偏著一边，疼痛挛急，牵引小腹，闷乱难忍，**蘹香草饮方**

生蘹香草不拘多少

上一味，捣绞取汁。每服一合，用温酒三合同煎令沸，空心晚食前温服。

治一切毒肿，不问硬软，**楸叶贴方**

楸叶新摘者

上一味，取十重覆肿上，以故帛裹之，日三度易。如冬月叶干，以盐水浸良久用。或取根皮，剉捣傅之，亦得。

又方

胡葱

上一味，熟捣，和生油调涂之，即差。

治毒肿，**繁柳散方**

繁柳焙干，烧灰。二两　白敛一两　赤小豆一合　大黄剉。一两

上四味，捣罗为细散。以新汲水调和如糊，涂贴肿上，干即易，以差为度。

治毒肿，**灶土涂方**

上取灶底黄土，以醋研和涂肿上，日三五度。

治诸毒肿膏方

升麻　白敛　漏芦去芦头　连翘　芒消各二两　黄芩去黑心　蛇衔草各三两　蘾蘹根四两　山栀子仁二十枚

上九味，捣碎，酒浸半月，以猪膏二升煎之，候气歇膏成，

滤去滓，瓷器盛。涂贴肿处。

治一切热毒肿并乳痈方

木香　紫葛　檀香剉　朴消各二两　赤小豆二合　升麻剉　白
敛　白矾研。各一两

上八味，捣研为散，入水和如稀面糊，以榆皮汁又佳。可随
肿大小涂贴，干即易。

治热毒肿方

蔓菁根　芸薹苗叶根各三两

上二味，捣筛为散。以鸡子清和贴，熠干即易。

治毒肿无定处，或振栗恶寒，或心腹刺痛，**射干饮方**

射干　附子炮裂，去皮脐。各三两　商陆根薄切。二两　赤小
豆炒。三合　麻子一升半①

上五味，㕮咀，以水五升，先煮麻子，取三升，去滓，研麻
子令破，以麻子汁煮药，以豆熟为度，去滓，取二升，分温空腹
四服，日夜令尽。小便利，即毒肿消。

治初觉肿痛，令消，**大黄傅方**

大黄剉，炒。一两　木通剉　葶苈纸上炒　莽草各半两

上四味，捣罗为末。以水和傅之，干即易。

治一切风热毒肿，忽发颈项胸背，才发即封之，使不成脓方

生地黄切。四两　豉三两　芒消五两

上三味，捣令熟烂，傅肿上，厚二分，日五六度傅，消尽
即止。

治肿毒，**蒺藜散贴方**

蒺藜子一升。熬黄，去角

上一味，捣罗为散，麻油和如泥，炒令焦黑，傅故帛上，看
肿大小贴之，勿开孔。无蒺藜子者，以小豆末和鸡子傅之。

---

① 一升半：乾隆本、日本抄本、文瑞楼本同，明抄本作"半升"。

结 阳

论曰:《内经》谓结阳者肿四肢。夫热胜则肿，而四肢为诸阳之本，阳结于外，不得行于阴，则热菀于四肢，故其证为肿。况邪在六腑则阳脉不和，阳脉不和则气留之，以其气留，故为肿也。

治结阳四肢肿满，热菀不散，**犀角汤**方

犀角镑屑　玄参　连翘　柴胡去苗。各半两　升麻　木通剉。各三分　沉香剉　檀香剉　射干去毛　甘草炙，剉。各一分　芒消　麦门冬去心。各一两

上一十二味，粗捣筛。每服五钱匕，水二盏，煎至一盏，去滓，食后温服，日三。

治结阳气壅，四肢肿热，大小便秘涩，**木香丸**方

木香　芎䓖　羌活去芦头　桂去粗皮。各二两　大黄剉如半栗大，醋炒紫色　槟榔煨　郁李仁汤浸，去皮，研如膏。各四两

上七味，先以六味捣罗为细末，入郁李仁再研匀，炼蜜和丸梧桐子大。每服二十丸，或三十丸，生姜汤下，空腹、临卧各一服。

治四肢肿热，气脉壅滞，**防己丸**方

防己剉。三两　牛膝去苗，酒浸，焙　薏苡仁炒　生干地黄焙　枳壳去瓤，麸炒。各二两　芍药去土，剉　槟榔煨，剉。各二两一分　麦门冬去心　木香各一两半　桂去粗皮。一两一分　茯神去木。一两　大黄剉如半栗子大，醋炒紫色。三两

上一十二味，捣罗为细末，炼蜜和丸梧桐子大。每食后，生姜汤下三十丸。

治热菀四肢，肿实不散，令人气壅，**白鲜皮散**方

白鲜皮　黄芩去黑心　升麻　玄参　白蒺藜微炒，去刺　桔梗去芦头，炒　防风去叉　前胡去芦头　百合　甘草炙　栀子仁　茯神去木。各半两　马牙消一两　麦门冬去心。一两半

上一十四味，捣罗为细散。每服三钱匕，食后薄荷汤调下。

治热毒流于四肢，肿痛不消，**升麻汤**方

升麻　大黄剉如半栗大，醋炒紫色。各二两　前胡去芦头　栀子仁　射干去毛，炙。各一两半①　黄芩去黑心　犀角镑屑。各一两　豉炒。半升　羚羊角镑屑。半两

上九味，粗捣筛。每服三钱匕，水一盏半，煎至一盏，去滓，食后温服，日三。

---

① 一两半：乾隆本、日本抄本、文瑞楼本同，明抄本作“半两”。

卷第一百三十六

疮肿门

气肿　风肿　丁肿　诸疥

疮肿门

气　肿

论曰：《内经》谓因于气为肿，四维①相代。则肿毒之作，盖有因于气者，以诸气属于肺，肺主皮毛，气为风邪所搏，则郁而不通，肿见于皮毛②之中。然气虚无形，故状如痈，无头，虚肿而色不变，皮上虽急，动之乃痛。

治毒气在肌肉之中，肿痛寒热，急者数日杀人，若心腹闷③，当急服**大五香汤**方

鸡舌香　沉香　藿香各五两　薰陆香一两　麝香研。一钱　甘草炙　吴茱萸汤洗，焙，炒。各三④分　细辛去苗叶　桂去粗皮。各半两　升麻一两一分

上一十味，除麝香外，粗捣筛，入麝拌匀。每服五钱匕，水一盏半，煎至一盏，去滓温服，日三。

治气肿，走注疼痛不可忍者，**虎骨丸**方

虎胫骨去筋肉，刷洗净，涂酥炙黄　黄耆剉　杜仲去粗皮　附子炮裂，去皮脐。各二⑤两　麝香别研　乳香别研。各半两

---

①　四维：乾隆本、日本抄本、文瑞楼本及《素问·生气通天论》同，明抄本作"四肢"，义同。《灵枢·邪气脏腑病形第四》："心脉……微涩为血溢，维厥，耳鸣，颠疾。"张介宾注："维厥者，四维厥逆也，以四肢为诸阳之本而血衰气滞也。"

②　皮毛：日本抄本、文瑞楼本同，明抄本、乾隆本作"皮肤"。

③　闷：日本抄本、文瑞楼本同，明抄本、乾隆本作"满闷"。

④　三：乾隆本、日本抄本、文瑞楼本同，明抄本作"一"。

⑤　二：乾隆本、日本抄本、文瑞楼本同，明抄本作"一"。

上六味，将四味捣罗为细末，入麝香、乳香，再研令匀，酒煮面糊丸如梧桐子大。每服二十丸，空心温酒下，加至三十丸。

治气肿不消，**犀角汤方**

犀角镑　独活去芦头　生麦门冬去心，焙　大黄剉，炒。各二两　枳壳去瓤，麸炒　木香　沉香　白敛各三两　丁香一两半　玄参九①两　连翘六两　漏芦半两　木通剉　甘草炙　朴消各一两

上一十五味，粗捣筛。每服五钱匕，水一盏半，煎至八分，去滓温服，以利为度。

治气肿，行走无定，或起如蚌，或大如瓯，或著腹背，或著臂脚②，**海藻浸酒方**

海藻洗去咸　赤茯苓去黑皮　防风去叉　独活去芦头　附子炮裂，去皮脐　白术各三两　鬼箭去茎，用羽　当归切，焙。各二两　大黄剉，醋炒。四两

上九味，剉如麻豆，生绢囊贮，以酒二斗浸之，春夏五日，秋冬七日。初服三合，空心午时临卧各一服。若频利即减，未利加至四五合，以差为度。

治气毒肿，疼痛，变走诸处，或牵引小腹及腰脐③痛，**桃仁酒方**

桃仁一升。汤浸，去双仁、皮尖，炒　酒三升

上二味，先乘热捣桃仁如膏，渐入酒，研绞，去滓。每服五合，空心夜卧温服。

治毒气肿，当头上如刺痛④，**甘草酒方**

甘草炙　升麻　沉香⑤剉　麝香别研。各半两⑥　豉一两半

上五味，除麝香外，粗捣筛，入麝香拌匀。每服五钱匕，酒一盏半，煎至八分，去滓，早晚食前各一服，其滓热傅肿上。甚

---

① 九：明抄本、乾隆本、文瑞楼本同，日本抄本作"二"。
② 脚：日本抄本、文瑞楼本同，明抄本、乾隆本此后有"疼痛"。
③ 脐：日本抄本、文瑞楼本同，明抄本、乾隆本作"脚"。
④ 痛：日本抄本、文瑞楼本同，明抄本、乾隆本此后有"不可忍"。
⑤ 沉香：日本抄本、文瑞楼本同，明抄本、乾隆本此后有"五钱"。
⑥ 各半两：日本抄本、文瑞楼本同，明抄本、乾隆本作"一钱"。

者，取豉半升、栀子仁十四枚、葵菜二两，三味用水二升半，煎至一升，滤去滓，温分三服，空心日午晚间服尽为度。

治一切毒肿，或痒或痛，**槟榔散方**

槟榔剉　凝水石煅过。各一两　乌头大者，一枚。去脐皮，生用　吴茱萸一钱半[①]。生用　硫黄半两。研

上五味，为细末，用生油调傅之。

治气肿，其状如痛，虚肿，色不变，皮上急痛，**蒺藜涂傅方**

蒺藜子炒，去角　赤小豆各一两

上二味，捣罗为散。用鸡子白调如糊，涂傅肿上，干即易之。

治气攻肿痛，坐卧不得，**独头蒜涂方**

独头蒜

上一味，去壳，入油少许，同研如泥，涂傅肿上，日三次。

治一切肿，**马齿苋涂方**

生马齿苋

上一味，不以多少，入水捣熟，于铜器中用新汲水沉令冷，傅肿上，热即易。如无，以慎火草代之。

治气肿痛，状如瘤，无头，但虚肿，色不变，皮急痛，**白薇散方**

白薇　防风去叉　射干　术各一两半　当归切，焙　防己　木香　天门冬去心，焙　乌头炮裂，去皮脐　枳壳去瓤，麸炒　独活去芦头　山茱萸　萎蕤各一两　麻黄去根节，汤煮，掠去沫。一两一分　柴胡去苗　白芷　莽草　椒各半两　秦艽去苗、土。二两

上一十九味，捣罗为散。浆水服方寸匕，日三，加至二寸匕，仍以五香汤泻之，次以蒺藜散傅之。本方并在前。

风　肿

论曰：风肿之证，不痛不赤，一身浮肿，起如吹[②]胻，但觉体

---

① 一钱半：日本抄本、文瑞楼本同，明抄本、乾隆本作"两半"。
② 吹：日本抄本、文瑞楼本同，明抄本、乾隆本作"浮"。

冷如石，烦满短气，骨节沉重。此盖阳气不足，腠理虚疏，为风邪所乘，久而不去，复为寒湿所搏，壅塞不通，结盛生热^①，致令身体浮肿，《内经》谓热胜则肿是也。久不愈，则风热积肌肉，溃为肉泥之类，便致危殆。治与水肿不同，宜以通荣卫、去风湿之剂调之。

治一切风毒，头面虚肿瘄麻，遍身风瘙生疮，风气走注，骨肉疼痛，攻刺胸膊头项，热疼冷痹。白虎风，脚手干小；肾脏风，拘急，四肢转动不得，流灌脚膝，上冲眼目，昏暗涩泪赤肿；女人血风，钻刺，四肢胭麻，发落头疼；男子肾脏风，下注变为脚气疮，紫黑胀烂等疾，**龙沙丸方**

天麻 芎䓖 附子炮裂，去皮脐 狗脊去毛 踯躅花 藿香叶 紫葳凌霄花是也 干蝎去土，炒 地龙去土，炒 藁本去苗、土 白芷 乳香研 枫香脂研 白僵蚕炒 蒺藜子炒，去角 独活去芦头。各半两 白花蛇酒浸，去皮、骨，炙 麻黄去根节 萆薢 败龟醋炙。各一两 乌头炮裂，去皮脐。二两

上二十一味，捣罗一十九味为末，与二味研者和匀，炼蜜丸如弹子大，别以丹砂一分，龙脑、麝香各二钱，同研为衣。每服一丸，空心薄荷温酒嚼下。

治诸风肿，**犀角饮方**

犀角镑 玄参 连翘 柴胡去苗。各半两 沉香 甘草炙，剉 檀香 射干去须。各一分 芒消生用 麦门冬去心，焙。各一两 升麻 木通剉。各三分

上一十二味，粗捣筛。每服五钱匕，水一盏半，煎至八分，去滓温服，食后良久及夜食后各一服，利多即减。

治风毒肿满，**黄耆丸方**

黄耆剉 枳壳麸炒，去瓤 威灵仙米泔浸洗，焙干，木石臼中捣。各一两

上三味，为细末，以软饭和丸如梧桐子大。每服三十丸，温

---

① 结盛生热：日本抄本、文瑞楼本同，明抄本、乾隆本作"结成风热"。

酒下，不拘时。

治诸风毒气，身体疼痛，面目暴肿，肿连手足，**生犀汤方**

生犀角镑。三分 贝齿生用，先捣后研。一两 羚羊角镑。一两半 升麻一两三分①。生用

上四味，粗捣筛。每服三钱匕，水一盏，煎至六分，食后去滓服，日二夜一。

治风气攻头面浮肿，烦渴，心中躁闷，腹肚②胀满，小便秘涩③，**茯苓饮方**

赤茯苓去黑皮 郁李仁去皮 赤芍药各一两半 大腹二枚，并子 百合 柴胡去苗 桑根白皮剉 陈橘皮汤浸，去白，焙④ 枳壳去瓤，麸炒 知母剉，焙。各一两

上一十味，粗捣筛。每五钱匕，水二盏，煎至一盏，去滓，入芒消末一钱匕，更煎沸，分温二服，空心夜卧各一。

治诸风肿欲成脓，**射干汤方**

射干去须 玄参坚者。各二⑤两 连翘 犀角镑 紫檀香 沉香剉 升麻各一两

上七味，粗捣筛。每服五钱匕，水一盏半，煎至八分，去滓，入芒消末半钱匕，更煎沸，食后夜卧温服，若利即减。

治风毒攻冲，头面虚肿，**羚羊角饮方**

羚羊角镑 犀角镑 羌活去芦头 槟榔剉 人参各一分 当归切，焙。半分

上六味，粗捣筛。分作四服，每服用水二盏，煎至一盏，去滓，空心临卧温服，余滓重煎。

治风肿，**当归汤方**

当归切，焙。二两半 甘草炙，剉。一两半

---

① 一两三分：日本抄本、文瑞楼本同，明抄本、乾隆本作"三分"。
② 腹肚：日本抄本、文瑞楼本同。明抄本、乾隆本作"腹胁"，义胜。
③ 涩：日本抄本、文瑞楼本同，明抄本、乾隆本此后有"消风止渴"。
④ 焙：日本抄本、文瑞楼本同，明抄本、乾隆本作"炒"。
⑤ 二：日本抄本、文瑞楼本同，明抄本、乾隆本作"一"。

上二味，粗捣筛。每服五钱匕，水一盏半，煎至八分，去滓温服，空心午时夜卧各一。

治风肿，**祛风散涂方**

天南星　白矾　草乌头去皮脐

上三味，等分，并生为细末。每看肿处，用酒调，鸡翎刷之。如风毒肿甚者，生姜自然汁调，刷之立消。

治风肿，**木香散傅方**

木香　枫香脂各半两　生菖蒲一两

上三味，捣研细罗为散，醋调傅之。

治风肿，**大麻仁傅方**

大麻仁生用　赤小豆生用。各二合

上二味，捣研极细，冷水调傅之。

治风毒攻肌肉，皮肤浮肿，忽在脚，忽在手，**蛇床汤洗方**

蛇床子一升。生用

上一味，以水一斗，煮至五升，去滓，通手淋洗。

治风毒肿，**蝙蝠粪涂方**

蝙蝠粪

上一物，研细，以冷水调，涂之。

治卒风肿，**芸薹膏方**

芸薹子一升

上一味，以米醋二升，略煎三五沸，漉出，烂研，渐入醋调，绢绞取汁。又取桂二寸捣末，杏仁四十九粒生用，汤退去皮尖、双仁，亦烂研，生姜三两捣汁相和，然后取天灵盖两片，各如掌大，洗去土，烧灰，捣罗如粉，与诸药和匀，以火养成膏。旋取贴于风肿上，不过三两次，其肿自消。

治风毒肿，**紫檀涂方**

紫檀香二两。剉　芒消半两

上二味，水磨。每用浓者三合涂肿处，干即易。

治风毒攻肌肉，皮肤浮肿，或在脚，或在手，**桑枝汤洗方**

桑枝切　槐枝切。各一升

上二味，以水一斗，煮取七升，去滓淋洗^①。

治风毒攻肌肉，皮肤浮肿，或在脚，或在手，**芎䓖汤**洗方

芎䓖二^②两　苦参三两

上二味，细剉，以水一斗，煮取七升，去滓淋洗。

治风肿，**蚕砂熨方**

晚蚕砂　盐各不拘多少

上二味，相和炒熟，布裹熨之，冷即再炒。或入少许醋，尤佳。

治风肿，**杏仁膏方**

杏仁生用。五合

上一味，烧令烟出，罯^③灭细研，取驼脂二两熬，滤去筋膜，和匀成膏，傅肿上，点烛遥炙。

治风肿^④，**蒴藋煎方**

蒴藋根洗，切。八^⑤斤

上一味，烂研，以水三斗浸，绞取汁，熬如稠膏，取猪脂一斤熔，去滓，下火停，冷，与前膏和匀，更煮三五十沸。每服一匙至二匙，空心临卧热酒调下。又取涂摩患处。

治卒得风肿，**磨桂涂方**

桂不拘多少。去粗皮

上一味，以醋于砂盆内磨，涂风肿上，火炙干，又涂之。

治风毒攻肌肉，皮肤浮肿，或在脚，或在手，**附子汤**洗浸方

附子生，去皮脐，剉。四两

上一味，用水一斗，煮至七升，去滓热洗，余滓更煮，洗。

治风毒攻肌肉，皮肤浮肿，**马蓝汤**洗方

---

① 洗：日本抄本、文瑞楼本同，明抄本、乾隆本此后有"日二，以差为度"。

② 二：明抄本、乾隆本、文瑞楼本同，日本抄本作"一"。

③ 罯（ǎn俺）：覆盖。《广韵·合韵》："罯，覆盖也。"唐·元稹《大云寺》诗："果枝低罯罯，花雨泽氛氲。"

④ 治风肿：日本抄本、文瑞楼本同，明抄本、乾隆本作"风毒攻肌肉，浮肿，或在手，或在脚"。

⑤ 八：乾隆本、日本抄本、文瑞楼本同，明抄本作"一"。

马蓝切。五升

上一味，以水一斗五升，煮取八升，淋肿处。

治风毒攻肌肉，皮肤浮肿，**蒴藋汤洗方**

蒴藋苗①切。五升

上一味，以水一斗，煮取七升，去滓淋洗。

治风毒攻肌肉，皮肤浮肿，**白杨汤洗方**

白杨皮取东南面皮，去地三尺以来，去苍皮，勿令见风，细切。半斤

上一味，用水一升，煎至七分，去滓热洗，以肿消为度。

丁 肿

论曰：丁肿者，由风邪毒气入于肌肉所生也。凡有十种：一者，疮头乌而强凹；二者，疮头白而肿实；三者，疮头如豆垽②色；四者，疮似㿔红色；五者，疮头内有黑脉；六者，疮头赤红而浮虚；七者，疮头㿔而黄；八者，疮头如金箔；九者，疮头如茱萸；十者，疮头如石榴子。亦有初如风疹，搔破青黄汁出，里有赤黑脉，而小肿；亦有全不令人知，忽衣触手摸著则痛，若故取便不知处；亦有肉突起如鱼眼之状，赤黑，碜痛彻骨，久结皆变至烂疮，疮下深孔如大针穿之状。初作时，突起如丁盖，故谓之丁疮，令人恶寒，四肢强痛，兼切切然③牵疼，一二日，疮便变焦黑，肿大光起，根硬，不可近，犯之则痠痛。其发于手足头面骨节间，为气血所会，尤宜速治，不然，毒气入腹，烦闷，恍惚如醉人，则治法无所施矣。

治紫靥丁疮，不疼，硬肿，腋下有根如鸡卵，**白石脂散方**

白石脂烧 赤石脂各半两 雄黄一分 乳香二钱

上四味，研为末。未破者，用朴消水调贴；已破有脓者，

---

① 苗：日本抄本、文瑞楼本同，明抄本、乾隆本作"根"。

② 豆垽：文瑞楼本同，明抄本、乾隆本、日本抄本作"㻋垽"。豆垽、㻋垽，义皆顺，此状白色渣滓貌。

③ 切切然：意谓因身体疼痛而引起的内心忧烦貌。

干贴。

治丁肿方

河东柳宗元，元和十一年得丁疮，凡四十日。他药傅之，皆莫能去。长乐贾宣伯教用蛴螬心①，一夕而穴，百苦皆已。明年正月，因食②羊肉又大作，再用之，亦如神。蛴螬心，腹下度取之，其肉稍白者是也。以此贴疮，半日许，可穴再易，血尽根出愈矣。

日本国传治丁疮巴豆涂方

巴豆十粒　半夏一枚　附子半枚　蛴螬一枚

上四味，各为末，以人粪相和。看疮大小，作纸圈子围疮口，以药泥疮上，绢贴之，一日三易。

治丁肿，地骨皮散方

地骨皮捣末。半两　小麦　麻子各十粒。烧灰　绯帛方五寸。烧灰　曲头棘刺二七枚。烧灰　半夏七枚。炒黄，捣末　乱发一团如鸡子。烧灰

上七味，研和令匀。每服二钱匕，空心温酒调下，至晚再服。

治丁肿，牛黄散方

牛黄一粒如大豆　绯帛方一尺　乱发二团如鸡子大③　曲头棘刺二十枚　赤小豆二七枚④　地骨皮二两。末

上六味，将四味以绯帛裹，于熨斗内烧灰，细研为散，入地骨皮末和匀。每服二钱匕，空心温酒调下，日晚再服。

治丁肿痈疽等，丁香散方

丁香七枚　绯帛方一尺　曲头棘刺　腊月大豆黄各一两　母猪屎三块如鸡子大　盐一分　乱发一团如鸡子大⑤　苍耳子半两

上八味，将七味以绯帛裹，于熨斗内火烧令烟尽，细研为散。每服二钱匕，空心温酒调下，盖覆取汗。若汗不出，任意饮酒，

---

① 心：日本抄本、文瑞楼本同，明抄本、乾隆本此后有"贴之"。
② 食：日本抄本、文瑞楼本同，明抄本、乾隆本此后有"鹅"。
③ 二团如鸡子大：日本抄本、文瑞楼本同，明抄本、乾隆本作"一两"。
④ 二七枚：日本抄本、文瑞楼本同，明抄本、乾隆本作"二十一粒"。
⑤ 一团如鸡子大：日本抄本、文瑞楼本同，明抄本、乾隆本作"三钱"。

以汗为度。

治丁肿，**蛇蜕散方**

蛇蜕皮一两半。白者　露蜂房半两　乱发一团如鸡子大。童子者妙

上三味，剉碎，于熨斗内烧灰，细研为散。每服二钱匕，空心米饮调下，盖覆出汗，更服。

丁肿涂傅诸药后如犯触者，服**苍耳散方**

苍耳子二七[①]粒　露蜂房一两　曲头棘刺二七[②]枚　绯帛方五寸　乱发一团如鸡子大[③]　青蒿二七[④]茎　丹砂一分。研，别入

上七味，将六味剉碎，于熨斗内烧灰，细研为散，入丹砂末和匀。每服二钱匕，空心温酒调下，日晚再服。

治丁肿，**露蜂房散方**

露蜂房　乱发　蛇蜕　棘针各三[⑤]两

上四味，以绯帛裹，于熨斗内烧灰，细研为散。空心温酒调下一钱匕，晚再服，根自出。

治丁肿毒气，**白牙涂傅方**

白马牙烧，研　附子捣为末　雄黄研　半夏捣为末。各半两　猪脂四两。熬，去滓

上五味，将四味捣研为末，以猪脂调如糊。先以针刺疮头，即涂傅，日三五上，疮根烂，再涂，以差为度。

治丁肿，**大黄散傅方**

大黄剉，炒　秦艽去苗、土　藜芦去芦头　石硫黄研　硇砂研。各一两

上五味，将前三味捣罗为散，与后二味研者和匀，水调涂傅，日三五次，以差为度。

---

① 二七：日本抄本、文瑞楼本同，明抄本、乾隆本作"二十一"。
② 二七：日本抄本、文瑞楼本同，明抄本、乾隆本作"二十七"。
③ 一团如鸡子大：日本抄本、文瑞楼本同，明抄本、乾隆本作"一两"。
④ 二七：日本抄本、文瑞楼本同，明抄本、乾隆本作"二十一"。
⑤ 三：日本抄本、文瑞楼本同，明抄本、乾隆本作"一"。

又方

曲头棘刺二百枚。剉　陈橘皮汤浸，去白，切。二两

上二味，以水五升，煎至一升半，去滓，分温三服，空心日午晚间各一，以差为度。

治一切丁肿，**苍耳膏方**

苍耳根茎叶不拘多少

上一味，烧灰研细，以醋泔淀调如糊，涂傅，干即再涂，以差为度。

又方

铁浆不限多少

上一味，每日食后饮一盏，即差。

治丁肿，**斑猫傅方**

斑猫一枚。捻破　蒜皮一片

上二味，取针拨破疮头，内斑猫于疮口中，以蒜皮盖定，日一度，根出，差。

治丁肿，**白僵蚕散傅方**

白僵蚕半两。炒，为末

上一味，刮开疮头，上傅之，日三，根烂即出。

治丁肿，**胡麻涂傅方**

胡麻烧灰　针砂各半两

上二味，和研令细，用醋调如糊。涂傅肿上，日三易，差。

又方

雄黄研。一分

上一味，细研为散。每日三五度，傅肿上，如干，用醋涂，以差为度。

治丁肿，内①消，**棘针散方**

棘针倒勾多年者，三十二②枚　大豆黄生用。四十枚　绯头罨三

---

① 内：日本抄本、文瑞楼本同。明抄本、乾隆本此前有"初起令"，语义尤顺。

② 三十二：明抄本、乾隆本、文瑞楼本同，日本抄本作"二十二"。

条，每条阔一寸　乱发如鸡子大三团①

上四味，分作三分，各将绯一片，裹棘针豆了，用发一团缠裹，令周匝牢固，各于炭火上烧令烟尽。先研两团令细，温酒半盏调下，候觉疮四边软，即差。过半日未效，更服一团，必差。差后犯之，当有三五头，赤黑脓出，不经犯者十八②日，差，慎毋忽。

治丁肿方③

干姜炮　胡椒炒　龙骨碎　斑猫　皂荚去皮，炙。各一两

上五味，捣筛为末，以酒和，封贴。日一度，更服后药。

治丁肿毒气，**二灰散涂方**

棘针倒勾烂者。三枚　丁香七枚

上二味，同于瓶内烧令烟断，研细，以未满月孩子粪和，涂肿上，日三两度。

诸　疥

论曰：字书以疥有介守之义。言虽微小，介然守形体而难治也。是以疥有五名，皆因风热邪气客于肌肤之间，久则化而为虫，时作痛痒，故作为疮脓。煴赤痛痒者，谓之大疥；皮肉隐起结根，搔之不痛，谓之马疥；搔痒皮起，谓之干疥。三者为重，以风④热深在肌肉故也。若水疥瘖癗如癗浆，湿疥疮小而汁出，特风热淫于皮肤之间，故浅而轻也。然皆风热之客，故皆有虫。或以谓蛲虫内出，理或然也。治宜疏风涤热，当以熏浴傅涂之法，与汤液并行则善矣。

治遍身疮疥，风毒瘙庠，**苦参散方**

苦参　白花蛇酒浸，去皮、骨，炙。各一两　黄连去须　当归

①　如鸡子大三团：日本抄本、文瑞楼本同，明抄本、乾隆本作"一两"。
②　十八：日本抄本、文瑞楼本同，明抄本、乾隆本作"七八"。
③　治丁肿方：日本抄本、文瑞楼本同，明抄本、乾隆本及日本抄本旁注作"干姜胡椒傅方，治一切丁肿恶毒"。
④　风：日本抄本、文瑞楼本同，日本抄本旁注作"湿"，明抄本、乾隆本作"风湿"。

切，焙。各三分①　人参　玄参　丹参　沙参　芍药　蒺藜子炒，去角　防风去叉。各半两

上一十一味，为细散。每日不拘早晚，温酒调二钱匕，日二。

治遍身疥疮不差，**快肌丸方**

威灵仙去土。一两半②。为细末　猪胆三枚

上二味，取胆汁和末，丸如梧桐子大。每服二十丸，荆芥汤下，不拘时候。

治一切风疮疥癣，皮肤瘙痒，搔成瘾胗，**防风丸方**

防风去叉　蝉壳　猪牙皂荚酥炙，去皮子。各一两半③　天麻二两

上四味，捣为细末，用精羊肉煮熟捣烂，以酒熬为膏，丸如绿豆大。每服三十丸，荆芥酒或茶汤下。

治风毒疥癣，**加减八风散方**

独活去芦头。一两　防风去叉　黄耆剉　甘草炙令赤色，剉。各一两一分　玄参　苦参　芎䓖　秦艽去苗、土。各一两　白术炒令紫色　松脂各一两一分　蛇床子三分　黄连去须　芥子　天门冬去心，焙。各一两半　丹参　人参　防己　芍药　白敛　细辛去苗叶　桂去粗皮　蒴藋各一两　蒺藜子炒，杵去尖　枫香脂各一两一分　麻黄去根节　杏仁去皮尖、双仁，炒　木通剉　甘菊花　白芷各一两　山茱萸一两一分　生干地黄焙。二两　地骨皮　菖蒲各一两一分　磁石三两。以火烧通赤，入酒中淬十遍　远志去心。一两

上三十五味，捣罗为散。每服二钱匕，空心用生姜、蜜汤调下，晚再服，渐加至三服。

治遍身疮疥风毒，或痒或痛，**苦参散方**

苦参三两　人参　丹参　沙参　玄参各一两　秦艽去苗、土。一两半　白鲜皮　升麻各一两一分　枳壳去瓤，剉，炒令黄色。一两　栀子仁三分　犀角屑一两　黄芩去黑心　芍药各一两一分　当

---

① 三分：乾隆本、日本抄本、文瑞楼本同，明抄本作"一两"。
② 一两半：日本抄本、文瑞楼本同，明抄本、乾隆本作"三两"。
③ 一两半：日本抄本、文瑞楼本同，明抄本、乾隆本作"二两"。

归切，焙。一两半　蒺藜子炒，杵去尖。一两　防风去叉。一两一分　白花蛇炙令黄色，去皮、骨。二^①两　黄连去须。一两半

上一十八味，捣罗为散。每服二钱匕，用温酒一盏调下，日晚再服。

治疥疮，痒痛不止，**大黄丸方**

大黄剉，炒。二两半　防风去叉　黄耆剉　黄连去须。各一两半　漏芦去芦头。一两　秦艽去苗、土　苦参　乌蛇酒浸，炙黄，去皮、骨。各二^②两

上八味，捣罗为末，炼蜜为丸如梧桐子大。空心温酒下二十丸，晚再服。

治诸疥，**苦参丸方**

苦参四两　玄参　栀子仁　独活去芦头。各二两　黄连去须。一两半　大黄剉碎，炒香熟　甘菊花　防风去叉　枳壳去瓤，麸炒　黄芩去黑心。各一两

上一十味，捣罗为末，炼蜜为丸如梧桐子大。每日空心以温酒下二十丸，日晚再服，以差为度。

治疥癣久不差，**乌蛇散方**

乌蛇酒浸，炙黄色，去皮、骨。二两　漏芦去芦头。一两半　大黄剉碎，炒令香熟　羌活去芦头　丹参　沙参　玄参　五加皮剉　甘草炙赤色，剉　白僵蚕炒　干蝎炒，去土。各一两　麻黄去根节。二两　附子炮裂，去皮脐。半两

上一十三味，捣罗为散。每服食后薄荷汤调下二钱匕，至晚再服，以差为度。

治诸疥，风虚恶疮，**五参散方**

人参　玄参　丹参　沙参　苦参各一两　蒺藜子炒，杵去尖　秦艽去苗、土。各半两　栀子仁　枳壳去瓤，剉，炒令黄色。各三分　黄芩去黑心。半两　乌蛇酒浸，炙，去皮、骨。一两　独

---

① 二：日本抄本、文瑞楼本同，明抄本、乾隆本作"三"。
② 二：明抄本、日本抄本、文瑞楼本同，乾隆本作"一"。

活去芦头　茯神去木　山芋　麻黄去根节　细辛去苗叶　防风去叉。
各半两

上一十七味，捣罗为散。每服三钱匕，空心熟水调下，日晚
再服，以差为度。

治干湿疥，**赤小豆散方**

赤小豆三合。炒干，内醋中，如此七遍　人参　甘草炙令赤色，
剉　瞿麦穗　白敛　当归切，焙　黄芩去黑心　猪苓去黑皮　防风
去叉。各半两　黄耆剉　薏苡仁　升麻各三分

上十二味，捣罗为细散。每服三钱匕，空心以粥饮调下，日
二夜一。

治干疥瘙痒，久不差，**黄耆丸方**

黄耆二两。剉　乌蛇四两。酒浸，去皮、骨，炙令黄　川乌头
三两。炮裂，去皮脐　附子二两。炮裂，去皮脐　茵芋二两　石南
一两　秦艽二两。去苗

上七味，捣罗为末，炼蜜和捣三二百杵，丸如梧桐子大。每
服三十丸，食后以荆芥汤下，以差为度。

治遍身生疥干痒，搔之皮起，**秦艽丸方**

秦艽二两。去苗　黄耆二两。剉　乌蛇四两。酒浸，去皮、骨，
炙令微黄　漏芦一两半　防风一两半。去芦头　黄连一两半。去
须　苦参二两。剉　川大黄二两。剉碎，微炒　麻黄二两。去根节

上九味，捣罗为末，炼蜜和捣三二百杵，丸如梧桐子大。每
服三十丸，食后温酒下，日进二服。

治风毒疮疥，一切风壅等，**槟榔煎丸方**

槟榔剉　羌活去芦头　独活去芦头　枳壳去瓤，麸炒　白牵牛
略炒　黑牵牛略炒。各半两

上六味，同杵，罗为末，用大皂荚一尺以上者一梃，接汁煎
膏和丸如梧桐子大。临卧，温酒或熟水下三十丸，量人虚实加减。
久患疮疥，服之立愈。

治一切风热疥疮攻注，**牵牛子丸方**

牵牛子一两。一半瓦上炒，一半生用　蘹香子一两。微炒　陈

橘皮二两。水浸于瓦上，去白，焙干

上三味，为细末，用生姜汁煮面糊，为丸如绿豆大。每服空心临卧用炒盐汤下十丸。

治疮疥岁久不愈，**乌龙丸**方

牵牛子不拘多少。瓦上铺，下慢火逼，不得搅，待其香，即时取下，半生半熟，放冷，作细末

上以皂荚二大梃，水一大碗，揉取汁，滤过，银石器内熬成膏，入牵牛末同和丸如梧桐子大。食后临卧温酒下二十丸，或觉微利，便不须服，所患疮疥立止，不过三五服。

治干湿疥，满身作疮，不可疗者，**何首乌洗汤**方

何首乌　艾等分。细锉

上二味，相度疮多少用药，并水煎令浓，于盆内盛洗之。

治疥及风瘙苦痒，**丹参洗汤**方

丹参　苦参各四两　蛇床子半两

上三味，剉捣，以水一斗，煎取六升，滤去滓，温洗疮上，用故帛拭过，以药涂摩，日三五度，即差。

治诸疥疮，**神捷散**方

吴茱萸一两　赤小豆四十九粒　白蒺藜一两　白芜荑仁半两　轻粉五钱匕　石硫黄少许。研

上六味，捣研为散，令匀。每用生油调药半钱匕，于手心内摩热后，遍揩周身有疥处便睡，睡觉，其疥自愈。

治诸疥，**砒黄熏**方

砒黄研　雄黄研　石硫黄研。各半两　熟艾五两。末

上四味，同研和令匀，将药铺在纸上，令匀，紧卷如饼馓样，用面糊黏却，切为四段。患人早食及大小便了，当仰卧，安药于四口瓦，内两腋下、两腿下，以火烧烟出。先用旧布单盖上，以厚衣覆，不令通风，候汗出，至晚药烟尽，即去药瓦，以差为度。

治诸疥，**乌头散**方

乌头　吴茱萸　石硫黄　茛菪子各一两

上四味，捣罗为散，用生油调如糊，涂患处，日三五度，即差。

治恶疥疮，**鸡子涂方**

鸡子七枚。煮熟取黄，铛中熬成膏　腻粉　乱发灰　白矾灰各一分[1]　石硫黄半两。研

上五味，除鸡子外，研为末，入鸡子膏和研令匀，涂傅患处，日三五度，即差。

治疮疥，**藜芦膏方**

藜芦去芦头。一两半　石硫黄研　猪牙皂荚　乳香各半两。研　附子一分　杏仁去皮，研。半两　腻粉一分　巴豆去壳，研。半分　猪胆二枚　酥二两　白矾灰研。一分　猪脂五两

上一十二味，捣研九味为末，先熬脂、酥、胆汁令沸，即下诸药末，搅令匀，以瓷合盛。每日涂摩三五度。

治诸疥，**硫黄涂傅方**

石硫黄一钱。研　蜀椒去目及合口者　吴茱萸　黄檗各一两

上四味，捣研为散，用生油调如糊，涂傅疥上，日二三。

治干疥久不差，皮肤瘙痒方

水银一分。并胡粉点少水，研令星尽　胡粉一两　蛇床子半两。捣为末　黄连三分。去须，捣为末

上四味，细研令匀，以生麻油和如稀膏。每用药时，先以盐浆水洗，后以药涂之，干即更换，不过三五度，差。

治皮肤风热，生疥干痒，宜涂**皂荚膏方**

猪牙皂荚　腻粉　硫黄细研　臭黄细研　白矾灰　黄蜡　巴豆去皮　乌头生用　吴茱萸已上各一分

上九味，捣罗为末，以研令匀，先入麻油三二合，以慢火销蜡尽，搅和令匀，日二涂之。

又方

白矾一两。烧灰　硫黄一两。细研　黄连一两半。去须，末　雌黄一两。细研　蛇床子三分。末

上五味，细研令匀，炼猪脂油和如饧。每用，先以盐浆水洗

---

① 分：明抄本、乾隆本、文瑞楼本同，日本抄本作"两"。

令净，拭干涂之。

治疥疮生干痂，痒不止方

皂荚一两　臭黄一两

上二味，捣罗为细末，以醋二升熬成膏涂之，日二三易。

又方

猪脂一斤　巴豆半两。去皮，研烂　蜡半两　硫黄一分。末

上四味，先煎猪脂令沸，入巴豆煎，候次下蜡令熔，又下硫黄末，搅令匀，盛于瓷合内。日三五度，涂之。

又方

硫黄一两　消石半两

上二味，细研如粉，以生麻油调，涂之。

治一切疥，风痒瘑疮等，**乌蛇散方**

乌蛇酒涂，炙，去皮、骨。二两　羌活去芦头　白鲜皮　苦参　枳实去瓤，麸炙　蒺藜子炒，去角　人参　黄芩去黑心　山茱萸　漏芦　牡蛎熬　附子炮裂，去皮脐　白僵蚕炒　玄参　甘草炙，剉　秦艽去苗、土　防风去叉　甘菊花择。各一两

上一十八味，捣罗为细散。每服五钱匕，空心酒调下。

治一切癣疥癫疮，**祛风丸方**

槐牙焙干　皂荚牙焙干。各一斤　苦参三两　防风去叉　羌活去芦头。各一两三分①　乌蛇一条。酒炙，去皮、骨　使君子一两半

上七味，捣罗为末，炼蜜和丸梧桐子大。每服三十丸，空心酒下，夜蜜汤下。

治脾肺风毒攻冲，生疥癣方

升麻　桃白皮　苦参各半两

上三味，细剉，用水二斗，煎取一斗，去滓，候温洗之。

治癣疥方

白矾灰　石硫黄

---

① 一两三分：日本抄本、文瑞楼本同，明抄本、乾隆本作"三两"。

上二味，等分，捣为末，和生油调，涂之。

治一切恶疥疮方

黄檗末　石灰研

上二味，等分，研令极细，以生麻油和如薄面糊，净洗疮，涂四五遍，差。

治疮疥甚者，乌豆煎方

乌头一两。每枚四破之　大豆一两半

上二味，同入砂瓶，煮极烂。每服乌头一片，豆少许，空腹酒下。

卷第一百三十七

疮肿门

诸　癣

论曰：癣之字从鲜，言始发于微鲜，纵而弗治，则浸淫滋蔓。其病得之风湿客于腠理，搏于气血，气血否涩，久则因风湿而变化生虫。故风多于湿则为干癣，但有周郭皮枯瘙痒，搔之白屑起者是也。湿多于风则为湿癣，周郭中如虫行，浸淫赤湿，搔痒汁出是也。风折于气血则为风癣，痹瘅不知痛痒是也。如钱形然则为圆癣，如雀目然则为雀目癣，亦皆赤痛而瘙痒。又或牛犬所饮，刀刃磨淬之余水，取以盥濯，毒气传人，亦能生癣。故得于牛毒者，状似牛皮，于诸癣中最为痹厚，邪毒之甚者，俗谓之牛皮癣。狗癣，白点而连缀。刀癣，纵斜无定形。凡此八者，皆风湿毒气折于肌中，故痛痒不已。久而不差，又俱谓之久癣。

治多年诸癣，医治不效者，**乌蛇丸方**

乌蛇酒浸，去皮、骨，炙　天麻各二两　槐子半斤　附子生，去皮脐，小便浸一宿　白附子炮。各一两　干蝎炒　白僵蚕炒　羌活去芦头　乳香研。各一两半　苦参十两①

上一十味，捣罗为细末，用生姜自然汁和蜜各一斤，熬成膏，入前药和捣，丸如梧桐子大。每服二十丸，空心温酒下，夜卧荆芥汤下。

治一切癣，**槐芽丸方**

---

① 十两：日本抄本、文瑞楼本同，明抄本、乾隆本作"半斤"。

槐芽暴干　皂荚芽暴干。各一①斤　苦参三两　使君子　防风去叉　羌活去芦头。各一两半　乌蛇一条。酒浸，去皮、骨，炙

上七味，捣罗为末，炼蜜丸如梧桐子大。每服二十丸，空心温酒下，至晚再服。

治一切干湿癣，**三味乌蛇散方**

乌蛇酒浸，去皮、骨，炙。一两　干荷叶半两　枳壳去瓤，麸炒。三分

上三味，捣罗为散。每服一钱匕，空心蜜酒调下，日晚再服。

治一切风癣，皮肤瘙痒，**苦参丸方**

苦参水浸一宿，剉，焙　乌蛇酒浸，去皮、骨，炙。各四两　菖蒲二两

上三味，捣罗为细末，炼蜜丸如梧桐子大。每服三十丸，温熟水下，不拘时。

治一切癣，**三神丸方**

蒺藜子炒　海桐皮剉　草乌头盐炒熟，去盐不用。各一两

上三味，同捣为细末，面糊和丸如绿豆大。每服十丸至十五丸，温酒盐汤任下。

治一切风癣，**煮肾散方**

附子炮裂，去皮脐　椒红各半两

上二味，同捣为细末，用猪肾一对，竹刀切开，去筋膜，每只入药末一钱匕、盐一捻相合，布线缠缚，以好酒一盏，于瓷器内煮约七八分熟。五更初，不得漱口及语话，去线，旋旋嚼，细呷煮药汁送下，食少白粥投之，当晚微利，次日煮熟吃，须连日服，服尽再作。

治一切癣，**防风散方**

防风去叉　母猪肉各二两

上二味，同煮数沸，去猪肉，取防风焙干，捣罗为散。每服一钱匕，白汤点服，不拘时。

---

① 一：日本抄本、文瑞楼本同，明抄本、乾隆本作"半"。

治一切癣，**苦参丸方**

苦参用皂荚十梃，椎碎，同以水煮皂荚，烂为度，拣出苦参，切，暴干，将皂荚汁滤去滓，再熬成膏　威灵仙洗泽，暴干。各三①两

上二味，捣罗为末，以皂荚膏和丸如梧桐子大。每服二十丸，空心温酒下，至三十丸。

治一切癣，**菖蒲酒方**

菖蒲细切。五斗

上一味，以水一石五斗，煮取三斗，去滓，入酝米二斗，如酒法，候熟，旋取饮，令极醉，即愈。

治干癣，**一抹散方**

天南星　草乌头各一枚。生用

上二味，捣为细散。用羊蹄根捣，绞自然汁调涂，不过三两上，差。

治一切干湿诸癣，岁久不差，**蛇床子汤**浴方

蛇床子　白土　羊蹄根　葛根　苦参　菖蒲　莽草各三分　黄连去须。半两

上八味，细剉，以水五斗，煎至三斗，滤去滓，温暖淋洗癣上，三日后，重暖药汤，更洗之，不过三五度，差。

治一切癣，**漏芦膏方**

漏芦　地榆　附子去皮脐　杏仁汤浸，去皮尖、双仁。各一两　藜芦去芦头　木通　莽草　白芷　吴茱萸　细辛去苗叶。各半两　蜀椒去目并合口　蜡各二两　清油一斤②

上一十三味，细剉十一味，先熬油令沸，下诸药煎，候白芷赤黑色，停冷，绵绞去滓。拭铛令净，再下油并蜡同煎，候蜡熔尽，瓷合盛收。旋涂患处，仍用后丁香散粉之，日三五上，差。

治一切癣，涂漏芦膏后宜傅**丁香散方**

丁香捣末　虾蟆灰各一两　麝香研。一分　五倍子捣末　白矾

---

① 三：日本抄本、文瑞楼本同，明抄本、乾隆本作"五"。
② 清油一斤：日本抄本、文瑞楼本同，明抄本、乾隆本作"麻油四两"。

熬令汁枯，研　腻粉各半两

　　上六味，合和为散。傅于癣上，以差为度。

　　治一切癣，**抵圣散方**

　　草决明焙，捣末。半两　腻粉一分

　　上二味，合和为散。先以布揩癣令赤，次以醋调药涂之，当汁出痛解，即差。

　　治干湿癣风癣，不拘年月，**定粉膏方**

　　定粉　水银　白芜荑　胭脂各一分[①]

　　上四味，同研令匀，用陈猪脂一两同研成膏。先用汤洗，后以膏子临卧涂之，一上便差。本法猪脂须用十年以上者，今若无，但陈者亦得。仍用后方淋洗[②]。

　　楝实半升。无实用根、皮代　楝叶及嫩枝剉　凌霄叶及藤剉。各一升　丹参　枳壳去瓤　蛇床子　地榆　皂荚各三两。并细剉　苦参三[③]两。细剉

　　上九味，同煎浓汁，热洗患处。

　　治一切新久干湿癣，**僵蚕散方**

　　白僵蚕炒，去丝。四十[④]枚　斑猫二十枚，全者。生用　腻粉一钱

　　上三味，捣研为细末。干癣用生油调涂，湿癣只干揩贴之，并候黄水出，及数数痒痛，永除根本，亦无瘢痕。

　　治一切干湿癣，**如圣散方**

　　风化石灰半两　铅丹二钱　腻粉一钱　石硫黄半钱

　　上四味，同研如粉，用生油调。先以布揩破癣涂之，未涂药间，煎葱白甘草汤淋洗。如换时，亦依此。

　　治一切干湿癣，**沉香沥方**

　　沉香　柏节　杉节　松节各半斤

---

　　①　分：日本抄本、文瑞楼本同，明抄本、乾隆本作"两"。

　　②　洗：日本抄本、文瑞楼本同，明抄本、乾隆本此后有"治一切新久干湿癣，楝实汤洗方"。

　　③　三：日本抄本、文瑞楼本同，明抄本、乾隆本作"四"。

　　④　四十：日本抄本、文瑞楼本同，明抄本、乾隆本作"一"。

上四味，剉如指面大，以布囊盛，置于沤麻水中，浸一食久，漉出沥干。取一枚白坩，穿底下作一孔，如鸡子大，以松叶一枚安孔上，以药囊坐坩内，以盐一升盖上，以黄泥固济坩，令厚三五分，以炭火于坩口烧之，坩下安碗一口，滴药汁于碗中。候烟尽，即取碗中药汁涂傅疮癣上，日三五次，以差为度。白秃、疽疥、恶疮并治之。

治一切干湿癣，**梅实膏方**

乌梅十四枚。取肉　大蒜十四头。去皮，切　屋尘细筛　盐各三合

上四味，先研乌梅，次下大蒜、屋尘、盐等，和研令细，以醋调成膏。取涂癣上，日三五度，即差。

治一切干湿癣，痒痛不可忍，**龙脑膏方**

龙脑　石硫黄　斑猫去翅、足　腻粉各半两

上四味，细研为末，用面、油调成膏。发痒痛时，抓破涂之，日三五度，即差。

治一切干湿癣，**胡粉膏方**

胡粉二[①]两　水银一分[②]

上二味，和研令匀，以醋调成膏涂之，仍以纸贴，日三五上。

又方

蛇床子　驼脂

上二味，先研蛇床子令细，以驼脂调成膏涂之，日三五上，即差。

治一切癣不差，**水银膏方**

水银半斤[③]　腊月猪脂二斤半

上二味，先熬脂令熔，次下水银，以马通火熬七日七夜，候冷取出，去水银，只取猪脂。每日三五度，摩涂癣上，令热即差。其水银不妨他用。

---

① 二：明抄本、日本抄本、文瑞楼本同，乾隆本作"一"。

② 分：日本抄本、文瑞楼本同，明抄本、乾隆本作"两"。

③ 半斤：日本抄本、文瑞楼本同，明抄本、乾隆本作"一两"。

又方

乳牛尿一升　羊蹄根半斤。切

上二味，将羊蹄根先以米泔清渍一宿，暴干，次内牛尿中，渍一宿，暴干，再渍再暴，尿尽为度，捣罗为末。以猪脂调，涂癣上，日三五次。

又方

乌头十枚

上一味，剉碎，以水五升，煮至二升，温洗癣上，日三度，即差。

治一切久癣，积年不差，四畔潜侵①，复变成疮，疮色②赤黑，痒不可忍，搔之血出，**黄连膏方**

黄连去须，为末　黄檗去粗皮，为末　豉研细　蔓菁子为末　杏仁汤浸，去皮尖、双仁，细研。各半③两　水银一④钱

上六味，先以水银于掌中，唾研如泥，次入乳钵内，下生油一合，和匀，次入药末，同研成膏，瓷合盛。日三五度，取涂癣上，即差。

治一切癣，**狼牙膏方**

狼牙捣　雄黄研　丹砂研　硫黄研　雷丸捣　白矾熬令汁枯，研　藜芦去芦头，捣。各一分⑤

上七味，细罗为散，蜜调成膏。涂癣上，日三遍，取差为度。

治一切癣，**雀粪涂傅方**

雀粪　酱瓣水洗令净。各半两

上二味，合和细研，涂傅癣上，日三两次。

治一切癣，**水银膏方**

水银一分　芜荑仁研末　姜黄捣末。各半两　酥二两

---

① 侵：日本抄本、文瑞楼本同，明抄本、乾隆本作"浸"。
② 色：原作"包"，文瑞楼本同，据明抄本、乾隆本、日本抄本改。
③ 半：日本抄本、文瑞楼本同，明抄本、乾隆本作"一"。
④ 一：日本抄本、文瑞楼本同，明抄本、乾隆本作"五"。
⑤ 分：日本抄本、文瑞楼本同，明抄本、乾隆本作"两"。

上四味，先煎酥和水银，以柳椎研搅，候水银散，即下芜荑、姜黄末搅匀，瓷合盛。旋取涂癣上，日三两次。

治一切癣，**雄黄膏方**

雄黄研末　石硫黄研末　羊蹄根湿者　砂糖色白者　荷叶新者。各一两

上五味，先以羊蹄根、白糖、荷叶于乳钵内，细研如泥，次入雄黄、硫黄末，同研成膏，瓷合盛。取涂癣上，日三度。如药干，旋添少许蜜调之。

治一切癣，**附子散方**

附子炮裂，去皮脐。半两　皂荚一梃。去皮子，炙　吴茱萸汤洗，焙，炒。一两

上三味，捣罗为散。先用新布揩癣令湿，然后涂药，日三两上。如干癣，以醋调涂。

治一切癣，**独活散方**

独活半两　附子炮裂，去皮脐。一两

上二味，捣罗为散，以酒调和如糊。先用皂荚水洗癣上，然后涂之，日二度。

治一切癣，**大黄散方**

大黄如枣大一块①　斑猫全者，七枚

上二味，捣研为细散，以酽醋调如糊。先揩破癣疮，然后涂药，候干洗之。

治诸癣，**七星散方**

干蝎七节者　白僵蚕直者。各七枚

上二味，捣罗为散。每服三字，用好酒一盏，入羊蹄根汁并蜜少许调服。晡时一浴，仍用羊蹄根渟揩浴。

治一切风癣及诸般癣，瘙痒，搔之不已者，备急**羊蹄根涂方**

羊蹄根　草乌头

上二味，净拂多人行砖土，滴好醋，先磨草乌头约一分，次

---

① 　一块：日本抄本、文瑞楼本同，明抄本、乾隆本作"二枚"。

磨羊蹄根二分，爬发令痒，以指点药抹之。仍吃煮肾散，相为表里。煮肾散方在前第六方。

治一切干湿癣，**白矾涂方**

白矾一两。研为末

上一味，用醋调如糊，涂摩癣上，日三五度，即差。

治一切干湿癣，**炙鱼涂方**

鱼不问色目

上一味，火上炙，皮微焦，乘热去皮、骨，取肉研，涂癣上，日三五度，即差。

治一切癣，**半夏散方**

半夏二两

上一味，捣罗为散，以陈酱汁调和如糊，涂摩癣上，日两三度，即差。

治一切癣，**艾汁涂方**

艾一两。细剉

上一味，以酽醋半升，煎取浓汁，去滓，涂摩癣上，日三五度，即差。

治一切癣，**蒿穗傅方**

蒿穗二两。黄燥者

上一味，捣罗为散，以醋调和，涂摩癣上，日三两度，即差。

治一切癣，**楮汁涂方**

楮木白汁不拘多少

上一味，先以新布揩癣微破，然后涂药，日二上，即差。

治一切癣，**桃叶汁涂方**

桃叶一两。日中时采

上一味，研绞取汁，涂摩癣上，日三度，即差。

治久患湿癣不差，**蛇床子散方**

蛇床子　黄连去须　腻粉

上三味，等分为散，用小油调，涂之。腻粉多入不妨。

治湿癣痒，搔之有黄水，杀虫，**卢会散方**

卢会一两。研　甘草半两

上二味，为散和匀。先用淡浆水洗，后用药，不过三两度。

治多年湿癣，**荆芥散方**

荆芥穗不拘多少

上一味，以瓦罐子盛，盐泥固济，只留一窍，用炭火烧，候出清烟，便拨去火，用湿泥塞了窍子，放冷取出，碾为细散。每用末五钱匕，入麝香一钱匕、腻粉五钱匕，同研匀细，先以口含盐浆水抓洗令破，帛子揾了，生油调药涂之。

治湿癣，**英粉散方**

英粉炒黑，细研。二两　藜芦去芦头，为末　马肠根为末。各一分

上三味，和研令匀，用生油调如粉，涂癣上，日三度。

治湿癣，痒不可忍，**黄檗散方**

黄檗去粗皮　黄连去须　胡粉研。各一两　雌黄研细。半两

上四味，捣研为散。先以米泔清洗净，拭干傅药，日三两度，即差。

治干癣积年痂厚，搔之黄水出，遇阴雨即剧方

巴豆一枚

上一味，于炭火上烧之令脂出，即于斧上以脂研之，如杏仁沫，薄涂之，不过一两度，差。

治湿癣方

上于日未出时，取独行羊蹄根，不得令见风，切捣如泥，著少盐，于日中暴两食久，涂之。

又方

上用鲫鱼一头，净拭并全使，将石硫黄一两，粒如鸡头实大，送入口中，令深入鱼腹。然后用净砖一口，安于灶下灰火中，翻覆煨，令鱼干焦黄色，碾作末，入腻粉二钱匕，拌令匀，生油调，涂疮疥。

治一切癣疮方

乌蛇半斤。以酒浸一宿，取肉炙干　羌活去芦头。四两　麝香

一钱。研

上三味，捣罗前二味为散，入麝香同研。每服二钱匕，空心温酒调下，日三服。

治疥癣，**苦参丸方**

苦参四两 玄参 山栀子仁 独活去芦头。各二^①两 黄连去须。一两半 黄芩去黑心 枳壳去瓤，麸炒 大黄剉，炒 防风去叉 菊花各一两

上一十味，捣罗为末，炼蜜为丸如梧桐子大。每服三十丸，暖酒下。

治疥癣，**五参散方**

乌蛇去皮、骨，酒炙焦 麻黄去节 大黄各二两 白附子炮。半两 漏芦去芦头。一两半 沙参 玄参 五加皮剉 干蝎去土，炒 丹参 白僵蚕炒 羌活去芦头 甘草炙。各一两

上一十三味，捣罗为散。每服二钱匕，用薄荷汤调下。

治诸疮癣疥，**防风散方**

防风去叉 天麻各二两 陈橘皮汤浸，去白，焙。一两

上三味，捣罗为细散。每服三钱匕，空心酒调服。

治诸疥癣久不差者，**徐长卿散涂方**

徐长卿 苦参 附子生，去皮脐 吴茱萸洗，焙干，炒 旱莲子 细辛去苗叶 石硫黄 菖蒲 半夏生用

上九味，等分，捣罗为细散。先以油煎葱白，色黄，将油和药末涂，仍先以汤浴了手腿，并用被覆，更将火桶子安被内，盖令热，两上差。

治干湿癣，痒痛不可忍方

羊蹄根一两 黄连去须。二两 蛇床子半两

上三味，捣罗为末，用腊月猪脂调令稀，涂癣上，良。

治诸癣并面上风刺方

上取葛勒蔓草头一把，勿令人知，盐挼涂疮，三五上，永差。

---

① 二：明抄本、日本抄本、文瑞楼本同，乾隆本作"三"。

面上疮，取子为末，空心酒调下三钱匕。

治白秃疮，**荷叶汤**方

裹盐①　荷叶　藤瓢等分

上二味，剉碎，水煎浓汁，洗三五度，差。

治一切癣疥，**山栀子散**方

上捣山栀子仁为细末，炒过，以蜜蒸三五度了，五更酒调下一匙头许。

治诸疮癣，**黄麻散**方

大黄剉，炒。四两　天麻　羌活去芦头。各二两

上三味，为细散，酒煎三钱匕服。

代②　指

论曰：疮发指端，爪甲脱落，名曰代指。盖爪者，筋之余，筋骨热盛，注于指端，故其指先肿热焮痛，结聚成脓，甚则爪甲脱落。世或谓之遭指、沦指，又名代甲，其实一也。此病类于指疽，然无蕴毒，故色不黯黑，虽久亦不杀人。

治代指，筋骨脏腑中热，焮赤③肿痛，**漏芦汤**方

漏芦去芦头　升麻　大黄剉，炒　黄芩去黑心。各一两　玄参三④分

上五味，粗捣筛。每服五钱匕，水一盏半，竹叶二七片，同煎至一盏，下芒消末一钱匕，再煎沸，去滓，空心温服。如已得利，即去芒消。

治代指肿痛，**蓝花汤**方

蓝花　漏芦去芦头　大黄剉，炒　升麻　黄芩去黑心。各一两

上五味，粗捣筛。每服五钱匕，水一盏半，竹叶二七片，煎

---

① 裹盐：日本抄本、文瑞楼本同，明抄本、乾隆本作"干"。

② 代：原作"伐"，文瑞楼本同，据明抄本、乾隆本、日本抄本及《肘后备急方》《小品方》《诸病源候论》改。

③ 赤：原无，日本抄本、文瑞楼本同，据明抄本、乾隆本补。

④ 三：乾隆本、日本抄本、文瑞楼本同，明抄本作"五"。

至一盏，下芒消末一钱匕，再煎一沸，去滓，空心温服。如已得利，去芒消。

治代指，虽无蕴毒，筋骨中热气尚盛，**升麻汤浸方**

升麻　甘草各半^①两

上二味，细剉，以水二升，煎至一升，去滓，下芒消末半^②两搅匀，温浸指上数十遍，冷即再暖，以差为度。

治代指，**硇砂饼方**

硇砂末。一钱　白面一两

上二味，研匀，以唾和作饼子，贴指上，即差。

治代指掣痛，**酱蜜涂方**

酱汁一合　蜜一两

上二味，和煎令沸，稍热涂傅，日五七上，即差。

治代指疼痛欲脱，**猪脂汤**方

猪脂五两　盐半两

上二味，先熬脂令沸，下盐搅匀，温浸指上，即差。

治代指，**栀子汤**方

栀子仁　甘草各一两

上二味，细剉，以水二升，煎至一升半，去滓，温浸指上，日三五度，差。

治代指，**麻黄汤**方

麻黄去根。二两

上一味，细剉，以水二升，煎至一升半，去滓，温浸患指，日三五度，差。

又方

地榆二两

上一味，细剉，以水三升，煎至二升，去滓，温浸患指，冷即再暖。

---

① 半：日本抄本、文瑞楼本同，明抄本、乾隆本作"一"。
② 半：日本抄本、文瑞楼本同，明抄本、乾隆本作"一"。

又方

芒消

上一味，煎汤浸之。

治代指肿痛，浆水渍方

浆水

上取一升，以盐半两和煎令沸，温浸患指，日三五度，差。

治代指，地龙散方

地龙干者。不拘多少

上一味，捣罗为散。以猪膏调傅患指，日三两上，差。

又方

梅核仁不拘多少

上一味，细研，以米醋调傅患指，日三五度，差。

治代指，为五脏气流注十二经脉，热冲手指，热汤蘸方

上以热汤急蘸五七度，次以冷水浸之，又复如此三度，便涂羊胆即差。未成脓者，此方甚效。或以猪胆盛代指，缠之亦得。

治代指，粟米粉方

粟米粉不拘多少

上一味，入铁铛中熬赤，以众人唾调，涂患指，厚半寸，日三上，即差。

又方

盐不拘多少

上一味，以小便调，涂患指上，以故帛裹之一二日，用镵针刺血，再涂即差。

治代指卒肿痛不可忍方

酒糟不拘多少

上一味，取昼夜裹之，即差。

治恶指疼肿，诸治不差方

杨蔺菌子不拘多少

上一味，以瓶子一枚，先装灰火了，入菌子，于上以纸裹瓶口，作一孔子，将指头入，熏疮。

又方

以湿泥厚裹，于煻火内煨令燥，去泥，皮皱，愈。

又方

以羊胆涂之，即不结脓。

又方

以糯米炒令焦，脂和为膏贴之，干即易。

卷第一百三十八

疮肿门

诸丹毒　痱疮　肉刺　恶脉　追蚀一切疮肿

疮肿门

诸丹毒

论曰：热毒之气，暴发于皮肤间，不得外泄，则蓄热为丹毒。以其色如涂丹之赤，又复阳气伏于皮中，故谓之丹也。热气慓悍，其发无常处，大则如掌，甚则周流四体[1]，不急治，或至坏烂出脓血。若发于骨节之间，则支断如截。毒气入腹，则能杀人。治法用镰割，明不可缓故也。

治丹毒游走及鱼脐疮，**硇砂丸方**

硇砂研　雄雀屎　桂去粗皮　獭胆[2]去膜　砒黄　丹砂研细。各一分[3]　麝香研。一钱　白蜡一两半　天南星三分　鹈鹕嘴半两

上一十味，除蜡外，捣研为末，先将蜡于瓷器内慢火上熔，下药调，为丸如梧桐子大。先用针拨破疮口，入一丸，醋调面，涂故帛，贴两宿，痛止即揭去，收药丸可再用。

治丹毒游走，揩洗后，**漏芦汤方**

漏芦去芦头　白敛　麻黄去根节，汤煮，掠去沫　黄芩去黑心　升麻　白薇　芍药　大黄剉　甘草炙。各一两

上九味，粗捣筛。每服五钱匕，水一盏半，煎至八分，去滓，食后温服，至晚再服，以差为度。

治丹毒流移不定方

生羊肉牛肉亦得

---

① 四体：文瑞楼本同，明抄本、乾隆本、日本抄本作"四肢"，义同。

② 胆：日本抄本、文瑞楼本同，明抄本、乾隆本作"肝"。

③ 分：日本抄本、文瑞楼本同，明抄本、乾隆本作"两"。

上一味，薄切作片，贴丹上，频易。

治丹毒发背诸肿方

马齿苋

上一味，熟捣傅之，频易。不住者，得蓝淀和之，更佳。

治丹毒痈疽，始发焮热，浸淫长大，**黄芩汤**搨方

黄芩去黑心 升麻各一两半 黄连去须 芎䓖 大黄各一两 甘草炙，剉 当归切，焙 羚羊角镑。各半两

上八味，细剉。每用一两，以水五盏，煎至三盏，去滓，下芒消半两搅匀，以故帛三两重浸药汁，温搨患处数十遍，早晚用之，以差为度。

治丹毒，**吴蓝汤**搨方

吴蓝一两 生地黄三分 升麻 石膏 黄芩去黑心 犀角镑 白敛 栀子仁 大黄各半两

上九味，细剉。每用半两，以竹沥一盏、水七盏，同煎至四盏，去滓，以故帛浸搨患处，日五七次。

治丹毒，**升麻汤**搨方

升麻二两 漏芦 黄芩去黑心。各三两 栀子去皮。一①两

上四味，细剉。每用半两，以水五盏，煎至三盏，去滓，下芒消二钱匕，搅匀，以故帛三两重浸汤中，温搨患处数十遍，日两次。

治风丹，**胡粉涂傅方**

胡粉 赤小豆 糯米 山茱萸 黄连去须。各一两 水银半两

上六味，除水银外，捣罗为散，生油调如糊，后取水银于掌中，以津唾研如泥，入药内研匀。先以椒汤洗丹上，拭干，用药涂傅，日三两遍。

治赤黑丹，**羚羊角散涂傅方**

羚羊角烧灰。三两

上一味，研为散，以鸡子白调如糊，涂傅患处，日三两次。

---

① 一：日本抄本、文瑞楼本同，明抄本、乾隆本作"二"。

治丹毒如手掌大，身体赤发，痛痒微肿，**赤小豆涂傅方**

赤小豆

上一味，捣罗为末，以鸡子白调如糊，涂丹上，干即易。

治赤黑丹，**鹿角散涂傅方**

鹿角烧灰。五两

上一味，细研为散，炼猪脂调和，涂患处，日三次。

又方

猪屎烧灰

上一味，细研为散，以鸡子白旋调如糊，涂傅丹上，日三五次。

又方

豉一两　香薷　蓼叶各半两

上三味，合和，入酒少许，细研成膏，涂患处，干即易。

治丹毒，遍身赤肿，**生萝摩汁涂傅方**

生萝摩

上一味，捣绞取汁，涂丹上，日三五次。

又方

茺蔚草　蛇衔草　慎火草各一两

上三味，剉，捣令熟，水调傅患处，日数次。

又方

恶实根五两。取时勿令见风及鸡犬

上一味，剉捣令熟，水调傅患处，干即易。

治一切丹胗方

生蛇衔草剉　生地黄切　慎火草　五叶草　水萍　豉　大黄生，剉　山栀子仁　黄芩去黑心　芒消碎　五叶藤

上一十一味，但得一味，不拘多少，捣贴之，即差。干即入鸡子清少许调。

治诸丹毒方

上取芸薹汁，入大黄末、芒消、生铁衣，相和涂之，佳。

治火丹热毒之气，五色无定，宜先宣转，然后用药，**鸡苏涂方**

捣生鸡苏，厚涂之。

又方

捣苎麻根傅之。

又方

赤小豆一升，羊角一对，同烧存性为末，和蜜傅之。

又方

研豉和屋尘，等分，以苦酒调傅之。

又方

水磨羚羊角，服之妙。

又方

取连钱草，以盐挼傅之。

痱疮

论曰:《经》谓汗出见湿，乃生痤痱。盖热盛汗出，阳气发泄而腠理疏，反以寒水洗浴，则热气内郁于皮腠之间，轻则为痱，重则为痤也，世俗通谓之痱子疮。其状，皮肉如毫针所刺，遍体细疮如麸片，愈而复发者是也。

治痱子瘙痒，**楝花粉**傅之方

苦楝花不拘多少。焙干

上一味，捣罗为细末，入蚌粉、滑石末各少许，研匀，日频傅之。

治痱子磨破成疮，宜用止痛生肌**赤石脂散**方

赤石脂细研　黄檗去粗皮，到　腊茶末。各半两　白面二两　龙脑半钱。细研

上五味，捣研为细散。每用时，绵揾扑之。

治夏月痱子，**葛粉**方

葛粉三两　甘草生用，为末。一两　石灰微炒。半两

上三味，研细末。每用时，绵揾扑之。

治痱疮痒痛，**龙脑粉**方

龙脑一钱　粟米粉五两

上二味，研细末，先用枣叶汤洗，后绵揾扑之。

治夏月痱疮，**丹垩散方**

上取旧屋梁上刮取旧赤白，罗末傅之。

治夏月痱盛，**滑石粉方**

滑石研　绿豆粉研　枣叶干者，为末。各一两

上三味，合研为细末，遍傅之。

治暑月肌肤疮烂，或因搔成疮者

取干壁土，揉细末傅之，随手即差。

肉　刺

论曰：肉刺者，生于足指间，形如硬胝，与肉相附，隐痛成刺，由靴履急穿①，相摩而成②。

治肉刺方

肥皂荚一梃　无食子三枚

上二味，同烧令烟断，细研，以酽米醋于砂盆中，别磨皂荚如糊，和末傅之。

治肉刺方

薰陆香　石硫黄

上二味，等分，同研令匀，涂肉刺上，以烧钗烙之，效。

治肉刺方

猪脘　枫香脂研细

上二味，先研猪脘令烂，次入枫香脂末，相和成膏。挑剔刺处令净，以药傅之。

治肉刺方

柏木上白胶　松脂各一两　黄蜡半两

上三味，同于火上熔成膏，候冷贴之，用物系定。

---

① 穿：明抄本、日本抄本、文瑞楼本同，乾隆本作"窄"。

② 成：日本抄本、文瑞楼本同，明抄本、乾隆本此后有"名为肉刺，俗呼为鸡眼睛是也"。

治肉刺方

蟾酥五片。汤中浸湿　腻粉一钱

上二味，将蟾酥于盆子中，以腻粉同和令匀。先用针拨破头边，然后涂药密裹之。

治肉刺久不差方

松脂　乳香各一分

上二味，同研令匀细。先用针拨破，后以药傅之，密封系。

治肉刺结硬方

上用针挑破，以鸡子白点三两度，即落下。

治肉刺方

上捣白芥子如粉，以醋调傅之，密封系，经宿揭去，自然落下。

治肉刺方

上用羊脑髓傅之，验。

取肉刺方

上捣乌梅肉和醋封之，当日拔根出，永除。

取肉刺方

上以硇砂少许和胶令消，匀贴之，根即出。

恶　脉

论曰：恶脉之病，其状赤络忽起，𪔣𪔣而聚，若死蚯蚓之状，又若水在脉中，长短随络脉所生。得之春冬恶风入于络脉而不散，则血脉瘀结而成是疾。久不治，则结脉变为瘘病[①]。

治恶脉肿毒，毒气攻脉中，卒肿痛结作核，或似痈疖而非，时使人头痛寒热气急者，数日不除　**五香汤加茱萸犀角汤**方

木香　藿香叶　沉香　薰陆香　鸡舌香　吴茱萸汤洗，微炒　犀角镑。各一两

上七味，粗捣筛。每服五钱匕，水二盏，煎至一盏，去滓，

---

① 恶脉之病……变为瘘病：此65字源自《诸病源候论》卷三十一"恶脉候"，文字稍有出入。

空心温服，日晚再服。其滓热搨肿上，冷即易之。

治恶脉毒肿，**升麻汤方**

升麻一两　乌梅肉。二两　山栀子仁二十枚

上三味，粗捣筛。每服五钱匕，水二盏，煎至一盏，去滓，空心温服，日晚再服。余滓热搨患上。

治恶脉肿毒，**木香汤方**

木香　吴茱萸洗，焙，微炒　升麻　薰陆香　鸡舌香　雄黄　甘草炙　鳖甲醋浸，炙，去裙襴　射干各半两

上九味，粗捣筛。每服五钱匕，水二盏，煎至一盏，去滓，空心温服，日晚再服。

治恶脉毒肿，**黄耆散涂傅方**

黄耆细剉。四两

上一味，捣罗为细散，水调傅上，日三五度。

又方

漆头菌茹二两

上一味，捣罗为细散，水调傅上，日三五度。

追蚀一切疮肿

论曰：痈肿若寒多及毒深，外证虽结聚靳硬不消，疼痛难住[1]，未能溃化，或已穿穴，经久不差。在外者须以药蚀，在里者须以药纴，令毒气发泄，荣卫流通，则痈疽得差矣，所以有追引蚀痈之方。

治痈疽肿未有头，疼痛不可忍，**透肌丸方**

硇砂研　斑猫去翅、足，米炒　乌头尖

上三味，等分，捣研为末，醋煮面糊，丸如小豆大。捻令扁，贴在疮上，却用膏药花子盖，以透为度。如恶物出尽，次用后方合疮口，生肌散。

---

① 住：文瑞楼本同，日本抄本作"往"。明抄本、乾隆本作"任"，义胜。

生肌散方

白矾烧令汁尽。一两　黄连末一分　轻粉一钱

上三味，同研细，不拘多少，掺疮口上，候生肉满，脓水尽，疮口干，即止。

治痈肿疔毒，出脓疼痛，**追脓散方**

湿生虫五十枚。瓦上焙干　小麦五十^①粒　麝香研。半钱匕

上三味，捣研为末。每用一字，纤在疮内。

治肿毒未成，头热痛方

蛴螬不计多少

上一味，生研细，入少面并醋三两滴调，纸花子上摊，剪一眼子，时以水润，觉药力尽再用，候痒揭去，自然脓出。

治痈疽已溃，蚀恶肉，**追毒丸方**

巴豆去皮、心、膜。十四枚　白丁香二十一枚　豆豉二十一粒　屁盘虫七枚

上四味，同研细，滴水，丸捻如雀粪大，纤疮内，追汁尽即止。

治疮疔痈疽等无头者，**通关^②膏方**

乳香　轻粉各等分

上二味，研匀，津唾调，涂肿处，以纸贴之。

治痈疽疮疔未有头，**射疮坏脓丸方**

砒霜半钱　白矾　铅丹各一字^③

上三味，同研细，以面糊丸如麻子大。先于毒处安药一丸，外以膏药花子掩定，微觉痒痛即脓出。

治一切痈疮未破，**败毒丸方**

巴豆去皮、心、膜。三枚　铅丹少许

上二味，同研；入生面少许，再研匀，丸如麻子大。每以一丸安疮口，外以膏药贴之，脓即出。

---

① 五十：日本抄本、文瑞楼本同，明抄本、乾隆本作"五十三"。
② 关：日本抄本、文瑞楼本同，明抄本、乾隆本作"闗"。
③ 字：日本抄本、文瑞楼本同，明抄本、乾隆本作"两"。

治痈疖多日不熟无头者，**栝楼酒方**

栝楼一枚　甘草二寸①

上二味，剉碎，用酒一盏，水一盏，量人虚实，入腻粉少许，煎三五沸，去滓。临卧温服，夜半疏动一行，其疮自消。

治痈未有头使必穴方

茅锥十枚。尖正、全具者

上一味，以水煎十数沸，服之立溃。若两茎即生两孔，或断折一锥为二，亦两孔。

治痈疽发背，热毒攻燉，肌肉赤色，疼痛欲成脓，令速溃，**丁香散方**

丁香　赤小豆各半两　寒水石二两　羊桃根　消石研　大黄各一两　木香　白敛　榆皮剉　防己各三分

上一十味，捣罗为散，先以雄雀屎七粒、乳香一小块细研，以醋调和，涂疮头上。以醋调药末如糊，摊故帛上，贴之，干则易。

治发背痈疽，一切疮肿未溃，疼痛寒热，渴躁不食，解毒，**犀角散方**

犀角镑。一分　人参　甘草炙　栝楼实　大黄炒。各半两　芎䓖一两　赤茯苓去黑皮　葛根剉　槟榔生，剉　木香各三分

上一十味，捣罗为散。每服二钱匕，粥饮调下，以差为度。

治肿毒及痈疖不穴，**葱香涂傅方**

煨葱一茎　乳香如枣核大，一粒

上二味，烂研，涂肿上，即溃。

治痈疖无头，**咽葵子方**

葵子一合

上以津咽三五粒，多咽即头出多。假令咽一粒，即穿一穴也。随痈疖大小，不可过多。

治痈肿速穿坏，**雀粪涂傅方**

---

① 二寸：日本抄本、文瑞楼本同，明抄本、乾隆本作“五钱”。

雄雀粪二十一枚

上用醋研，和如糊，涂傅肿上，脓便出。未穴再涂，即破。

治热痈肿结热，振焮欲作脓，**地黄膏**涂贴方

生地黄三斤。细切，捣绞取汁

上一味，于铜器内慢火煎，搅成膏。取傅肿处，以故帛涂贴之亦得，日三五次易，即溃。

卷第一百三十九

金疮门

金疮统论

论曰：金刃所伤，疮有微甚，生死所系，要在原经络所在，观变动之形，察微妙之脉。昔人谓天窗、眉角、脑户、臂里跳脉、髀内阴股、两乳上下、心鸠尾、小肠①及五脏六腑腧，皆不可伤，此所谓原经络所在也。破脑出血，戴眼直视，不能语言，咽中沸声，口急唾出，两手妄举，肌肉不生，按之干急，或青黄汁出，或疮边寒清，肉消臭败，或前出赤血，后出黑血，或血出不止，白汁随出，此所谓观变动之形也。诊其脉，虚细小者生，微缓而迟者生，反此为难愈，此所谓察微妙之脉也。三者兼得，则治疗庶几矣。至于忌嗔怒及大言笑，思想阴阳，行动作劳，勿食酸咸热酒羹臛之类，此乃人所易为者，今兼叙之。

金疮血不止

论曰：血行脉中，周行灌溉而无穷已。金刃所伤者，深则其流湍激，若海泄河决，御之至难，要在杜其冲溢之势，外观其形，内订其脉之如何。若血出不断，其脉大而止者，为难治。若血出不止，前赤后黑，或黄或白，肌肉腐臭，寒冷靬急者，亦为难治。不可不察也。

治金疮，止血闷及疼痛，**麻黄散方**

---

① 小肠：日本抄本、文瑞楼本同，明抄本、乾隆本作"小腹"。

麻黄去节。一两半　甘草炙　白芷　附子炮裂，去皮脐　干姜炮　当归切，焙　续断　黄芩去黑心　芍药　芎䓖　桂去粗皮。各半两

上一十一味，捣罗为散。每服二钱匕，温酒调下，空腹日午夜卧各一服，可加至三钱匕。

治刀斧所伤并箭伤，血出不止，诸药贴不住者，**神奇散方**

麒麟竭研　没药研　自然铜煅令紫[1]　天南星炮　干姜烧灰　铅丹炒黑　腻粉　瓦藓各一分　麝香研。少许

上九味，捣研为散，拌匀。每用药贴疮，先以盐水洗过，烧葱研汁，涂疮上，然后干掺药贴之。

治金疮，定痛止血灭瘢，**麒麟竭散方**

麒麟竭别研　突厥白别研。各二[2]两　密陀僧别研如面。一两　石灰以小便一斗浸三五日，后飞淘极细，暴干。秤一斤

上四味，合研令细。但是金刃所伤，厚以散傅之，以帛封裹，勿令著外风及露水，三日后开，不见瘢痕。

治刀刃所伤，血出不止，**南星散方**

天南星三枚。切，焙　铅丹半[3]钱

上二味，捣罗为散，干贴立定。

治金疮，血出痛甚，**槟榔散方**

白槟榔剉　黄连去须。各一两

上二味，捣罗为散，傅之，血断痛止。

治一切刀斧所伤，血出不止，并久患恶疮，**如神散方**

龙骨研　虎骨炙，研　铅丹以火烧令通赤。各半[4]两　丹砂研　腻粉各一钱　麝香研。少许　乳香一块，皂子大。研

上七味，同研极细。一切疮，以黄连汤或盐汤洗，拭干，掺药在疮上，不得以衣沾著疮口。

---

① 煅令紫：日本抄本、文瑞楼本同，明抄本、乾隆本作"煅七次"。
② 二：乾隆本、日本抄本、文瑞楼本同，明抄本作"三"。
③ 半：日本抄本、文瑞楼本同，明抄本、乾隆本作"一"。
④ 半：日本抄本、文瑞楼本同，明抄本、乾隆本作"一"。

治金刃所伤，血出不止，**黄连散方**

黄连去须　槟榔剉，生用　木香^①　白芷各半两

上四味，捣罗为散，掺所伤处，血即止。如妇人血运，以童子小便调下一钱匕。如脏毒泻血，以水煎服。

治金疮，或竹木所刺，出血不止及疼痛，**桃红散方**

干葛粉　染胭脂各一两

上二味，研细，干掺在疮上。又用青绢，以鸡清涂绢，可疮口大小贴之，仍先用篦子按去血，令药与肉平，方以青绢蘸鸡清贴之。

治金疮止血方

重午日日未出时，采百草头，唯药苗多即尤佳，不限多少，捣取浓汁。又取石灰三五升相和，捣作饼子，暴干，为末。治一切金疮，血出立止。兼治小儿恶疮。

治金疮血不止，**刀箭药方**

石灰远年船上者，烧。一两　龙骨研。半两　铅丹炒。三钱^②　狗脑骨烧灰。半两

上四味，捣罗为末，傅疮上。

治金疮，止血生肌，**白芷膏方**

白芷　熟干地黄焙　当归切，焙。各一两半　白敛一两　芎䓖一两一分　蜀椒去目并闭口，炒出汗。三合　附子炮裂，去皮脐。三分　甘草炙。半两

上八味，细剉，以猪脂五斤合和，煎三上三下，药成膏，去滓，软硬得所。每日涂疮上，频涂即效。

治金疮，止血定痛，**风化散方**

风化石灰末一升^③　干姜三分。生用　生栗子末　白药末各五两

上四味，取端午日捣罗为散，凡有金疮，即傅之。

---

① 木香：日本抄本、文瑞楼本同，明抄本、乾隆本作“木通”。
② 钱：日本抄本、文瑞楼本同，明抄本、乾隆本作“分”。
③ 升：乾隆本、日本抄本、文瑞楼本同，明抄本作“斗”。

治金疮，**石榴花散**方

石榴花暴干。半两　石灰炒。一升半

上二味，捣罗为散。取少许傅疮上，捼少时，血断便差。

治刀斧伤，止血生肌，**蚕蛾散**方

晚蚕蛾生，为细散

上一味，以药散掺绢帛上，裹之，效。

治金疮血不止，**五倍子**①**散**方

五倍子生，为细散

上一味，干贴，血立定。

治金疮，止血定痛生肌，**石灰膏**方

石灰末炒　杏仁汤去皮尖、双仁，炒。各二两　猪膏半斤。切

上三味，合煎，令杏仁黄，药成绞，去滓，涂疮上，日夜五六度。

治金疮，止血，**桑皮汁**方

上急研桑白皮汁涂之，血便止。如不止，更取白皮裹疮上，令汁得入疮中。冬月，用桑根皮亦佳。

治金疮，止血，**灰矿散**方

古窑石灰　紫矿各半两

上二味，同为散，傅之。

治金疮血出，腹胀欲死，**蒲黄散**方

蒲黄　生干地黄焙。各一两半　甘草炙，剉。三分　黄耆剉　当归切，焙　芎藭　白芷　续断各一两

上八味，捣罗为散。每服三钱匕，空心酒调下，日三四服，血化为水下。若口噤，斡开口与之，仍加大黄一两半。

治金疮血不止，疼痛，生肉速差，**石杏膏**方

石灰　杏仁汤浸，去皮尖、双仁，炒。各二两。研

上二味，都用猪脂一升煎，去筋膜，调涂。

治刀斧伤疮，或至筋断，**葵根傅**方

---

① 子：原无，文瑞楼本同，据明抄本、乾隆本、日本抄本补。

上取葵菜根，捣傅之。

金刃伤中筋骨

论曰：金刃所中，至于筋骨，所伤深矣。然折骨绝筋亦可接续，要在乘血气未寒，急施治法。若不乘热，则风冷易入，疮纵暂愈，后必不仁，亦致痛烦而终身不完。至于小碎之骨，即当出之，不尔，则脓血不绝，肌亦不敛矣。

治金疮伤中筋骨，**续断散方**

续断　生干地黄焙　地榆　芍药　蛇衔　甘草炙，剉　当归切，焙　芎䓖　附子炮裂，去皮脐　人参　杜蘅　肉苁蓉酒浸，切，焙。各二两　干姜炮　细辛去苗叶。各一两　桂去粗皮。一两半　蜀椒去目并闭口者，炒出汗。半两　牡蛎煅，研。一两①

上一十七味，除研者外，捣罗为散，再拌令匀。每服二钱匕，以温酒调下，空腹日午夜卧各一服。

治一切金刃伤及筋骨，风冷所中，疼痛，**骨碎补丸方**

骨碎补炙，去毛。三两　败龟醋炙　虎骨酒炙　泽兰叶　山芋　白薇各一两　自然铜煅，醋淬七遍　山茱萸　桂去粗皮。各一两　当归切，焙　熟干地黄焙　五味子　干姜炮。各半两　肉苁蓉切，焙。三分　白槟榔生，剉　附子炮裂，去皮脐。各一两　肉豆蔻去壳。二枚

上一十七味，捣罗为末，炼蜜丸如梧桐子大。每服二十丸，空心温酒下。欲作散，每服一钱匕，温酒调下，并空心日午临卧服。

治金刃弓弩所中，筋急不得屈伸，**败弩筋散方**

败弩筋烧作灰　秦艽去苗、土　熟干地黄焙。各半两　附子②炮裂，去皮脐。一两　大枣三③枚。取肉，焙　杜仲去粗皮，炙。半两　当归切，焙。一两

---

① 一两：日本抄本、文瑞楼本同，明抄本、乾隆本作"两半"。

② 附子：明抄本、日本抄本、文瑞楼本同，乾隆本作"五味子"。

③ 三：明抄本、日本抄本、文瑞楼本同，乾隆本作"二"。

上七味，捣罗为散。每服二钱匕，温酒调下，空腹日午夜卧各一服。

治金刃伤筋骨，止血，**地菘苗散方**

地菘苗　石灰末　旋覆苗　葛叶　青蒿苗　麦门冬苗各五两

上六味，除石灰外，切碎，捣绞取汁，和石灰作饼子，暴干，再捣罗为散，傅疮上。五月五日合佳。

治金疮，续筋骨，敛血止痛，**葛叶散方**

葛叶　地菘苗　续断　石灰末　旋覆花　地黄生用　益母草　麦门冬去心。各五两

上八味，捣绞七味，取汁，和石灰调，作饼子，暴干，再捣为散，傅所伤处。

治金疮，接筋补骨，**槟榔散方**

槟榔剉　黄连去须，并生用

上二味，等分，捣罗为散，干傅之。

治金疮，续筋骨，**百草散方**

上五月五日，取百草心，和石灰捣熟成块，凿桑木北面近下作孔，团药在内，外又以桑木补孔，并皮覆，钉四畔令固，至七月七日，取暴干，为散，傅疮大良。

治金疮，续筋骨，**旋覆汁方**

上以旋覆根捣汁滴疮中，仍以滓封疮上，至半月，筋自续，更不用易。

又方

上以石灰细筛，以麻油和之作团如栝楼许大，以炭火烧赤，放冷，捣筛为末，又以油和烧，凡如此十遍，为细散，傅疮神效。

又方

上取葵菜根烂捣，傅之立差。

金疮烦闷及发渴

论曰：金疮烦闷者，以血出太甚，经络空虚而发热躁也。经

所谓阴虚生内热、阳虚生外寒者如此。其有发渴者，亦以经络乏竭，津液枯燥，故欲引饮。

治金疮烦闷，疼痛不止，**白薇散方**

白薇　栝楼　枳实去瓤，麸炒　辛夷去毛　甘草炙，剉　石膏研如粉。各一两　厚朴去粗皮，生姜汁炙　酸枣仁炒。各半两

上八味，捣罗为散。每服二钱匕，温酒调下，空心日午临卧半夜各一服。

治金疮烦闷欲死，大小便不通，**消石散方**

消石炼　寒水石研　栝楼根　泽泻　白敛　芍药各一两

上六味，捣罗为散。每服二钱匕，温水调下，空心日午临卧半夜各一服。

治金疮烦闷及渴，内补，**瞿麦散方**

瞿麦穗　芍药　细辛去苗叶　桔梗炒　芎䓖　当归切，焙　甘草炙，剉　干姜炮　熟干地黄焙　防风去叉　续断　蜀椒去目并闭口者，炒出汗　人参　辛夷去毛　牡蛎煅　栝楼根　白敛各半两　桂去粗皮　厚朴去粗皮，生姜汁炙。各一两

上一十九味，捣罗为散。每服二钱匕，熟水调下，空心日午临卧半夜各一服。筋骨断者，加续断三分。

治金疮烦闷，**白芷散方**

白芷　甘草　芎䓖各一两

上三味，细剉，炒令变色，捣罗为散。每服一钱匕，温熟水调下，空心日午临卧半夜各一服。

治金疮烦闷，止烦，**石膏散方**

石膏研　甘草炙，剉。各二①两

上二味，捣罗为散。每服二钱匕，温熟水调下，空心日午夜卧半夜各一服。

治金疮烦闷疼痛，大便不利，**大黄丸方**

大黄剉碎，微炒　黄芩去黑心。各一两

---

① 二：日本抄本、文瑞楼本同，明抄本、乾隆本作"一"。

上二味，捣罗为末，炼蜜和丸如梧桐子大。每服十五丸，加至二十丸，熟水下，空心日午临卧各一。

治金疮烦满，**苦酒煮豆方**

赤小豆半升①

上以苦酒二升，熬至一升，去滓，色黑始服。每服二合，空心日午夜卧各一。

治金疮烦痛，**磁石散方**

磁石五两

上一味，捣罗重研，为细散。量疮口大小，以意傅之，止痛断血。

治金疮出血，必渴，当忍啖燥食，不饮粥，若犯房即杀人方

雄黄不计多少

上一味，研为细末。量疮口大小傅之，疮中恶汁出，即差。

金疮中风水及痉

论曰：金疮中风水者，以封裹不密所致也。中风之候，其疮卒无汁，中水之候，则出青黄汁，而又疼痛发作，肌肉肿硬，将为痉状，可急治之。凡痉状，口急背直，摇头马鸣，腰为反折，须臾十发，气息如绝，汗出如雨②。治不可缓，缓则不救。

治金疮，辟风水，续筋骨，止血，**傅八仙散方**

石灰风化者。十两　地菘苗新者，切，研。半两　细辛去苗叶　旋覆根③切，研　新葛叶切，研，无即用葛粉　青蒿新者，切，研　麦门冬苗各半两　猪膏去筋膜。半斤

上八味，除石灰、猪膏外，将六味捣研绞取汁，和石灰并猪脂，搜研作饼子，暴干，捣罗为散，再研之如粉，以傅疮口上，

---

① 半升：日本抄本、文瑞楼本同，明抄本、乾隆本作"一升"。

② 凡痉状……如雨：此27字源自《诸病源候论》卷三十六"金疮中风痉候"。

③ 根：日本抄本、文瑞楼本同，明抄本、乾隆本作"花"。

止血定痛，生肌。五月五日合之。

治远年伤折，忽因风气不和，于旧伤处疼痛不可忍者，**熟干地黄丸方**

熟干地黄焙干。四两　杏仁汤退去皮尖、双仁，炒，别研　牛膝去苗，酒浸，焙。各一两半　苦参细剉，焙干　菟丝子酒浸，焙，捣　肉苁蓉酒浸，切，炒　黄耆炙，剉　草薢炒。各一两　桂去粗皮　青木香生用。各一分　诃黎勒煨熟，去核。半两　升麻三分

上一十二味，除杏仁外，捣细罗为末，入杏仁别捣，再罗匀，炼蜜和捣三千下，丸如梧桐子大。每服空心温酒下二十丸至三十丸。

治金疮止血，**黑散子方**

大黄三两半。童子小便浸三日后，用纸裹煨　巴豆一两半。浆水浸七日，炒令黄　半两钱四十九文。以铜线系，烧红，以酒五升淬尽　羊胫炭一握七茎。米醋五升淬尽用之

上四味，捣研为细散，随伤损大小贴之，疼痛立止，更无瘢痕，及能出箭头，止血大效。妇人一切败血极者，可服一字，温酒调下。

治金疮中风及破伤风，**急风散方**

草乌头三两。将一两半以火烧灰存性，于醋内蘸令冷，余一两半剉，生用　生黑豆一分。同乌头一处杵为末　丹砂研。一两　麝香研。一分

上四味，再合研令匀。如出箭头，先用酒一盏，调药半钱服之，后以药点箭疮上。如破伤风，以酒一盏，调半钱服。

治因金疮中风反强者，**鸡屎白豆淋酒方**

鸡屎白一合　大豆六①合

上二味，炒令大豆焦黑，次入鸡屎白同炒，乘热泻于三升酒中，密盖良久，滤去滓。每服五合，如人行五里更一服，汗出佳。未差，即更作服之，以汗出为度。服后宜吃热生姜稀粥投之。

---

① 六：日本抄本、文瑞楼本同，明抄本、乾隆本作"二"。

治金疮中风，角弓反张，**涂封方**

生鸡子一枚　乌麻油三两

上二味，先将鸡子打破，与麻油相和，煎之稍稠，待冷，即涂疮上，封之。

治伤折折骨，诸疮肿者，慎不可当风卧湿及取凉。若为风湿所伤，则发痉口噤，杀人。若已中风，觉颈项强，身中拘急，**羌活饮方**

羌活去芦头。一两　竹沥三盏

上二味，将羌活粗捣筛，以竹沥同煎去一半，去滓，分温三服。若口噤者，发口灌之。作沥法，可将十余茎新竹青，每茎一尺五寸，截断，用火炙逼中央，使两头取其汁沥。亦可别作数束，烧取汁。可救急，立验，日夜可五六服。

治金疮中风，痉，**浸酒方**

鸡屎白三升。炒黄

上一味，以生绢袋盛，入瓷瓶中，与酒六升，火煨，浸半日，去滓，温服五合，日三夜一。并取莨菪根，捣作饼子，当疮上安著，以炙上，热彻黄水出，取差。

治金疮中风，**必效酒方**

蒜四破，去心、顶。一升

上一味，以无灰酒四升煮蒜令极烂，并滓，每服取五合，顿①服之。

治金疮或打击破疮等，风入口闭牙噤，身强欲死，宜**浸酒方**

雀屎炒，研。半合

上一味，以酒七合，煮至五合，滤去滓，令温顿服，腹中转动，当时愈。若不能开口，发开灌之。

治金疮中风，角弓反张，**杏仁酒摩方**

杏仁碎研，生用，不去皮尖。三斤

上一味，蒸令一馈久，更研，令极细，入酒三升，绞取汁。

---

① 顿：文瑞楼本同，日本抄本作"频"。明抄本、乾隆本无此方。

每服五合，日二夜一，汗出慎外风，即愈。兼将杏仁酒汁摩疮上。

治金刃伤破见骨，中风口噤，**豆淋酒方**

大豆炒去腥，半熟，勿使太熟。五升

上一味，粗捣筛，蒸一馈顷，倾出盆中，以酒一斗五升淋之，绞去滓。每温服五合至七合，日二夜一，衣覆微汗出。别研生杏仁膏，傅于疮上。若脑髓出者，难救。

治被打伤损，因疮中风，**苏木酒方**

苏木椎令烂碎。二两

上一味，用酒二升，煎取一升，分三服，空心午时夜卧各一。

治被打伤损，因疮中风，**蚕子酒方**

蚕子不拘多少

上一味，将刀子于纸上量事刮取约一钱匕，细研，暖酒三合至五合，调服之，如人行十里更一服。

治金疮中风，**蜀椒罨方**

蜀椒生，完用，去目。三两

上一味，量疮口大小，用面作馄饨，煻灰中炮令熟，及热开一孔，当疮上罨之，劫引风出。可作数十枚，更番用之，温冷即换。

治因金疮中风，口噤不能语，**法灸方**

蔓菁子净洗。一升

上一味，捣令极烂，捏为炷，灸疮上三两炷，热彻即差。

治金疮中风搐搦，角弓反张，**莨菪根涂方**

莨菪根

上一味，量疮大小，截令平，如无大者，并缚数根，以称疮为度。别以猪脂一合、盐末一鸡子黄大相和，熟煎令如膏，将莨菪根平处蘸膏，温坐疮上，冷即易之，以差即止。宜避外风。

治伤折不能避慎，令人中风，发痉口噤。若已觉中风，颈项强直，身中拘急者，急先服此**竹沥饮方**

竹沥三升

上一味，先温暖，分作五六服，发口灌之。

治金疮中风，骨痛不可忍，**麻根饮方**

大麻根叶无问多少

上一味，捣研绞取汁，饮三合至四合。无青者以干者煎，取汁服。亦主堕坠打损，有瘀血在心腹，令人胀满短气也。

治金疮中风寒，水肿，**胡粉膏方**

胡粉　炭灰各半两

上二味，以猪膏量药调和，涂疮孔上，出水便差。

治金疮中风水，痉欲死，兼治一切金刃箭镞等疮，**葛根汤方**

生葛根一斤

上一味，剉捣，以水一斗，煮取五升，去滓。每服一盏，空腹日午夜卧各一服。无生葛，即用干者捣为散，温酒调下二钱匕。若口噤，强开之，更宜以竹沥三合灌之。

治金刃一切伤损，辟风水等方

五月五日平旦，使四人出四方，各于五里内采一方草木茎叶，每种各半把，勿令漏脱一事，于正日午时，细切，椎捣，并石灰极令烂熟，一石草，一斗石灰。先凿大实中桑木，令可受药，取药内孔中，实筑令坚，仍以桑木皮蔽之，以麻捣石灰极稠，泥之令不泄气，又以桑皮缠之使牢。至九月九日午时，取出阴干。百日药成，捣之，日暴令干，更捣，绢筛贮之。凡一切金疮伤折出血，以药封裹治使牢，勿令动转，不过十日即差，不肿不脓，不畏风。若伤后数日始得药，须暖水洗之，令血出即傅之，良。平生无事，宜多合之，以备仓卒。金疮之要，无出于此，它药不能比也。

治金疮肿痛，因中水及中风，仍冲寒露湿气，其肿入腹则杀人，宜熏之方

上取黍穰，并牛马干粪及桑条辈多烟之物，于坑中都烧令烟出，乃以板盖坑上，开板作小孔，以疮口痛处安孔上，熏之令疮上出汁，乃差。

治金疮中风，疼痛不可忍，**芎劳汤方**

芎劳　防风去叉　当归焙　羌活去芦头。各一两　甘草炙。

三^①分

上五味，咬咀如麻豆大。每服六钱匕，水二盏，煎至一盏，去滓热服，盖覆出汗。若不汗，加麻黄去节一两、桂去粗皮三分，汤成又加竹沥半合。

治金疮因风水肿，**盐韭傅方**

上取韭并盐捣，各等分，置疮上，以火炙药上，热彻即愈。

又方

上取栎木根皮三斤，细剉，用水二斗煮沸，内盐一合，时以渍疮肿，脓血当出，便差。

又方

上取蜡，不计多少，熔了，入盐少许，滴在疮中，大验。

又方

上取鹿角，不限多少，烧末细研，以腊月猪脂和，涂之。久不差者，不过五七上，差。

又方

上取白茅根，不限多少，烧为灰，汤和，傅疮上，取差。

又方

上取牛膝末，不限多少，水调涂之，取效。

金刃肠出

论曰：金刃所伤，有肠出者，有肠出已断者，视其轻重之证，可决死生。肠有一头见者，不可续也。若腹痛不可忍，短气不能食，近则一日，远则三日，治无及已。肠有两头见者，可速以桑白皮接为线，或以麻缕续之，仍取鸡血涂隙，勿令气泄，推内之，更以前线缕缀缝疮口，亦以鸡血涂之。肠有出而不断者，当以大麦粥取其汁，洗肠而内之，缀缝疮口，如前法。然后作研米粥，饮二十余日，稍作强糜，百日后始得饭。食不可饱，饱则

---

① 三：明抄本、乾隆本、文瑞楼本同，日本抄本作"一"。

肠痛①，宜常以汤散助之。

治一切金刃箭镞伤中，及打扑伤损，猫犬咬伤，或至死者，急于伤处掺药，其血化为黄水，再掺药便活，更不疼痛。如内损，血入腑脏，热煎童子小便，入酒少许，调一大钱匕服之，立效。若牛抵肠出不损者，急内入，取桑白皮尖茸捼为线，缝合腹皮，缝上掺药，血止立活。如无桑白皮，用生麻缕亦得，并不得封裹疮口，恐作脓血。如疮干，以津润之，然后掺药。妇人产后，败血不尽，血迷血运，恶血奔心，胎死腹中，胎衣不下至死者，但心头暖，急以童子小便调一钱匕，取下恶物如猪肝片，终身不患血风血气。若膈上有血，化为黄水，即时吐出，或随小便出，立效，**花蕊石散方**

花蕊石捣为粗末。一斤　上色硫黄捣为粗末。四两

上二味，拌和令匀。先用纸筋和胶泥，固济瓦罐子一枚，候泥干，入药在内，密封口，暴干，安在四方砖上，砖上书八卦、五行字。用炭一秤笼匝，自巳午时从下生火，令渐向上，经宿，炭消尽，放冷，细研罗过，瓷合盛，依法用。

治金疮肠出，宜入之，**磁石散方**

磁石煅，研　滑石研

上二味，等分，同研极细。每服一钱匕，以温酒调下，空腹日午晚间各一服，夜卧二服，及以针砂涂肠上，其肠自收入。

治金疮肠出，**铁精散方**

铁精末研　磁石研　滑石研

上三味，等分，同研极细，粉肠上，后以温酒调下一钱匕，空腹日午夜卧各一服，夜半再一服。

治金疮中肠出不能入，**小麦饮**噀疮方

上以小麦三升，用水九升，煮取五升，绵滤过，候冷，含噀疮上，渐入，以冷水喷其背。不宜多令人见，亦不欲令傍人语，又不可令病人知。或尚未入，取病人卧席四角，令病人举身摇，

---

① 痛：日本抄本、文瑞楼本同，明抄本、乾隆本作"断"。

须臾，肠自入。十日内，食不可饱，频食而少。勿使病人惊，惊则杀人。

治金疮肠胃脱出，令却入方

上取人干屎末，不以多少掺，肠干，取浓面浆湿肠上，即入肠。以冷水噀面，令吸气，即易入。

卷第一百四十

金疮门

毒箭所伤

论曰：箭镞毒药入皮肤肌肉间，令人短气闷绝，口噤唇干，血虽止而腹满不能言，其人如醉者，为难治。若瘀血应时出，其疮温而热，开口[1]能言，则可治也。《巢氏》论毒箭有三种：曰岭南夷俚人用焦铜作箭镞，岭北诸处以蛇毒螫物汁着管中渍箭镞，及有以菵药为之者。三种伤人，皆不易治。唯急饮粪汁，可以御其毒。小缓则毒气深入，不可救也。

治中毒箭，解毒，**蓝子散方**

板蓝子五合。生用　升麻　甘草炙　王不留行各四[2]两

上四味，捣罗为散。每服二钱匕，温水调下，不拘时候，日三。更以水调少许，涂于疮上。

治箭镞毒药在内不出，**半夏散方**

半夏三[3]两。以生姜三[4]斤取汁，浸三日　白蔹三两

上二味，同炒过，捣罗为散。每服半钱匕，以温酒调下，日三夜一，不拘时。浅疮十日出，深疮二十日出。

治箭镞毒药入诸处不出，**牡丹散方**

牡丹皮为末。二[5]分　白盐半两

---

① 口：原脱，明抄本、文瑞楼本同，据乾隆本、日本抄本补。
② 四：乾隆本、日本抄本、文瑞楼本同，明抄本作"一"。
③ 三：日本抄本、文瑞楼本同，明抄本、乾隆本作"二"。
④ 三：日本抄本、文瑞楼本同，明抄本、乾隆本作"二"。
⑤ 二：乾隆本、日本抄本、文瑞楼本同，明抄本作"三"。

上二味，同研匀为散。每服二钱匕，温酒调下，日三，其箭镞渐渐自出。

治金刃箭镞疮，辟风，续筋骨，止血，**石灰傅方**

风化石灰细末。三两　生地菘苗　生旋覆花　生葛叶①　生青蒿苗　生麦门冬苗各半两

上六味，除石灰外，研绞取汁，和石灰作饼子，暴干，捣罗为散，用傅疮口。兼止血止痛，辟风水。重午日合，尤佳。

治毒箭，服**贝子散方**

贝子

上一味，捣罗为末。每服一钱匕，温酒调下，不拘时，日三四服。此方治中毒亦妙。

治毒箭，**干姜散方**

干姜末　盐

上二味，等分，再同研匀，傅疮上，毒自出。

治毒箭所伤，烦乱欲绝，饮**麻子汁方**

大麻子三升

上一味，捣取自然汁。每服半盏许，日再服。

治毒箭，**雄黄傅疮方**

雄黄

上一味，捣研为细末，傅疮上，日四五度，汁出便愈。治毒蛇咬疮，亦妙。

又方

上取芦根自然汁，每服半盏许，日二夜一。一方，饮藕汁，唯多为妙。

治毒箭，**甘草饮方**

甘草三两

上一味，细剉，用水二升，煎取一升，绞汁。每服一小盏，温饮，日三服，仍淋疮上。

---

① 叶：日本抄本、文瑞楼本同，明抄本、乾隆本作"根"。

治毒箭，**生姜饮**方

生姜半斤。切

上一味，研如泥，取自然汁，饮五分。一盏未退，再服。

治毒箭，**旋覆根散**方

旋覆根不拘多少

上一味，捣罗为散。每服二钱匕，以温酒调下，日三服，不拘时候，仍用傅疮中。若无根、花，只子亦可用。

治毒箭，**地龙散**方

地龙粪

上一味，研为末。熟水调服一钱匕，日三服，不拘时候。

治药毒箭头在身诸处未出，**雄黄散**方

雄黄细研。一分　粉霜半两。研　蜣螂四枚。为末，生用　巴豆三粒。去壳，别研如泥，生用

上四味，再同研为散。以铜箸头取乳汁调，点疮上，频频用之，七日疮热，箭头自出。

箭镞金刃入肉

论曰：凡箭镞金刃入肉，治宜速出之，或有碎骨，亦须去尽，然后涂傅诸药。不然，其疮必不合。纵复少愈，亦常作疼痛。若神惊血乱气夺，则死矣。

治金疮箭头在骨，远年不出，**牡丹散**方

牡丹去心　白敛各一两　桑根白皮剉。二两①　藿香叶　丁香　麝香研。各一分

上六味，捣罗为散。每服二钱匕，温酒调下，日三。浅者十日，深者二十日，箭头自出。

治箭头不出方

磁石生，捣研极细　雄黄研。各三分

上二味，同研令匀。每服二钱匕，绿豆汁调下，空心，十日

① 二两：日本抄本、文瑞楼本同，明抄本、乾隆本作"一分"。

后轻拨便出。手足上用此药贴之，自出。

治金疮止痛，急风及破伤风，出箭头，**急风散方**

草乌头三两。将一两火烧存性，醋淬令冷，一两依前法烧，用新黄土罨令冷，一两生用　生黑豆一分　丹砂研。一两　麝香研。一分

上四味，捣罗二味为散，入丹砂、麝香同研细。如出箭头，先以半钱匕，酒调下，后用药点箭疮。如破伤风，半钱匕或一钱匕，酒调下。小可病，只一字，量力加减。

点药，箭头令自出，**虎舌丸方**

干虎舌半两。用石白杵捣为末　生草乌头尖末。三钱　磁石半两，性紧者。石白杵捣为末　水银三钱。同磁石末一处研细，令水银星尽　硫黄舶上者。一钱　消石二[①]钱。同硫黄研　楮实末。二钱　硇砂透明者。二钱。研　丹砂一钱。研　金牙半两。石杵白捣为末

上一十味，一处于乳钵内更研极细，石脑油为丸如黍米大，令两头尖角合子盛贮。每出箭头一枚，用药一丸，窍内将铜箸点入箭疮内，即以好酒少许摩疮四畔，次将红散子摩疮，须臾，觉疮极热而痒，其箭头当日内自出，次以生肌金华散掺疮内，以紫金膏封之。

摩[②]疮上，**红散子方**

曼陀罗子　草乌头尖　麒麟竭　茄子花　蓖麻子去壳，细研。各半两

上五味，捣罗为细散，以好酒调如膏。于疮口上涂摩之，箭头自出。

治金疮刀箭入肉，骨碎不出，赤肿疼痛方[③]

马缰灰一两　弓弦灰一两

上二味，同研令匀。每服一钱匕，用蓼蓝汁调下，日三。

---

① 二：乾隆本、日本抄本、文瑞楼本同，明抄本作"一"。
② 摩：日本抄本、文瑞楼本同，明抄本、乾隆本此前有"治中箭头用之"。
③ 方：日本抄本、文瑞楼本同，明抄本、乾隆本此前有"二灰散"。

治箭头入肉赤肿，辟风敛疮，**当归续断膏方**

当归 续断 骨碎补 桂去粗皮 附子 泽兰 芍药 白及 牛膝 羌活 芎䓖 木香 麒麟竭 生干地黄 白僵蚕 白附子各一两 沉香 丁香各半两 栝楼二枚，大者 乌蛇肉 白敛 白芷 玄参各一两 杏仁 桃仁各三分

上二十五味，并细剉，入麻油四斤、猪脂一斤半、驼脂三两，用文武火煎三日后，滤去诸药，入乳香三两、松脂六两，更煎一日，用生绢滤却粗滓，再用五斗大生铁锅，细罗铅丹三斤，炒令紫色，旋旋入前药，油煎，以柳枝子搅令紫色，即旋退火，以药油滴少许水碗内，成珠子为度，以瓷石器密收。依前法用。

治箭镞不出，**雄黄丸方**

雄黄研 独角仙 硇砂研 不灰木 威灵仙去土 木槿花各一分① 鼠一枚。心头取血，研入众药内

上七味，除鼠血外，捣研为散，和匀，炼蜜丸如黄米大。内在疮内，箭头自出。

治箭镞不出，**解骨丸方**

雄黄研 蛣螂研 象牙末三味各等分

上三味，捣研为散，炼蜜丸如黍米大。内疮口内，后细嚼羊肾脂，摩贴之，觉痒，箭头自出矣。

治箭镞入骨，不可拔，无计得出，**巴豆膏方**

巴豆五粒。去壳，生研 蛣螂一枚。去足、翅，生用

上二味，同研匀如膏。用时丸如绿豆大，涂箭疮内，须臾痛定，微痒且忍之，待极痒不可忍，撼动箭镞，即拔出，其效如神。

治箭镞不出方

蛣螂五月五日取者佳 斑猫各七②枚。刺棘上暴干，细研 砒

---

① 分：明抄本、乾隆本、文瑞楼本同，日本抄本作"两"。

② 七：日本抄本、文瑞楼本同，明抄本、乾隆本作"一"。

黄①细研。半两

上三味，和匀，入青竹筒三寸内，卷蜡纸塞口，更以蜡纸封定，厕中浸三七日，取出洗，暴干。每用一豆许，待痒，按之自出。

治箭头不出，**白敛散**方

白敛二分　牡丹去心。三分

上二味，捣罗为散。每服三钱匕，温酒调下，空腹日午夜卧各一。

治金疮，及箭入肉不出，肿痛，**马缰灰散**方

马缰灰　弓弦灰各一两

上二味，共研为散。每服二钱匕，用蓼蓝汁调下，日再服。

治箭镞不出，**葛根饮**方

生葛根三斤。剉

上一味，细研，绞取自然汁。每服半盏，不拘时候，日三。治一切金疮，无不效者。

治箭头入肉不出，**赤小豆饮**方

赤小豆半斤②

上一味，以水五升煮令烂熟，绞取汁。每服一盏，空腹日午夜卧服。

又方

上用鼠肝五具，细切烂研，傅之，兼以鼠脑髓涂，并良。亦治人针折在肉不出。

又方

上取蝼蛄脑十枚，细研，量疮涂之，即出。

又方

上以生鼠皮一枚及前两足，烧作灰，用猪膏和，涂之即出。

又方

---

① 砒黄：明抄本、乾隆本、文瑞楼本同，日本抄本作"砒霜"。
② 半斤：日本抄本、文瑞楼本同，明抄本、乾隆本作"一升"。

上捣牛膝，不限多少，作末，以熟水调涂，箭疮即出。若火疮、灸疮不能差者，涂之亦效。

又方

上细刮象牙屑多少[①]，以水和贴之。及折针、竹木刺不出，皆疗。

又方

上以白项[②]蚯蚓十四枚，内铜器中，次入研细盐一两，于日中暴，并化作汁，涂有箭镞并刃伤处，须臾痒，则出。

又方

上嚼杏仁，不限多少，涂之。

又方

上捣乌梅，不限多少，为散，水和涂之，即出。

又方

上取蛴螬，不限多少，细研，取汁涂之，血止即出。

出箭头，**抵圣散方**

附子二枚，重半两者。炮裂，去皮脐　槟榔二枚。一生一熟　大黄剉　肉豆蔻去壳　木香　当归剉，焙　吴茱萸洗，焙，炒　黄连去须　芎䓖　陈橘皮汤去白，焙　干姜炮　桂去粗皮　芫青　猪牙皂荚酥炙，去黑皮并子。各一分　巴豆半两。去皮，以浆水煮三二十沸，麸炒黄，研出油　苍鼠剉，焙干，研末。一两

上一十六味，捣罗为细末。没药酒调下一字匕，只三服，箭头立出。

狐尿刺

论曰：狐尿刺者，狐狸尿草棘上，人有误犯，则发肿痛焮热，多在于手足指节。然亦有端居不出[③]而被此毒者，盖毒气有相类之

① 多少：犹少许。
② 项：日本抄本、文瑞楼本同，明抄本、乾隆本作"头"。
③ 端居不出：犹言安居在家，并未出门。唐·王维《登裴秀才迪小台》："端居不出户，满目望云山。"

证，亦不必狐尿乃尔也。

治狐尿刺久不差，**白敛膏方**

白敛　羊粪①　栝楼根各半两

上三味，捣如膏，封裹疮上一复时，其刺自出。

治狐尿刺，发肿痛焮热，**牛蒡根傅方**

牛蒡根　蘹根各二两

上二味，同捣烂，傅肿上，其刺立出。

治狐尿刺，棘人肿痛，**蜡滴方**

黄蜡半两

上一味，熔汁，看冷热得所，滴肿痛处，即愈。

治狐尿刺，日夜躁痛，不得眠睡，**蒲公草涂方**

蒲公草连根、茎、叶。四两

上一味，捣烂，绞取白汁，频涂之，妙。

治狐尿刺，疼痛不可忍，**栝楼傅方**

生栝楼根　豉等分

上二味，捣作饼傅之，干即易。

治狐尿刺，在手足指节间，肿痛，**豉傅方**

豉一两

上一味，熟嚼傅之，少顷，看豉中当有毛。不见，更嚼傅之，以毛出尽为度。

治狐尿刺人，焮热肿痛，**杏仁洗方**

杏仁二七粒

上一味，细研，煮一两沸，乘热以浸刺处，数易之，良。

治恶刺入肉，**桂蜡丸方**

桂去粗皮

上一味，捣为末，熔黄蜡丸。看疮大小，置疮内，湿纸三五重搭盖，以火燎，候药丸熔入肉，其刺自出。如无刺，即所伤者可平也。

---

① 粪：日本抄本、文瑞楼本同，明抄本、乾隆本作"尿"。

治恶刺，**独栗涂方**

独颗栗不拘多少

上一味，烂嚼涂之，裹以帛，若有刺，自出。

恶　刺

论曰：恶刺初得，以蛇虺毒气，经由草木水泽间，有人染着，忽似刺劙，俄[1]致肿痛，其肉溃烂。若手足上着，往往指节堕落。土人谙历既多，初觉刺时，艾灸数粒[2]，十愈七八。灸弗愈者，宜速以药涂傅之。

治恶刺，**龙葵膏方**

龙葵根　莨菪子　胡燕窠　独颗蒜　胡荽子　鼠粪　杏仁汤浸，去皮尖、双仁，麸炒　豉各半两

上八味，用浆水饭相和，烂捣，醋调封之，每日一换，经五七次，差。

治恶刺，**葱蒲膏方**

葱白一握　蒲公草五两　豉一合[3]

上三味，烂捣，用醋面纸封贴，头出即差。

治恶刺，**野狐膏方**

上用雄野狐唇，烂捣，和盐封之。

治恶刺，**苍耳洗方**

上用苍耳，捣汁洗之。

治恶刺，**木虫涂方**

上取木中虫，和醋研，封之。

治恶刺，**无心草涂方**

上用无心草根，烂捣，醋和封之。

---

① 俄：瞬间。《玉篇·人部》："俄，俄顷，须臾也。"《公羊传·桓公二年》："至乎地之与人，则不然，俄而可以为其有矣。"何休注："俄者，为须臾之间。"

② 粒：日本抄本、文瑞楼本同，明抄本、乾隆本、日本抄本旁注作"壮"。

③ 合：文瑞楼本同，明抄本、乾隆本、日本抄本作"分"。

治恶刺，**蔓菁牛乳傅方**

上五月五日收蔓菁子，旋捣末，以乌牛乳和调傅之。人乳亦得。

治恶刺，**莨菪浸方**

上煮莨菪根水浸之，冷即易。

治恶刺，**黑豆汁渍方**

上浓煮黑豆汁渍之。

治恶刺，**燕麦傅方**

上捣燕麦二三两，傅之。

治恶刺，**苦瓠浸方**

苦瓠一枚

上开口，内童子小便，煮二三沸，浸患处。

又方

李叶　枣叶

上二味，捣绞取汁涂之。

又方

取白马尿，温渍之。

又方

取乌父驴尿，渍之。

竹木刺伤肌肉不出

论曰：竹木刺所伤若为患浅，然入人肌肉久不得出，则损动荣卫而作疮，或中风水，则肿痛成脓，淹留岁月，未易治也。刺伤之初，宜速去之，加以涂傅，无致风水之孽[①]。

治金疮水毒及竹签刺痛疽热毒等方

糯米三升。入瓷盆内，于端午前四十九日，以冷水浸之，一日两度换水，换时轻淘，辟去水，勿令搅碎，浸至端午日，取出暴干，生绢袋挂通风处

上一味，每用旋取少许，炒令焦，为散，冷水调如膏，药随

---

① 孽：文瑞楼本同，明抄本、乾隆本、日本抄本作"患"。义同。

大小裹定疮口，外以绢帛包缚，候疮愈解去。若金疮误犯生水，疮口作脓渐甚者，急以药膏裹定，良久，其肿处即消，更不作脓，直至疮合。若痈疽毒疮初发，才觉焮肿赤热，急以此膏贴之，一夜便消。喉闭及咽喉肿痛，吒^①腮，并用药贴项下及肿处。若竹木签刺入肉者，临卧贴之，明日揭看，其刺出在药内。若贴肿毒，干即换之，常令湿为妙。惟金疮及水毒不可换，恐伤动疮口。

治竹木刺，**蔷薇灰散方**

蔷薇五斤

上一味，烧灰，细研为散。每服一钱匕，温酒调下，空腹日午夜卧各一服。

治竹木刺不出，**凿枘灰散方**

凿枘

上一味，烧灰，细研为散。每服一钱匕，温酒调下。

治竹木刺久在肉中不出，**王不留行散方**

王不留行五两

上一味，捣罗为散。每服一钱匕，温酒调下，空腹日午夜卧各一服。

治竹木刺不出，**瞿麦散方**

瞿麦五两

上一味，捣罗为散。每服一钱匕，温酒调下，空腹日午夜卧各一服。

治竹木针刺入肉不出，恶疮，**蒜豆膏方**

大蒜一颗　巴豆七枚。去皮

上二味，同研成膏傅之，日一易。

治竹木针刺入肉不出傅方

羊粪

上一味，为细末，猪脂和傅，日三五上，经宿自出。

治签刺在爪甲中，痛不可出，**栀子套方**

---

① 吒：日本抄本、文瑞楼本同，明抄本、乾隆本作"疟"。

栀子壳半个。填车脂满壳中

上套在指上，如痛处稍痒，刺自然出，以镊子取之。甜指亦依此法。

治一切金木竹所伤，**牛蒡叶散方**

牛蒡叶恶实叶是，六七月收者

上一味，风干为散。每用量疮口大小，干掺贴之，不得犯别药。如经暑月，蝇虫下蛆在疮上，或因肌肉生合有成小窍子者，即用杏仁研成膏，手捻作条子，入在窍内，其蛆虫自出。

治①针折入肉不出，**象牙散方**

象牙屑

上一味，以鼠脑和傅之，立出。

治竹木刺作脓，**皂荚灰贴方**

皂荚一梃　胆矾一分

上二味，烧作灰，细研，干贴之。

治竹木刺入肉，**鹿角灰涂方**

鹿角

上一味，烧灰细研，以猪膏和涂之。

治竹木刺入肉，疼闷，百治不差方

松脂

上一味，取流出如稀乳头香者，傅疮上，以帛裹数日，当自出。

---

① 治：日本抄本、文瑞楼本同，明抄本、乾隆本及日本抄本旁注此后有"竹木刺并"。

卷第一百四十一

痔瘘门

痔瘘统论　诸痔　牡痔　牝痔

痔瘘门

痔瘘统论

论曰：《内经》谓因而饱食，筋脉横解，肠澼为痔。夫痔病之候亦多矣，此独举饱食一端者，盖饮食人之大欲存焉，推此则它可触类而知也。巢元方能拾其说而备论之，故曰诸痔皆由伤风、房室不慎、醉饱合阴阳，故劳扰血气，而经脉流溢，渗漏肠间，冲发下部所致也。曰牡痔者，肛边生鼠乳，出在外，时出脓血是也。曰牝痔者，肛边肿，生疮而出血者是也。曰脉痔者，肛边生疮，痒而复痛，出血是也。曰肠痔者，肛边肿核痛，发寒热而血出是也。曰血痔者，因便而清血随出是也。孙思邈有所谓气痔者，寒温劳湿即发，亦忧恚劳伤所致也。《集验方》有所谓酒痔者，乃牝痔别名也。治法禁忌，唯孙思邈之论为详。

诸　痔

论曰：痔有五名，一曰牡痔，二曰牝痔，三曰脉痔，四曰肠痔，五曰血痔。证虽小异，大率皆饮食饱甚，情欲过度之所致也。饮食饱则肠胃伤，情欲过则气血耗，毒气乘虚流入下部，所以澼积而为痔也。

治五痔肿痛，下血不止，或荣卫滞涩，身体疼痛，大便风秘不通，**能消丸方**

威灵仙去苗、土。十两　木香　防风去叉。各二两

上三味，捣罗为末，炼蜜为丸如梧桐子大。每服五十丸，荆芥汤下，不计时候。

治五种痔疾，**槐实丸方**

槐实一两　黄耆剉　枳实去瓤，麸炒黄　贯众　白术　肉豆蔻仁　防风去叉　荆芥穗　樗荚去皮，炒紫色　苦参各一分[①]　厚朴去粗皮，生姜汁炙，剉　麝香别研　木香　芎䓖　皂荚子炒黄[②]。各半两

上一十五味，捣罗为末，面糊丸梧桐子大。食前米饮下三十丸，晚再服。

治五种肠风泻血痔瘘，**抵圣枳壳丸方**

枳壳去瓤，麸炒　威灵仙去苗、土　陈橘皮去白，焙　续断各二两　生干地黄焙　连翘　槐实炒　附子炮裂，去皮脐　当归切，焙　干姜炒　白矾煅过　人参　羌活去芦头　地骨皮各一两　何首乌用米泔浸一宿，竹刀刮去皮，切。二两

上一十五味，捣罗为末，炼蜜和丸梧桐子大。每服三十丸，空心温陈米饮下，疼痛者当日见效。

治五痔及肠风下血，**立圣丸方**

枳壳去瓤，麸炒。二两半　五倍子去灰土　黄耆蜜炙黄，剉　槐花　槐荚各二两　猪垂蹄甲二十一枚。以上并各炒焦，拣令净　木贼二两半　何首乌米泔浸软，以竹刀切作片子，焙干，于石臼内捣末，秤，和入诸药　皂子各三两　臭橘一百枚　刺猬皮一枚　皂荚针四两　樌藤子三枚。以上四味，各用藏瓶一枚盛，用盐泥固济，各留一穴出烟，以炭火烧，守候逐件烟尽退火，各放冷，取出研细

上一十二味，捣罗为末，炼蜜和丸梧桐子大。每服五十丸至百丸，温酒下，空心服。

诸痔，**如圣散方**

白猬皮二枚。烧　鸡冠花炒　皂荚针炙。各二[③]两　栝楼一枚。烧　胡桃十枚。烧　槐花二两。炒　不蚛皂荚二梃。酥炙　黄耆炙，

---

① 分：日本抄本、文瑞楼本同，明抄本、乾隆本作"两"。
② 炒黄：原作"黄炒"，日本抄本、文瑞楼本同，据明抄本、乾隆本乙正。
③ 二：日本抄本、文瑞楼本同，明抄本、乾隆本作"三"

剉　枳壳去瓤，麸炒。各二两　白矾　绿矾各一两半。三味飞过

上一十一味，捣罗为散。每服二钱匕，酒调下。或作丸服。

治五种痔疾，**如圣丸方**

枳壳去瓤，麸炒　威灵仙去土　陈橘皮去白。各一两　续断炒　白矾飞过　当归去芦头，炒　干姜炮裂　附子炮裂，去皮脐　生干地黄焙　连翘炒　槐荚子各半两。炒香为度，取荚内子

上一十一味，捣罗为末，炼蜜和丸梧桐子大。每服十丸，陈粟米饮下，空心食前日二服。如年深者加丸数，疼痛甚者当日见效。此药能疗积年患。二十年以上，只可十服，新患三两服便止，更不再发。

治肠风痔疾，**黑神散方**

羌活去芦头　黄耆剉　黄荆实　蔓荆实　狗脊火燎去毛　枳壳去瓤，麸炒　槟榔剉　栝楼以盛尽药为度，不拘枚数，去子留瓤①

上八味，除栝楼外，等分，捣罗为末，入栝楼中，盛于沙合或瓦罐子内，盐泥固济，火煅通赤，候冷取出药末，更别用药如后。

荆芥子　白芜荑二味与前等分　木香比前减半

上一十一味，捣罗为散。每服一钱匕，空心茶酒调下，日三。

治痔，**诰后丸方**

连翘　附子炮裂，去皮脐　桂去粗皮　槐荚　白矾飞枯　杜仲去粗皮，剉，炒　枳壳去瓤，麸炒　黄耆剉　当归切，焙　藁本去土

上一十味，等分，捣罗为末，炼蜜丸梧桐子大。每服十丸，米饮下，空心食前，日三。此方曾有人于诰敕后偶见，屡效，故以为名。

治五痔，**猬皮丸方**

猬皮一枚。细剉，炒令黄色　续断　槐荚子　黄耆剉　当归切，

---

① 去子留瓤：日本抄本、文瑞楼本同，明抄本、乾隆本作“去瓤留子”。

焙　干姜炮　连翘　附子炮裂，去皮脐　白矾枯过。各二①两　生干地黄五两

上一十味，捣罗为末，炼蜜丸梧桐子大。每服二十丸，空心黍米酒下，再服加至三十丸。若重者，尤宜服此药。

治肠风五痔，**如神丸方**

乌蛇酒浸，去皮、骨，炙　大黄湿纸裹煨　防风去叉。各二两　黄耆剉　枳壳去瓤，麸炒　刺猬皮炙黑焦　陈橘皮浸去白，焙　土蒺藜炒，去角　秦艽去苗、土。各一两半

上九味，捣罗为末，炼蜜丸梧桐子大。每日空心温酒下三十丸，夜卧更服，当日血止痛定。

治五痔，**三香丸方**

乳香半两。研　安息香　密陀僧研。各一分②　巴豆七粒。去皮油　丹砂研　麝香研　砒霜研。各半钱　猬皮一枚。炙，捣为细末

上八味，各研细，一处和匀，用水化炊饼，丸绿豆大。每服一丸，空心冷茶清下。

治一切痔疾，面色萎黄，**密陀僧丸方**

密陀僧烧令赤　白矾灰各一两　槐子仁微炒　鸡冠花　铛墨各半两　皂荚灰一分

上六味，捣罗为末，以面糊丸梧桐子大。每服二十丸，煎柏叶③汤下，食前空心服。

治痔疾，**猬皮散方**

猬皮一枚　黄牛角䚡一对　鲮鲤甲二两　猪牙皂荚　野猪肉各一两　旧箬叶四两

上六味，用新瓶一只盛，新瓦子盖口，纸泥封，干后，煅通赤，放冷取出，研为细散，入麝香少许。每服二钱匕，用胡桃仁一枚，分作二服，研细，温酒调下，久患不过五七服差。夜卧更深服。

---

① 二：日本抄本、文瑞楼本同，明抄本、乾隆本作“三”。
② 分：日本抄本、文瑞楼本同，明抄本、乾隆本作“两”。
③ 柏叶：日本抄本、文瑞楼本同，明抄本、乾隆本作“荷叶”。

治痔疾，**神验散方**

当归切，焙。一两　白矾二两　桑蛾二两。黄紫色者　木耳二两

上四味，捣罗为散。每服一钱匕，粟米粥调下，空心食前服。

治五种痔疾，肠风泻血，外痔内痔及脱肛，下部四边有努肉如乳，并皆治之，**异功散**方

黄牛角䚡一[1]枚。碎　蛇蜕皮一条。白者　猪牙皂荚五梃。剉　鲮鲤甲半两

上四味，入瓷瓶内，黄泥封固，候干，先以小火烧令烟出，后用大火煅，令通赤为度，取出摊冷，捣罗为散。先用胡桃肉一枚，分作四分，取一分，临卧时细研如糊，温酒调下便睡，先引出虫，至五更时，用温酒服药散二钱匕，至辰时更一服。虽患年久，不过三服差。

治痔，**木瓜丸方**

木瓜一两。切作片，日干为末，三分中留一分下药　槟榔二枚。为末　白矾一两。为末　甜消一分

上四味，用生面旋起酵，作一炊饼料，拍匀裹药，置火上炙，其饼香熟，乃去饼，捣药二百杵，如药干，即以面糊润之，为丸梧桐子大。每服二十丸，空心木瓜汤下。其药仍不可复犯火。

治痔疾，**胜金丸方**

雌黄半两。研　白矾一两。研　麝香一大钱。研

上三味，再研匀，酽醋半盏，银石器中慢火熬至一半，倾乳钵内，研匀，再倾入铫内，熬成膏，更入麝香少许研，更入炊饼心少许，和丸绿豆大。每服夜卧温浆水下十丸，仍用一丸手心中浆水化开，涂痔上。三年者，三五服差。

治痔疾，**乌鸡子膏方**

没药半两。研　麝香一钱。研

上二味，用乌鸡子一枚，略取破顶头，倾出，却用鸡子黄入

---

① 一：明抄本、日本抄本、文瑞楼本同，乾隆本作"二"。

鸡卵内，续入药末，同黄一处调匀，用纸糊合顶，于饭上炊，令熟为度，分作四服。细嚼，用麦门冬汤下，食前服。

治痔，**能消丸方**

威灵仙净洗，麸炒　蝉壳净洗，去土、足，焙干。各一两

上二味，捣罗为末，醋面糊丸梧桐子大。每服二十丸至三十丸，米饮下。

治痔疾，**百中散方**

萆薢不计多少

上一味，捣罗为散。每服二钱匕，精羊肉四两，批作四片，糁药却合如馂子，于炭上炙熟，细嚼，以酒半升送下，候腹痛如人行五七里，方上厕，取下脓血及虫，只一服。

治痔疾，**臭橘散方**

臭橘不拘多少

上一味，用瓷瓶子一枚，纸数重、砖一片压口，次用炭火笼作火屋，烧臭橘，候烟去九分存性，只置瓶内，急以纸并砖子压口后，冷，为细散。每服二钱匕，麝香温酒或陈米饮调下。

治五痔，**小香连丸方**

黄连麸炒焦黄色。不拘多少

上一味，捣罗为末，以鸡子清和丸梧桐子大，阴干。每服十五丸，于鸡鸣时声未绝间温酒下。十服取效，永不复发。

治痔疾，**地肤子散方**

地肤子

上一味，不拘多少，新瓦上焙干，捣罗为散。每服三钱匕，用陈粟米饮调下，日三。

洗痔，**藜芦汤方**

藜芦　附子剉　莽草　蛇床子　羌活　独活　当归　苦参　芍药各一两　蜀椒去目。半两

上一十味，粗捣筛。每用两撮，生绢袋盛，桑松柏枝各一握，生姜一块，拍破，银石器中以水三碗煎熟，去滓，倾入器中，乘热熏，候温洗之。

熏痔，**七物汤方**

干虾蟆一枚。剉碎　皂荚三梃。剉碎　艾一握　鳖甲二枚。
碎　雄黄一两　麝香一钱　草乌头一枚

上七味，粗捣筛，拌匀，穿地坑，内着熟火一斤，方砖一片，
中心钻孔子，盖坑口，旋入药一撮，披衣坐上熏。

熏洗痔疾，**神妙汤方**

萆薢　栝楼根　甘草剉　五倍子　豉　葱白切

上六味，等分，碎。每用一二两，以水两碗煎，数沸，盆盛，
坐熏痔，候通手洗之。

治五痔，消毒，**没药散方**

没药一两。研　黄矾　白矾　溺坔火煅。各半两　麝香一钱。研

上五味，并研令匀。每用时，先以葱汤洗，拭净，以药干傅。

治五痔，**花乳石散方**

花乳石一两。煅，研　乳香去石，研　夜明沙研　胆矾研　地
龙去土，细为末

上五味，等分，共研令匀。每用时，先以甘草汤洗，拭令净，
以药干傅，令痔消释。

涂痔，**黄檗散方**

黄檗　铅丹　黄连　腻粉　白矾

上五味，等分，捣罗为散。先煎葱汤洗，后用药散一钱匕涂
之，久患不过三度。

治一切痔疾，**应痛散方**

荆芥穗　桑根白皮　地榆各一两

上三味，捣罗为散。每用三钱匕，水一碗，同臭橘二枚，拍
破，一处煎，三五沸，倾出，就熏疮，极痛，候下得手时方可淋
渫，仍服后药。

治一切痔疾，**至圣丸方**

臭橘一百枚。去核、瓤，剉　枳壳去瓤，剉。半斤　黄连去须。
五两

上三味，用麸五升，同于银石器内慢火炒，令麸黑为度，于

地上去火毒，不用麸，将药为细末。用皂子一百枚去黄，以水一升于银石器内煮，令熟烂如膏，与前药末同拌，和丸梧桐子大。每服二十丸，温米饮下，不拘时，日三。

熏洗诸痔，**五物散方**

莨菪子二两 白矾一两。通明者，半两生用，半两铁器内盛，慢火煅过 蓬砂 马牙消各一分。以上四味，一处先碾碎 朴消五两。同前四味一处碾

上五味，用百沸汤一大碗，药末五钱匕，浸熏洗痔痛处，食后、夜卧用，先以衣覆护，只留痔疮处，仍避风。

傅贴痔，**木香散方**

木香 槟榔大者。㕮 黄连各一分 莽草叶半两

上四味，捣罗为散。每用五钱匕，水二碗，煎三二沸，熏洗。后用温水调匀，以纸花子贴之。

治莲花痔瘘及鸡冠痔等，贴痔，**四妙散方**

白及 白敛 木鳖子 桑螵蛸各半[1]两

上四味，捣罗为散，汤磨乳香，调令稀稠得所，摊故帛上贴之，次日，连皮拆下，更无疮瘢，甚妙。

治丈夫妇人久患痔，不论有疮无疮，**四香汤方**

莎草根一两 黑狗脊半两 甘松 黄熟香上好极香者。各一分

上四味，粗捣筛。每使五钱匕，水一碗，煎五七沸，盛在深盆中，便令患者于上面坐，围衣被熏之，勿透气，候下得手，便淋渫患处，直候药冷即止。不得揩拭，便盖覆卧一时许。若渫了，临卧将被以火焙稍暖，更妙。

治痔疾，已用药淋渫了，贴痔，**绿云汤方**

卷柏 樗根白皮 贯众 朴消 地骨皮各一两

上五味，粗捣筛。每用十五钱匕，葱二枝，水五升，煮至四升，去滓，乘热渫之。

涂痔，**二黄散方**

---

① 半：日本抄本、文瑞楼本同，明抄本、乾隆本作"一"。

黄檗一两　黄蜀葵花一分　白及二钱　生干地黄半两　青黛
二块

上五味，捣罗为散。先渫了，用朴消水调，涂之。

贴痔，**苦楝散**方

苦楝子二十枚　白矾一两

上二味，炒焦为散，入麝香研匀，临卧贴之。空心吃嫩猪肥
肉一顿，永差。

熏痔丸方

白鳝鱼骨　韭子等分

上二味，捣罗为末，面糊丸弹子大，火烧熏之。

治痔疾，**驼粪熏**方

驼粪

上一味，不拘多少，干，不得见日。用慢火煨成，烟熏，候痒
甚，别用后方渫洗。

治痔疾，**淋渫**方

恶实一名牛蒡子

上一味，不拘多少，淘去浮者。每用一两，以水两碗浓煎，
乘热熏之，候通手淋渫。

治痔疾，**臭橘散**方

臭橘　皂荚子

上二味，不拘多少，每一臭橘，劙眼子七个，每眼子内安皂
子一枚，放在藏瓶内，烧存性，取出，于土内培出火毒一宿，细
研，入麝香少许，食前米饮调下一钱匕。

治痔疾，**枸杞散**方

枸杞根　地龙捣

上二味，枸杞根旋取新者，刮去浮赤皮，只取第二重薄白皮，
暴干，捣罗为末。每秤一两，别入地龙末一钱，和匀，先以热齑
汁洗渫患处，用药干掺，日可三次用。

治痔疾，下部发肿如梅李大，痛碍不能行者，即时取效，**神
白散**方

半夏齐州者

上一味，每用一枚，研令极细，入龙脑一小皂子许，同研匀，用津唾于手心调，令稀稠得所，摊软纸上贴之，即冷如冰，良久，有清水出，渐消矣。如未全愈，再贴，去根本尤妙。

治痔疾，熏傅，**立效散方**

蜣螂七枚。夜飞扑落者尤妙

上一味，入瓷合子固济，文火煅之，存性为末。先以温水洗之，用药末烧熏毕，复以药末掺之，用薄纸贴上。

治荣卫不调，肠澼下血，及疗五痔，下血不止，消散下部毒气肿痛，**比圣丸方**

椿荚十两。炒　生葽二两　甘草二两。细剉，炙令黑色

上三味，同捣罗为末，炼蜜为丸如梧桐子大。每服五十丸，空心食前米饮下。

治诸痔瘘，牡痔、牝痔、脉痔、肠痔、血痔等，**鹿茸丸方**

鹿茸酒浸，炙令黄　附子炮裂，去皮脐　龙骨碎，研　黄耆炙，剉　桔梗剉，炒　生干地黄　牛膝去苗，酒浸，焙　芍药　人参　白茯苓去黑皮。各一两一分　枳壳去瓤，麸炒　当归切，焙　猬皮炙焦　芎藭　槐子微炒　白矾熬令汁尽　黄连去须。各一两半　桂去粗皮。三分　蒲黄炒。一两

上一十九味，捣罗为末，炼蜜和丸如梧桐子大。每服三十丸，空心煎柏叶汤下，日晚再服。

治诸痔，**乌蛇散方**

乌蛇去皮、骨，酒浸，炙　猬皮酒浸，炙。各半两　槐子炒　天麻　黄耆剉　桑黄酒炙　枳壳炒。各一两　桂去粗皮　附子炮裂，去皮脐　当归切，焙　赤芍药炒。各三分　白矾烧令汁枯。半两　麝香研。二钱

上一十三味，捣罗为散。空心陈米饮调下二钱匕，日晚再服。

治五痔，**槐子丸方**

槐实　龙骨去土，研　槲叶炙　干姜炮　当归剉，炒　茜

根 黄耆剉，炒 吴茱萸汤洗，焙干，炒。各一两半 附子炮裂，去皮脐。一两一分① 大黄蒸三度，炒。二②两半 猪悬蹄十四枚。炙 乱发烧灰。一两

上一十二味，捣罗为末，炼蜜丸如梧桐子大。每空腹米饮下二十丸，日二服。

治五痔，**猬皮散方**

猬皮炙 鳖甲醋炙 当归剉，焙。各一两半 黄耆剉，焙 槐实炒 大黄蒸三度，炒。各二两 露蜂房炙 蛇皮炙 藁本去苗、土 桂去粗皮。各一两一分③ 猪后悬蹄十四枚。炙

上一十一味，捣罗为散。每空腹，煮白粥饮调三钱匕服，日二。

治鼠乳痔脓血出方

赤小豆一两 黄耆剉，炒 牡蛎粉熬 赤芍药 白敛 黄芩去黑心 桂去粗皮 附子炮裂，去皮脐。各半两

上八味，捣罗为散。每服三钱匕，空腹煮白粥饮调下，日三。

治五痔熏方

槐胶三两 皂荚炙。二两 麝香研入 鳗鲡鱼炙 雄黄研入 莨菪子炒 丁香研入。各半两

上七味，捣研六味为散，以槐胶和拌，分为五丸。取一净瓶，可一升许，掘地埋之，着一碟子于瓶上，钻作孔，内药瓶中，烧一丸，盖之令安稳，以下部着碟孔上坐，使通熏着痛处，良。

治忽患诸痔，有头，疼痛不可忍，**枳壳熨方**

枳壳四两 诃子皮二两

上二味，捣碎，于铫子内炒令热，以帛热熨之，冷即再炒，熨之。

治五痔悉主之方

蛇蜕皮二两。烧灰 麝香一钱

---

① 一两一分：日本抄本、文瑞楼本同，明抄本、乾隆本作"一两"。
② 二：明抄本、乾隆本、文瑞楼本同，日本抄本作"一"。
③ 一两一分：日本抄本、文瑞楼本同，明抄本、乾隆本作"一两"。

上二味，同研令细。每服二钱匕，粥饮调下，空心食前服之。

又方

桑耳一两

上一味，捣罗为散。每服二钱匕，粥饮调下，食前服之。

又方

腊月牛脾一具

上一味，煮令熟，食令尽，即差。

又方

熊胆不以多少。阴干

上一味，研为末，涂疮上。

又方

上取狸肉作羹，或作脯，食之。

牡 痔

论曰：《内经》谓饮食自倍，肠胃乃伤。因而饱食，筋脉横解，肠澼为痔。盖饱甚则肠胃满，肠胃满则筋脉横解，故澼而为痔。其状，肛边生鼠乳，或痒或痛，脓血时下，谓之牡痔。

治牡痔，肛边生肉如鼠乳，时出脓血，**鳖甲丸方**

鳖甲去裙襕，醋炙　生干地黄焙　黄连去须　连翘　猬皮炙焦　续断剉　附子炮裂，去皮脐　槐实炒　白矾熬令汁枯。各一两半　蛴螬炙。五枚　栝楼去皮　黄耆剉　干姜炮。各三分

上一十三味，捣罗为末，炼蜜和丸如梧桐子大。每服二十丸，早晚食前米饮下，取差为度。

治牡痔，肛边生鼠乳，疼痛寒热，**猬皮丸方**

猬皮炙焦　槐木耳炙　附子炮裂，去皮脐　当归剉，炒　赤芍药　桑根白皮剉　白矾灰　楮根白皮剉。各一两

上八味，捣罗为末，炼蜜丸如梧桐子大。每服三十丸，食前粥饮下。

治牡痔，生鼠乳，脓血出，**赤小豆散方**

赤小豆一两　黄耆剉　牡蛎粉　赤芍药　白敛　黄芩去黑

心　桂去粗皮　附子炮裂，去皮脐。各半两

上八味，捣罗为散。每服三钱匕，食前粥饮调下。

治牡痔，肛边生鼠乳，出脓血，**枳壳丸方**

枳壳去瓤，麸炒　防风酒浸一宿，去叉，焙　槐花麸炒　荆芥穗　薄荷　甘草炙。各半两

上六味，为细末，炼蜜丸如梧桐子大。每服二十丸，米饮下，不拘时，日三。

治牡痔生疮，**乳香散方**

乳香　猪牙皂荚剉　鲮鲤甲各二两　箬叶去头粗硬者。四两。剉　黄牛角尖长二寸者一对。剉　蛇蜕一条头尾全者

上六味，都入在沙罐子内，盖口，盐泥固济，晒干，用十斤炭火煅，候碧焰出，去火放冷，取出细研。每服二钱匕，以胡桃一个，取肉细研，拌药，空心酒调下。

治牡痔生鼠乳疮，**雷丸丸方**

雷丸　鹤虱炒　白矾灰各一两　皂荚针灰　舶上硫黄研。各半两

上五味，捣研为散，醋煮面糊丸如梧桐子大，以雄黄末为衣。每服二十丸，空心食前麝香温酒下。

治牡痔，肛边生鼠乳，**石榴散方**

醋石榴一枚大者　黄连宣州者，去须　白矾熬。各一两　谷精草半两。炒焦

上四味，先将石榴割下盖子，去里面子，三分取出一分，次将黄连、白矾同拍碎，入在石榴内，却用盖子掩定，湿纸裹，胶泥固济，炭火煅赤，候冷去泥，与谷精草同研极细，入麝香一钱和匀。每服一钱匕，空心热酒调下。

治五种痔痛，**六神丸方**

鹤虱　金星石煅，酒淬三遍。各一两　芫菁五十个。去翅、足，生用　皂荚仁一百个　磁石煅，醋淬十遍　铅丹研。各二两

上六味，捣研为末，都用荷叶四五重裹，于饭甑上炊一馈，取出研匀，别取白矾一分，泡水和丸如梧桐子大。每服十丸，麝香酒下，临卧时连三服。未效，再一二服。

治牡痔生鼠乳，下脓血，冷疼后重，**煮白丸方**

槐、楝、樗根白皮各三两。洗，切　天南星　半夏各半两　威灵仙去土。一两　寒食面二两半

上五味，捣罗为末，井华水和丸如梧桐子大。每服二十丸，水煮令浮，用煮药汤下，日三。

治鼠乳痔，便血，疼痛不可忍者，**荆槐散方**

荆芥穗　槐花炒　枳壳麸炒，去瓤　黄耆剉。各等分

上四味，捣罗为末。每服二钱匕，米饮调下，不拘时。

治牡痔有头者，或出似鸡头状，渐作疮，有恶物不化，**枣白皮散方**

枣白皮二两。细切　酥半两

上二味，同炒，候酥干，捣罗为散。每服二钱匕，早晚食前温酒调下。

治牡痔，肛生鼠乳成疮，痛甚，**鲮鲤甲散方**

鲮鲤甲炙焦。二两　麝香一分

上二味，捣研极细。每服二钱匕，食前煎黄耆汤调下。

治牡痔，肛边生鼠乳，气壅疼痛，**鳖甲散方**

鳖甲去裙襕，醋炙。三两　槟榔剉。二两

上二味，捣罗为细散。每服二钱匕，食前粥饮调下。

治牡痔有头，痛楚不可忍，或有疮漏湿，**天灵膏方**

天灵盖酥炙　薰陆香各半两　葵根　李根　葱根各一分。细剉　麝香一钱。研

上六味，捣研为末，以猪脂或胶水调和如膏，摊故帛上贴之，日三易，即差。

治牡痔有头，痛楚不可忍，**当归饼方**

当归四两　杏仁去皮尖、双仁，研。半两　白芷　桂去粗皮。各三分　芸薹子研。二两

上五味，捣罗三味，为末，与杏仁、芸薹子和匀，以醋面调，捻作饼子如钱大，坐之，药干频易，以差为度。

治牡痔，熏洗，**葱桃汤方**

葱根　桃叶各一握

上二味，切捣，以水三升煎，数沸，去滓，入盆内，乘热熏洗，日三两度。

治牡痔生鼠乳，肛门痒痛，触着有脓血出不绝，**猪蹄灰丸方**

猪悬蹄壳焰火上烧成灰，研。一两　水银三大豆许

上二味，先取水银，用炁枣肉二枚研匀，次入蹄壳灰，拌和为丸如鸡头实大。先以盐汤洗下部，内一丸，夜卧时再用，以差为度。

治牡痔𧌀虫，**马蹄灰方**

马蹄一两。烧灰，研

上一味，以猪脂调和，涂绵上，内下部中，日三五易，即差。

治牡痔出脓血，疼痛不可忍，**矾香膏方**

白矾灰半两　木香炮，捣末。一分

上二味，用鸡子白调成膏，傅之。

治牡痔，因醉饱筋脉横解，肠澼成痔，每下鲜血，**槐子丸方**

槐实微炒。三两　猬皮炙焦　当归切，焙　附子炮裂，去皮脐　连翘　干姜炮　续断　黄耆炙，剉。各二两

上八味，捣罗为末，炼蜜和丸如梧桐子大。每服十五丸，空心米饮下，日晚再服，稍加至三十丸。

牝　痔

论曰：牝痔者，由热居肺经，传注大肠，又大肠久虚，风热留滞，故令肛边生疮而出血也。此皆酒食过度，毒气攻注所为，故又谓之酒痔。

治风气稽留下部，结成牝痔，生疮，下血肿痛，**槟榔散方**

槟榔剉，炒　瞿麦穗　泽泻酒浸　防己　甜葶苈隔纸炒。各半两　藁本去苗、土　滑石碎。各半两　木香　芫花醋浸，炒令焦黄。各一两　干漆炒令烟尽。半分　陈橘皮汤浸，去白，炒　郁李仁各半两。与橘皮同炒，去皮

上一十二味，捣罗为细散。每服二钱匕，温酒调下，不拘时

候，日三。

治牝痔下血，**黄耆丸方**

黄耆细剉　枳实去瓤，麸炒。各三两① 乌蛇酒浸，炙，去皮、骨　当归切，焙　赤石脂　猬皮炙焦。各二两

上六味，捣罗为细末，炼蜜丸如梧桐子大。每服二十丸，空腹酒下，日二。

治牝痔，肛边生疮，肿痛出血，**乳香丸方**

乳香研　芫青麸炒　鹤虱炒　大黄剉，炒　牡蛎煅，研，取粉　枳壳去瓤，麸炒　荜澄茄各半两　白丁香研。一分

上八味，捣罗为细末，用粟米粥和丸梧桐子大，每服十五丸。肠风下血，腊茶下。五痔，煎薤白汤下。血瘘，煎铁屑汤下。空腹服。

治牝痔下血，**黄连散方**

黄连去须。二两　陈曲一两

上二味，捣罗为细散。每服一钱匕，入蜜少许，温水调服，日三。

治牝痔，下血不止，**白矾丸方**

白矾炭火烧令汁尽，候冷，研为末。一两　黄耆细剉　枳实去瓤，麸炒。各二两

上三味，先捣罗黄耆、枳实为细末，入矾末拌匀，炼蜜和丸如梧桐子大。每服二十丸，温酒下，加至三十丸，日再。

治嗜欲失节，或醉饱过度，肛门肿痛，生痔下血，**露蜂房煎方**

露蜂房　槐皮各三两　楝实五十枚　桃仁去皮尖、双仁。五十枚　白芷二两　赤小豆捣碎。二合　猪脂一斤

上七味，除猪脂外，剉碎，以醋半升拌一宿，先熬脂令沸，下诸药煎，候白芷赤黑色，绵绞去滓，瓷合盛。空心温酒调下一枣许大，晚再服，更以绵裹，如枣核大，内下部中，日二换，

———————————————————————

① 三两：日本抄本、文瑞楼本同，明抄本、乾隆本作"五钱"。

即差。

治牝痔下血，**艾叶散方**

艾叶炒黄。半两　黄耆细剉。一两半　龙骨　地榆　枳实去瓤，麸炒　白芍药　熟干地黄焙^①。各一两

上七味，捣罗为细散。每服三钱匕，水一盏，煎取六分，去滓，食前温服。

治风毒痔疮，肿痛出血，名牝痔者，**乳香散方**

乳香　猪牙皂荚　鲮鲤甲各一两　箬叶去梗头粗硬者。四两　黄牛角尖一对，可长二寸许　蛇蜕一条。头尾全者

上六味，都入在砂罐子内，盖口，盐泥固济，暴干。用炭火十斤煅，候碧焰出，放冷，取出细研。每服二钱匕，用胡桃肉一枚细研，以酒半盏，入药同调服，空心食前。

治牝痔，下血不止，疼痛，**椿根散方**

臭椿根剉　地榆剉　黄耆剉　伏龙肝研。各一两　当归切，焙。三分

上五味，捣罗为细散。每服食前以粥饮调下二钱匕。

治牝痔及一切内外痔疮，疼痛不可忍者，**栝楼麝香散方**

栝楼新黄大者，一^②枚

上一味，以刀开下顶子，不去瓤，选不蛀皂荚子填满，却取开下顶子盖，别用纸筋泥固济，约三指厚，以炭火簇合烧令红，放一地坑内，出火毒一宿，取出入麝香末一钱，研令极细，入瓷合盛。每服一钱匕，米饮调下，温酒亦得，服一剂，永除根本。

治牝痔下血，肛边生疮，**百宝丸方**

枳实去瓤，麸炒。一两

上一味，捣罗为细末，炼蜜和丸，分作二十五丸，与后散药同服。

治牝痔，**百宝散方**

① 焙：文瑞楼本同，日本抄本作"炒"。
② 一：日本抄本、文瑞楼本同，明抄本、乾隆本作"二"。

皂荚不蛀者，四梃。烧灰，去皂子不用，研为末，入麝香半钱，同研　皂荚刺针生，杵为末

上二味，取皂荚末，抄一钱匕，入皂荚刺针末半钱匕，以水一盏，同煎至七分，放温服。发痛时，嚼百宝丸一丸，以此散送下。

治牝痔下血，日久不止，**皂荚子散方**

皂荚子仁一百枚。麸炒黄　槐蛾炙　牛角尖屑炒　露蜂房炒。各一两

上四味，捣罗为细散。每服二钱匕，粥饮调下。

治牝痔生疮，肿痛有血，**嘉谷散方**

陈粟米炒焦。半升

上一味，为细末。每服一钱匕，空心白汤点下，次服藤子散。

治牝痔，**藤子散方**

榼藤子一枚　鸡冠花一两　鲮鲤甲鳞。七片

上三味，都入藏瓶内，盐泥固济，留一小眼子，用炭火烧，烟绝为度，入麝香少许同研细。每服一钱匕，温酒调下，日三，不拘时候，与前药相间服。

治牝痔，肛边生疮，下血不止，**地榆汤方**

地榆剉　黄耆细剉　枳壳去瓤，麸炒　槟榔剉　当归切，焙　黄芩去黑心　赤芍药各一两

上七味，粗捣筛。每服四钱匕，以水一盏，煎取七分，去滓，食前温服。

治牝痔生疮，熏洗，**谷精汤方**

谷精草　白矾　荆芥穗　臭橘各半两

上四味，同剉碎，用水三升，煎五七沸，去滓，乘热先熏，候温和洗之。

治牝痔，淋洗，**白矾汤**洗方

白矾火上枯。一两

上一味，研为末。每用半钱匕，沸汤浸，如人体温，淋洗。

卷第一百四十二

痔瘘门

脉痔　血痔　肠痔　气痔

痔瘘门

脉　痔

论曰：脉痔者，脏腑蕴积风热不得宣通也，风热之气乘虚流注下部，故肛边生疮，痒痛血出也。盖实为痛，虚为痒，今实热乘虚下攻肛肠，故痒且痛。又脉者血之腑，得热则妄行，故血乃出也。

治脉痔生疮，下血痒痛，**槐荚煎丸方**

槐荚一斤。净洗，并子烂研，入水半升①，同研，掠取汁　白蜜二两。与槐荚汁同熬成膏　枳壳去瓤，麸炒。一两　黄耆剉　防风去叉。各半两　杏仁汤去皮尖、双仁，麸炒，研入　皂荚子炮，去皮。各三分

上七味，除前膏并杏仁外，捣罗为末，与杏仁和匀，以槐荚膏再和，杵二三百下，丸如梧桐子大。每服二十丸，清米饮下，早晚食前服。

治脉痔下血，大肠肿痒，**大圣散方**

枳壳十四枚　胡桃十枚　荆芥穗　木贼炒。各一两　延胡索半两

上五味，将枳壳、胡桃同入藏瓶内，用泥固济，烧存性，捣后三味为细末，再同研匀。每服二钱匕，米饮调下。

治脉痔有虫，时或痒痛，血不止，**姜附汤方**

生姜　艾叶各半两　附子炮裂，去皮脐　枳壳去瓤，麸炒。各

---

① 升：日本抄本、文瑞楼本同，明抄本、乾隆本作“斤”。

三分　生地黄一两半

上五味，剉如麻豆大。每服五钱匕，水一盏半，煎至一盏，去滓，早晚食前温服。

治脉痔，下部痒痛，生疮血出，**阿胶汤方**

阿胶炒　艾叶　当归切，焙　青葙子各一两

上四味，粗捣筛。每服五钱匕，水一盏半，煎至一盏，去滓，早晚食前温服。

治脉痔痒痛，下血不止，**樗根散方**

樗根皮洗，切　枳壳去瓤，麸炒。各三两　皂荚子取仁，炒。二两

上三味，捣罗为散。每服二钱匕，温米饮调下，早晚食前服。

治脉痔，肛边生疮痒痛，**杀虫散方**

獭皮

上一味，烧灰细研，空心米饮调下二钱匕，日晚再服。

治脉痔，下部痒痛成疮，涂痔，**槐白皮膏方**

槐白皮五两　赤小豆五合　楝实　槐实各五十枚　当归切，焙。三两　白芷　甘草各二两　猪脂三斤

上八味，剉细七味，先煎脂令沸，下诸药同煎，候白芷黄赤色，绵绞去滓，瓷合盛。每用涂摩疮上，日三五次。

治脉痔，生疮痒痛，下部如虫啮，**熏痔汤方**

苦桃皮　李株①皮　萹蓄　苦参各一两

上四味，剉碎，以水六升，煎至四升，去滓，乘热熏洗，日三五次。

治脉痔，下部痒痛，四沿肿起，出血，㿉痔，**大豆帛方**

大豆三升　甘草一两　槐白皮三②两

上三味，除豆外，细剉，先以水一斗入豆，煎汁至二升，去豆，次下甘草、槐皮，同煎至一升，去滓，浸故帛三四重，㿉下

---

① 株：日本抄本、文瑞楼本同，乾隆本作"根"。明抄本无此方。

② 三：乾隆本、文瑞楼本同，日本抄本作"一"。明抄本无此方。

部，冷即再暖，日三五次。

治脉痔，下部如虫啮，内下部，**露蜂房散方**

露蜂房　生螺厣各一两

上二味，烧灰，细研为末，以绵裹二钱匕，内下部中，日晚再易。

治脉痔有虫，或下脓血，熏痔，**槐白皮汤方**

槐白皮二①斤

上一味，细剉，以水一斗五升，煎至一斗，去滓，倾盆中，坐熏，冷即再暖，虫当随便利自出。更捣槐白皮末，绵裹一钱，内下部中。

治脉痔，下部如虫啮，**出虫方**

桃叶一秤②。捣研

上一味，蒸令热，内小口器中，布覆熏之，虫即出。

治脉痔，下部如虫啮，痒痛出血，**涤痔散方**

白矾末。半③两

上一味，取小便三升，入矾末，乘热洗之。

治脉痔，下部如虫啮，傅痔，**猬皮散方**

猬皮

上一味，烧灰，研为末。每用少许生油调傅之。

血　痔

论曰：血痔者，肺热流毒也。肺与大肠为表里，今肺脏蕴热，毒气流渗入于大肠，血性得热则流散，故因便而肛肠重痛，清血随出也。

治血痔，**猬皮散方**

---

① 二：乾隆本、日本抄本、文瑞楼本同，明抄本作"一"。

② 一秤：日本抄本、文瑞楼本同，明抄本作"半斤"，乾隆本作"十斤"。秤，古代重量单位，十五斤为一秤。《小尔雅·衡》："斤十谓之衡，衡有半谓之秤，秤二谓之钧。"

③ 半：日本抄本、文瑞楼本同，明抄本、乾隆本作"一"。

猬皮烧灰存性　黄耆剉　熟干地黄焙　续断　柏叶　地榆剉　白芷　黄连去须。各等分

　　上八味，捣罗为散。每服二钱匕，食前温汤调下。

　　治血痔，清血随大便出，**雷丸丸方**

　　雷丸三两　紫参　秦艽去苗、土　藁本去苗、土　石南叶　白芷　䗪虫炒　厚朴去粗皮，姜汁炙　乱发烧灰　贯众　紫菀　虻虫去翅、足，炒。各半①两　猪后悬蹄壳炙令焦。十四枚

　　上一十三味，捣罗为末，炼羊髓为丸如梧桐子大。空心米饮下十五丸至二十丸，日晚再服，以差为度。

　　治血痔，因便清血随出者，**槐荚子丸方**

　　槐荚子麸炒。二两　枳壳去瓤，麸炒　威灵仙去土。各一两　干姜炮　白矾烧令汁尽。各半两　熟干地黄焙　连翘　当归切，焙　陈橘皮汤浸，去白，焙②。各一两　附子炮裂，去皮脐　续断各半两

　　上一十一味，捣罗为末，炼蜜丸如梧桐子大。陈米饮下十丸至二十丸，食前服。

　　治痔下血，**地榆汤方**

　　地榆　艾叶　枳壳去瓤，麸炒　黄耆剉　防风去叉　龙骨　桑耳各一两半③

　　上七味，粗捣筛。每服五钱匕，水二盏，入生地黄一分，拍碎，同煎至八分，去滓，空心温服，日晚再服。

　　治诸痔下血，虚损甚者，**黄耆汤方**

　　黄耆剉。一两　当归切，焙　芎䓖各一两半　龙骨半两　芍药　桂去粗皮。各二两　附子炮裂，去皮脐　甘草炙。各一两

　　上八味，剉如麻豆。每服五钱匕，水一盏半，入砂糖半分，煎至七分，去滓，空心温服，日晚再服。

　　治诸痔下血，**蒲黄汤方**

---

① 半：乾隆本、日本抄本、文瑞楼本同，明抄本作"一"。
② 焙：日本抄本、文瑞楼本同，明抄本、乾隆本作"炒"。
③ 两半：日本抄本、文瑞楼本同，明抄本、乾隆本作"两"。

蒲黄　当归切，焙　白芷　白石脂　黄连去须　芎䓖　生干地
黄焙　甘草炙。各一两

上八味，粗捣筛。每服五钱匕，水一盏半，煎至八分，去滓，
空心温服，日晚再服。

治血痔出脓血及肠风痔瘘，**比金丸方**

密陀僧　白矾　槐实炒，为末　皂荚烧灰，研。各一^①两

上四味，将密陀僧、白矾捣碎，入瓷罐内，烧通赤，放冷取
出，捣细为末，次入槐实末、皂荚灰和匀，用糯米饭丸如梧桐子
大。每服十五丸，空心食前米饮下。

治血痔，下血至多，**赤石脂丸方**

赤石脂　白矾烧令汁尽　龙骨各一两半　杏仁汤浸，去皮尖、
双仁，炒，研。一百枚

上四味，捣罗为末，炼蜜丸如梧桐子大。空心枣汤下二十丸，
日再，以差为度。

治血痔下血，**黄耆散方**

黄耆剉　枳壳去瓤，麸炒。各三两　防风去叉。一两半

上三味，捣罗为散。每服二钱匕，空心米饮调下，日晚再服。

治痔疾下血，**枳实散方**

枳实麸炒　槐实炒　木贼各半两

上三味，捣罗为散。每服二钱匕，煎皂荚子汤调下，不计
时候。

治血痔，**何首乌丸方**

何首乌去黑皮　威灵仙去苗、土　枳壳去瓤，麸炒。等分

上三味，捣罗为末，浸蒸饼丸如梧桐子大。每服二十丸，温
水下，早晚食前服。

治痔疾下血，**鹿角丸方**

鹿角一两。烧红，候冷，研　芸薹子炒，研。半两

上二味，捣研为末，醋煮面糊丸如梧桐子大。每服十五丸，

---

① 一：乾隆本、日本抄本、文瑞楼本同，明抄本作"二"。

饭饮下，温酒亦得，食前服。

治痔疾下血，**荆芥散方**

荆芥穗陈者　狗脊去毛，剉。各一两

上二味，捣罗为末。每服二钱匕，浓煎木贼汤调下。若泻血甚者，加醋石榴皮，等分，为散，以淡醋汤调下，不拘时服。

治痔下血，**黄连散方**

黄连去须　面曲①炙。各二②两

上二味，捣罗为散。每服二钱匕，用蜜汤空心调下，晚再服。

治血痔，**地榆散方**

地榆剉

上一味，捣罗为散。每服二钱匕，饭饮调下，日三服。

治血痔，便清血，**熏痔方**

猬皮细剉　雄黄　熟艾各半两

上三味，略捣碎，先掘地作一坑，内药，以炭火烧烟出，当上坐熏患处，以衣被围身，勿令烟出，烟尽即止。将息三日，再熏，不过三五度，差。

治血痔，坐痔，**橘皮散方**

陈橘皮二斤。三五年者。细捣，炒令热

上一味，乘热用绢袋二枚盛橘皮，缚定，更互坐上，冷即易，取差为度。

治血痔，淋洗，**桃根汤方**

桃根半斤

上一味，细剉，用水一斗，煎至五升，去滓温洗，日三五度。

治血痔风冷，积年难差，洗痔，**稻藁洗方**

稻藁

上一味，烧灰，以汤淋汁，洗下部，日三五遍，取差为度。

治五痔，大肠下血，**乌蛇散方**

①　面曲：日本抄本、文瑞楼本同，明抄本、乾隆本作"陈曲"。
②　二：日本抄本、文瑞楼本同，明抄本、乾隆本作"一"。

乌蛇酒浸，去皮、骨，炙令黄　枳壳去瓤，麸炒　天麻　槐实微炒　黄耆炙，剉　桑黄酒浸，炙令赤。各一两　桂去粗皮　当归切，焙　附子炮裂，去皮脐　赤芍药各三分①　白矾烧过　猬皮炙令焦。各半两　麝香细研。二钱

上一十三味，捣罗十二味为散，入麝香，研令匀。每服二钱匕，空心用陈米饮调下，日再，温酒亦得。

肠　痔

论曰：肠痔者，以肠胃有风挟热，二者乘虚入于肠间，冲发下部，故令肛边生核，肿痛不消。病始作，令人寒热，时有血出也。

治肠痔，生核肿痛，时下脓血，**猬皮散方**

猬皮炙焦。一枚　营实蔷薇根是也　枳壳去瓤，麸炒　黄耆剉，焙　槐豆炒　桑耳②微炙。各一两　人参　地榆剉，炒　当归切，焙　乌贼鱼骨炙，去甲。各一两半

上一十味，捣罗为散。空心煎木贼汤调下三钱匕，日晚再服，以差为度。

治肠痔，肿痛生核，或发寒热，**枳壳汤方**

枳壳去瓤，麸炒。一两　黄耆剉。二③两　芎䓖　丹参　当归切，焙　槟榔剉。各一两半　芍药　黄芩去黑心。各一两一分

上八味，粗捣筛。每服五钱匕，以水一盏半，煎至八分，去滓，空心食前温服。

治肠痔，**鳖甲散方**

鳖甲醋炙，去裙襕　猬皮炙焦　蛇蜕皮剉，炒令焦　露蜂房剉，炒令焦　猪悬蹄壳炙焦。各半④两

上五味，捣罗为散。每服二钱匕，空心以井华水调下，日晚

---

① 分：日本抄本、文瑞楼本同，明抄本、乾隆本作"两"。
② 桑耳：日本抄本、文瑞楼本同，明抄本、乾隆本作"桑白皮"。
③ 二：日本抄本、文瑞楼本同，明抄本、乾隆本作"一"。
④ 半：日本抄本、文瑞楼本同，明抄本、乾隆本作"二"。

再服，兼取少许傅疮上，以差为度。

治肠痔，每大便常有血，**矾附丸方**

白矾熬令汁枯　附子炮裂，去皮脐。各一两

上二味，捣研为末，炼蜜和丸梧桐子大。每服五丸，温酒下，日三服，稍增至十丸，数日永差。

治肠痔发痛，消肿，**威灵仙散方**

威灵仙去土。四两　防风去叉。二^①两　枳壳去瓤，麸炒　黄耆剉。各半^②两

上四味，捣罗为散。每服二钱匕，麝香热米饮调下，日可二服，不拘时候。常服祛风气，辟温疫，消肿满，除五痔等患。

治肠痔有血方

白蔷薇根　枸杞根暴干。各半两

上二味，捣罗为散。每服二钱匕，温水调下，日三服。

治肠痔，下部肿痛，便血后重，坐卧不安，**榼藤子丸方**

榼藤子半两　威灵仙拣净，剉碎，水淘洗过，焙干　大黄煨过。各二^③两

上三味，捣罗为末，炼蜜和丸如梧桐子大。每服三十丸，温米饮下，空心食前服。

治肠痔肿痛，时有脓血，**柏叶丸方**

柏叶　乌梅肉暴干。各一两　皂荚一梃。去皮并子，水浸透，捣研取汁

上三味，除皂荚外，捣为末，将皂荚汁和丸如梧桐子大。每服十丸，温熟水下，食前服之。

治肠痔，肛边肿痛，生核下血，**龙参丸方**

地龙干者。一两　苦参一两　乌头去皮脐。半两。半生半炮

---

① 二：乾隆本、日本抄本、文瑞楼本同，明抄本作"一"。
② 半：乾隆本、日本抄本、文瑞楼本同，明抄本作"一"。
③ 二：乾隆本、日本抄本、文瑞楼本同，明抄本作"三"。

上三味为末，以醋糊为丸绿豆大。每服七丸至十丸^①，食前米饮下，日三。

治肠痔，下部生核肿痛，发寒热，出血，**地榆散方**

地榆　甘草半炙半生　陈槐花半炒半生。各一两

上三味为散，每服二钱匕，浓煎枳壳桑根白皮汤调下，空心食前服。

治肠痔下血，**栝楼散方**

栝楼实大、好者一个　乌梅肉十个

上二味，先将栝楼切下盖，少取瓤，以乌梅肉实其中，却盖定，用黄泥固济，候泥干，以火煅存性，取出去泥，细研为散。每服二钱匕，空心温酒调下。

治肠痔下血，**枳实丸方**

枳实五两。去瓤，麸炒，捣为末，炼蜜和丸如弹子大　皂荚刺烧存性，为末。三两

上二味，每服以水一盏，用药一丸，皂荚刺末一钱半，同煎至七分，入麝香少许，放温服。

治肠痔，生核肿痛，发歇不定，又名风痔者，**水梅丸方**

白僵蚕剉，炒微黄。二两

上一味，为末，用水梅肉和丸如梧桐子大。每服蜜汤下五丸，空心食前服。

治肠痔，肛边有核痛，发寒热，生疮，**妙应膏方**

猪悬蹄壳五^②枚　生梧桐白皮四两　龙胆二两　生桑根白皮半^③两　蛇蜕皮　雄黄研。各一两　生青竹皮　生柏皮各二两　露蜂房一两　蜀椒去目并合口者，炒出汗。三分　猬皮　附子各一两　杏仁去皮尖、双仁。二十^④枚　猪脂一斤

---

① 七丸至十丸：日本抄本、文瑞楼本同，明抄本、乾隆本作"十丸至十五丸"。

② 五：乾隆本、日本抄本、文瑞楼本同，明抄本作"一"。

③ 半：文瑞楼本同，明抄本、乾隆本、日本抄本作"二"。

④ 二十：日本抄本、文瑞楼本同，明抄本、乾隆本作"九九"。

上一十四味，除雄黄、脂外，剉碎，以醋一升，拌一宿。先熬脂令沸，即下诸药，候桑皮赤黑色，以绵绞去滓，再煎，下雄黄，以柳篦搅令匀，于瓷合内盛。每日空心温酒调服一枣许，日晚再服。更取枣核大，用绵裹内下部，日再换，以差为度。

治肠痔，淋洗，**二皮汤方**

桃皮　李皮　萹蓄　苦参各一两

上四味，剉碎，以水一斗，煮取五升，去滓熏洗，候冷即止，日再用。

治肠痔，生核肿痛，**熏洗方**

荆芥穗　黑狗脊　鲮鲤甲　枳壳去瓤，麸炒

上四味，等分，为粗末。每用一两，以水二升煎，数沸，去滓，乘热熏，候通手淋洗。

治肠痔肿核，疼痛不可忍，熨痔，**枳壳散方**

枳壳去瓤，麸炒。四两　诃黎勒皮二两

上二味，捣罗为散，铫子内炒令热，以帛裹热熨，冷即再炒。

治肠痔肿痛，初觉生核，熏之方

荆芥穗　甘草剉

上二味，等分，为粗末。每用两大匙，水一升半，煎取一升，去滓，乘热熏之，候通手淋洗，避风盖覆。

治肠痔方

胡粉　水银各一分

上二味，同研匀，以枣肉和得所，绵裹内下部中。

治久积虚冷，肠风痔瘘，面色萎黄，日渐羸瘦虚劣等疾，**白术丸方**

白术　厚朴去粗皮，生姜汁炙。各三两　陈橘皮汤浸，去白，焙　干姜炮　黄蓍剉。各一两半　人参　甘草炙　当归切，焙。各一两

上八味，捣罗为末，炼蜜和丸如梧桐子大。空心米饮下十五

---

① 一：日本抄本、文瑞楼本同，乾隆本作"二"。明抄本无此方。

丸至二十丸。

治肠风痔疾，及风秘疼痛等，积年不差，**黄耆地黄丸方**

黄耆剉　生干地黄焙　厚朴去粗皮，生姜汁炙。各二两　干姜
炮　当归焙。各一两　大黄一两半

上六味，捣罗为末，炼蜜和丸如梧桐子大。每服二十丸，空
心米饮下。

治肠痔，下血如注水，久不差方

上用市河水，每遇更衣罢，便冷沃之，久沃为佳，久患者皆
差。无河水，井水亦得。

气　痔

论曰：气痔者，因便下血，或肛头肿凸，良久乃收是[①]也。此
由邪毒气蕴积肠间，及恚怒不节，酒食过伤，令下部气涩，壅结
而成。

治肠风下血及脱肛等疾，久不差者，**栝楼丸方**

栝楼大者，二枚　猬皮大者，二枚。以上二味，盛于瓶内，烧令
存性　白矾　绿矾二味各于火上，枯尽汁，研细　诃黎勒皮炮　枳
壳去瓤，麸炒　白附子　半夏汤洗去滑，生姜同杵烂，捏作饼，暴
干　附子炮裂，去皮脐。各一两　鸡冠花五两　胡桃去皮。大者，
一十五枚。瓶内烧存性　天南星炮。一两

上一十二味，捣罗为末，以米醋煮面糊和丸梧桐子大。每服
二十丸，米饮下，日三。

治气痔，大便秘涩，下血脱肛，**乌蛇黄耆丸方**

乌蛇酒浸，炙，取肉。五两　黄耆一两半　大黄剉，炒　大麻
子仁炒。各二两　独活去芦头　枳壳去瓤，麸炒　人参　地骨皮各
一两　诃黎勒皮一分　槟榔剉。一两半　羚羊角镑。三两　郁李仁
去皮。三分

---

① 是：原作"风"，日本抄本、文瑞楼本同，据明抄本、乾隆本、日本抄本
旁注改。

上一十二味，捣罗为末，炼蜜和丸小豆大。空心温酒下二十丸，以利为度。未快利，即加丸数。

治气痔，下部肿痛生疮，脱肛不收，**猬皮丸方**

猬皮烧灰。三①两　续断　槐实微炒　黄耆切，焙　白矾熬令汁尽　连翘各三分　生干地黄焙　当归切，焙。各一两半　干姜炮　附子炮裂，去皮脐。各半两

上一十味，捣罗为末，炼蜜和丸梧桐子大。每服二十丸，陈米饮下，日三五服。

治大肠热结成气痔，**黄耆散方**

黄耆剉。二两半　苦参　玄参各三两　附子炮裂，去皮脐。一两半　大黄剉，炒。一两半　干姜炮。一两　猬皮烧焦　黄连去须。各二②两　槐子炒。三③合　猪蹄④一具⑤。烧焦

上一十味，捣罗为散。每服二钱匕，空心米饮调下，日晚再服。

治肠风五痔，下鲜血多，秘结疼痛，成气痔者，**槐豆散方**

槐豆炒。二两　皂荚子仁三分。炒　枳壳去瓤，麸炒　防风去叉　桑耳各一两⑥

上五味，捣罗为散。每服二钱匕，煎椿根汤调下，日三。

治气痔，大便涩，**威灵仙丸方**

威灵仙去土　乳香研　枳壳去瓤，麸炒。各一两

上三味，捣罗为末，以粟米饭和丸梧桐子大。每服十五丸，米饮下，日三。

治因气成痔瘘，**卷柏散方**

卷柏　枳壳去瓤，麸炒　猪牙皂荚各一两

上三味，入一小藏瓶内，以盐泥固济，慢火烧透，去火和瓶，

---

① 三：乾隆本、日本抄本、文瑞楼本同，明抄本作“二”。
② 二：乾隆本、日本抄本、文瑞楼本同，明抄本作“一”。
③ 三：乾隆本、文瑞楼本同，明抄本作“二”，日本抄本作“半”。
④ 猪蹄：日本抄本、文瑞楼本同，明抄本、乾隆本作“猪悬蹄甲”。
⑤ 具：日本抄本、文瑞楼本同，乾隆本作“两”。明抄本无剂量。
⑥ 一两：日本抄本、文瑞楼本同，明抄本、乾隆本作“三分”。

于湿地上，用黄土罨一复时，取出药，入麝香一钱，同研极细。每服二钱匕，温酒调下，不拘时候。

治气痔，**猬皮散方**

猬皮一枚。烧焦　桂去粗皮。一两　磁石火烧醋淬十遍。四两

上三味，捣罗为散。空心米饮调下二钱匕，日晚再服。

治气痔下血，肛边疼痛，**圣功丸方**

鸡冠花焙　臭椿皮炙，剉。各二两

上二味，捣罗为末，炼蜜和丸梧桐子大。每服二十丸，黄耆汤下，不拘时。

治气痔下脓①血，**白矾丸方**

白矾熬令汁枯　附子炮裂，去皮脐。各一两

上二味，捣罗为末，炼蜜和丸梧桐子大。空心温酒下十丸，日晚再服。

治气痔，脱肛不收，或生鼠乳，时复血出，久不差者，**必效丸方**

枳壳去瓤，麸炒　黄耆剉。各一两

上二味，捣罗为末，以陈米饭和丸梧桐子大。空心食前米饮下三十丸。

治气痔脱肛，**熏熨方**

枳壳去瓤，麸炒　防风去叉。各一两　白矾熬令汁枯。一分。研

上三味，除白矾外，捣为粗末，入白矾拌匀，水三碗，煎至二碗，乘热熏之，仍以软帛蘸汤熨之，通手即淋洗。

治气痔脱肛，良久乃收，**掺药方**

海螵蛸研　染燕脂研。各半两

上二味，各为末，仍同研匀。先以温汤洗，略拭干，掺药少许。

治大肠风壅，积滞不通，变成气痔，疼痛，**黄耆汤方**

---

① 脓：原作"浓"，据明抄本、乾隆本、日本抄本、文瑞楼本改。

黄耆剉。半两　当归切，焙　大黄剉，焙　槟榔煨，剉。各一两　枳实炒　防己　木香　黄芩去黑心。各三^①分

上八味，粗捣筛。每服五钱匕，水一盏半，煎至八分，去滓温服。

① 三：明抄本、日本抄本、文瑞楼本同，乾隆本作"二"。

卷第一百四十三

痔瘘门

久痔　痔瘘　痔瘘疼痛不可忍　肠风下血

痔瘘门

久　痔

论曰：久痔者，以脏腑夙有风冷，加之饥饱不常，将摄乖宜，或缘忧思恚怒，致阴阳不和，气血凝滞，故风毒乘虚，时作时歇，攻注肛肠，痔孔有脓，与血间下，肿痒疼闷，故谓之久痔。

治五痔瘘血日久，众药不差者，**雷丸丸方**

雷丸三两　紫芝　白芷　紫菀①各二两　贯众五两　秦艽去苗、土　厚朴去粗皮，生姜汁炙。各一两　藁本去苗、土。二两　乱发灰三两　䗪虫炒　石南炙。各半两　猪悬蹄炙焦。十枚

上一十二味，捣罗为末，炼羊脂和丸如梧桐子大。每服二十丸，空心煎米饮下，日晚再服。

治久患肠风痔瘘诸疾，**安息香丸方**

安息香一分　阿魏半分　乳香一钱。三味一处研　丹砂一分　雄黄　龙脑　麝香各二钱。四味一处研　砒霜一分。研细，更入绿豆末二钱，同研　密陀僧煅。二②钱　巴豆三粒。去皮、心、膜，水一大碗，浸一日，六度换出，细研出油

上一十味，先将安息香等三味，一处入瓷器内，用重汤煮，或于饭甑上蒸一次，再入净钵内，烂研成膏，入诸药一处搜和丸如绿豆大。每服一丸，空心服。肠风泻血，五痔漏脓血不止，或生鼠乳，并以好茶下；卒心痛，生姜汤；食积，陈曲汤；心腹诸

---

① 紫菀：日本抄本、文瑞楼本同，明抄本作“紫参”，乾隆本作“紫芝”。

② 二：乾隆本、日本抄本、文瑞楼本同，明抄本作“三”。

气，温酒；妇人心痛、血气，当归酒；水泻，冷水诸痢，饭饮；疟疾，桃心汤下。

治十年痔如鼠乳，脓出下血剧者，**白敛散方**

白敛二两　赤小豆一两　黄耆剉。二两　芍药三两　黄芩去黑心。一两　桂去粗皮。二两　附子炮裂，去皮脐　牡蛎煅。各半两

上八味，捣罗为散。每服二钱匕，空心温酒调下，日晚再服，以差为度。

治五痔连年不止，兼痔瘘，**龙骨丸方**

龙骨　猬皮①炙令焦。各一两　黄耆剉　当归切，焙　枳壳去瓤，麸炒　干姜炮。各三②分　熟艾叶半两　附子炮裂，去皮脐。一两

上八味，捣罗为末，炼蜜丸如梧桐子大。空心以黄耆汤下四十丸，日晚再服。

治五痔十年不差，**槐子丸方**

槐实微炒。一斤　龙骨三两　白矾烧灰　硫黄研。各五两　砂糖十两　大黄剉，炒。三两　干漆炒烟出。三两

上七味，除槐子、砂糖外，捣罗为末，先将糖和槐子瓷器盛，于饭甑上蒸一炊久，以绵布绞取汁，和前药末，丸如梧桐子大，阴干。每服二十丸，空心温水下，日晚再服。

治数十年五痔，下血如鸡肝，肛边结核鼠乳，肛中疼痛，**大黄汤方**

大黄剉，炒。五两　滑石三两半　芒消研　桑根白皮剉　黄芩去黑心　杏仁汤浸，去皮尖、双仁，炒。各一两

上六味，粗捣筛。每服六钱匕，以酒一盏，水一盏，枣二枚，擘破，同煎至一盏，去滓，空心温服，微利一两行为度。未利再服。

治丈夫妇人五痔，年久不差，**猬皮散方**

① 猬皮：原作"螺皮"，日本抄本、文瑞楼本同，据明抄本、乾隆本改。
② 三：乾隆本、日本抄本、文瑞楼本同，明抄本作"五"。

猬皮一①个。烧灰，研　雄鳖头三②个。烧灰，研　酸石榴皮　地榆　枳壳　槐花各一两

上六味，除二味烧灰外，各细剉，一处炒令黑色，捣罗为末，与灰研匀。每服二钱匕，温酒调下，食前服。

治肠风痔瘘久不差，**贯众散**方

贯众三两　鸡冠花五两　甘草炙。一两　乌梅去核，炒　黄连炒。各二③两　麝香当门子二个④。细研

上六味，捣研为末。每服二钱匕，米饮调下。更分一半药末，以面糊丸如绿豆大。每服二十丸，米饮下，相间食前服之。

治肠风五痔久不差，**楛藤散**方

楛藤子烧存性　芫蔚子炒。各半两　地榆　白矾烧令汁尽　臭椿根蜜炙焦色。各一两

上五味，捣罗为末。每服二钱匕，温酒一小盏，入麝香一字，同调下，空心食前服。

治肠风痔瘘久不差，**芍药丸**方

芍药　地龙去土，炒　大黄剉，炒　威灵仙各一两　木鳖子去壳，研。二两

上五味，捣研为末，三分中减一分末，用醋一盏熬成膏，和丸二分如梧桐子大。每服五丸，茶清下，空心食前服，一日二服。

治久患痔疾，**万金散**方

椿根皮剉。一两　楝实去核，麸炒　胡粉炒。各半两　藁本去苗、土。一分　臭橘皮去瓤，切，炒。二两

上五味，捣罗为散。每服一钱匕，热酒调下，半夜时服，至天明再服，后用续随子，不计多少，捣为末，煎汤淋洗，三五上。

治痔疾积年不差，或肠风泻血，**黄连丸**方

黄连去须　芫荑仁　楛藤子　白矾灰各一两　皂荚炙，去皮

---

① 一：明抄本、日本抄本、文瑞楼本同，乾隆本作"二"。
② 三：日本抄本、文瑞楼本同，明抄本、乾隆本作"一"。
③ 二：乾隆本、日本抄本、文瑞楼本同，明抄本作"一"。
④ 二个：日本抄本、文瑞楼本同，明抄本、乾隆本作"一钱"。

子。一两半

上五味，捣罗为末，以粟米糊研丸如梧桐子大。空心米饮下二十丸，日晚再服，以差为度。

治肠风痔瘘，泻血，久不痊，**不换金散**方

槐实及时采，炒　臭椿根皮剉，暴干　荆芥穗各一两

上三味，捣罗为散。每服一钱匕，用粟米饮调下，年深者服二钱匕，日三。

治肠风痔瘘久不差，**槐白丸**方

槐白皮四两。用煮枣肉四两，火上旋涂，慢火炙，干脆为度　槐花炒　白矾烧令汁尽。各二两

上三味，捣研为末，炼蜜丸如梧桐子大。每服十五丸，米饮下，空心服，日三。

治五痔连年不差及瘘下脓血不止，**白矾丸**方

白矾烧灰　赤石脂各一两　附子炮裂，去皮脐。一两半

上三味，捣罗为末，炼蜜丸如梧桐子大。每服二十丸，空心煎干姜汤下，晚食前再服。

治痔疾久不差，**大效丸**方

附子炮裂，去皮脐　白矾烧令汁尽。各一两

上二味，捣研为末，炼蜜丸如梧桐子大。每服二十丸，早晚食前温酒下，以差为度。

治五痔年深不差，**乳香散**方

乳香二钱　没药一钱。二味同研

上二味，细研，用乌鸡子一枚，打开去黄，以清拌药，再入鸡子壳中，以纸封，饭甑中蒸熟，空心服尽一枚。如年深者，服十数枚，全安。

治久痔及肠风下血疼痛，诸药不差者，**金针散**方

皂荚刺赤红者，不拘①多少。炙

上一味，捣罗为散。每服三钱匕，水一盏，煎至七分，去滓

---

① 拘：原作"俱"，日本抄本同，明抄本无，据乾隆本、文瑞楼本改。

温服。一方用破故纸打碎，纸上炒，与皂荚刺等分，为散。每服三钱匕，温酒调下。

治年深痔疾不差，**独圣散方**

黄土如石者，半两。烧令紫色，细研为末

上一味，以腻粉一钱匕、药末二钱半拌匀。临卧温酒调下，虫出是效。

治久痔，**比金散方**

蜀葵叶夏月收者，焙干

上一味，捣罗为散。每服二钱匕，温酒调下，五服效。

治肠风痔瘘，一二十年不差，面色萎黄，饮食无味，及患脏腑伤积泄泻，暑月常泻不止，及诸般淋沥，久患消渴，妇人月候不调，赤白带下，多年不差，应是脏腑诸疾皆主之，**石燕散方**

石燕不拘多少。净洗

上一味，每日空心取一枚，于坚钵内，温水磨尽，分三服，晚食前再服。欲作散，捣研为细末，水飞，每服半钱至一钱匕，清饭饮调下，温水亦得。久年肠风等疾，须常服及一月勿歇，即愈。

治冷痔疮久不差者，追风毒，去疼痛，**天雄膏方**

天雄去皮脐。一枚　天南星一枚　天麻半两　丹砂研。一钱　黄蜡半两

上五味，并生为末，先用生油少许熔黄蜡，次入诸药熬成膏。每使时，用旧帛摊药贴疮，甚验。

治痔瘘久不差者，**熏痔立效方**

蛇蜕四两。细剪令碎　蝉蜕四两。细剪令碎　白矾生，研。一①两　皂荚二梃。为末

上四味，拌匀，分为六贴。每用一贴，瓷碗内如烧香法，盛入桶内，烧令烟，就上坐熏之，烟尽即止。

治痔瘘久不差者，**熏痔必效散方**

---

① 一：日本抄本、文瑞楼本同，明抄本、乾隆本作"四"。

黄牛角䚡四寸。细剉　鲮鲤甲二两。细剉　铅丹一两。研　乳香一分。研

上四味，捣研为末，拌匀。每用三五钱匕，如烧香法，安盆器内，用版盖上，开窍坐，就疮熏之，烟尽即止。

治痔瘘，累经熏洗未较[①]者，**蜂窠膏方**

蜂窠烧灰。秤半两。研　蚰蜒一个大者。研作膏　水银粉秤一钱。研　铅丹秤一钱。研

上四味，将三味研者和入膏内，更入麝香半钱匕，同研匀。每用少许，傅疮上。

治痔瘘久不差，除疮口，**黑纸撚方**

密陀僧煨　黄连去须　沥青等分

上三味，捣罗为末，用纸作撚子，以津唾蘸药末撚入窍内，觉微微痒即住，不可尽撚也。

治久痔不差，**熏痔方**

臭椿皮暴干。二两　枳壳去瓤。三两　蛇蜕半两

上三味，粗捣筛，用一小罐子盛，以厚纸一张盖口系定，上剪一小眼子，文武火煨热，气从眼子内出，便骑罐子熏之。如熏得热痛，以灯盏内油涂，如此熏三五度，立效。

治久患痔疮，疼痛不可忍，**乌金散方**

乌驴乳屋上尘煤是也。细研　陈腊茶末各一分　腻粉一字

上三味，同研细，傅痔上。干者以油调，涂之，一两上即销。

治远年痔疾，有脓血出，不可行坐，**麝香散方**

麝香半钱。研　田螺一个。烧灰，研

上二味，细研为末。先用葱汤洗，次用药傅之。

治痔瘘久不愈，**楛藤散方**

楛藤子不以多少

上一味为散，先以蜜调少许，涂痔瘘疮上，次用温酒调下一

---

① 较：病情减轻。唐·白居易《病中赠南邻觅酒》："今朝似较抬头语，先问南邻酒有无？"乾隆本作"差"，义同。

钱匕，食前服。

痔瘘

论曰：五痔之疾，或出鼠乳，或发寒热，或生疮，或痒痛，或下血，其证不一。治之不早，劳伤过度，则毒气浸渍，肌肉穿穴，疮口不合，时有脓血，故成痔瘘。经曰痔久不差变为瘘是也。

治痔瘘，傍穿数穴，脓血不止，并肠风脱肛等疾，**二矾丸方**

白矾烧令汁尽　绿矾烧过　栝楼烧存性　猬皮烧存性　诃黎勒煨，去核　枳壳去瓤，麸炒　白附子炮　天南星姜汁浸一宿，焙　半夏姜汁浸一宿，焙　附子炮裂，去皮脐。各二两　鸡冠花五两　胡桃烧灰。十五个[①]

上一十二味，捣罗为末，以醋煮面糊，丸如梧桐子大。每服二十丸，空心临卧温酒下。

治痔瘘久不差，肛边穿穴，时出脓血，**紫金丸方**

龙脑　麝香　乳香　雄黄　密陀僧并研。各抄一两　砒霜半分　丹砂　阿魏　安息香各一分

上九味，先将乳香、安息香、阿魏以热水浸令通软，研如膏，次将龙脑、麝香、丹砂、密陀僧、雄黄合研为末，砒霜入绿豆粉二钱，同研细，更用巴豆三粒，去皮、心、膜，压出油，亦研细，与前药一处研匀，却入前乳香等膏，和丸如绿豆大。每服一丸，空心清茶下。兼治肠风等疾。

治一切痔瘘反花疮等疾，**乳香丸方**

乳香研。半两　生干地黄瓦上煅，醋浸，焙干　雄黄研　黄蜡各一两　麝香研　龙脑研　丹砂研　没药研。各一钱半[②]

上八味，捣研为末，熔蜡为丸如梧桐子大。每服十丸，麦门冬熟水下。留少药末贴。欲贴时，先用橘叶葱汤洗之。

治痔瘘脓血不止，**六神丸方**

---

① 十五个：日本抄本、文瑞楼本同，明抄本、乾隆本作"大者，五枚"。
② 一钱半：日本抄本、文瑞楼本同，明抄本、乾隆本作"二钱"。

鲮鲤甲烧灰　皂荚刺烧灰　猬皮烧灰　雄黄研　硫黄研　鹤虱
为末。等分

上六味，再一处研匀，用麝香水煮面糊，丸如梧桐子大。每
服十五丸，空心煎饧酒或汤下，加至二十丸。

治痔瘘脓血不止，积年不差，**鹤虱丸方**

鹤虱炒　雷丸　白矾灰各一两　皂荚刺　硫黄研。各半两

上五味，捣研为末，醋煮面糊和丸如梧桐子大，研雄黄为衣。
每服二十丸，麝香温酒下，空心食前服。

治痔瘘及脏毒下血，**如圣饼方**

寒食面　铅丹研　白矾烧令汁尽，研　轻粉研　硫黄研。等分

上五味，同研令匀，用倒流水拌和作饼如钱大。每发时，以
慢火炙黄熟，一饼分四服，用温熟水嚼下，日午、夜卧时服。

治痔瘘，**麝香散方**

麝香研。三钱　槐花半生半炒　荆芥穗各一分①　千针草去枝
根。半两　硇砂研。三钱

上五味，捣研为散。每服二钱匕，温酒调下，临卧时服。

治痔瘘，消肿疼，**当归汤方**

当归切，焙　大黄煨，剉　赤芍药　甘草炙。各一两

上四味，捣罗为粗末。每服二钱匕，水一盏，煎至八分，去
滓，稍热服，微利一行为效。一方用乳香一钱、硇砂半钱、诃黎
勒皮半两，同捣研为末，以大枣一枚去核，入药末二钱匕枣肉内，
纸裹煨熟，分作两服。茶清嚼下，与前药相间服，亦得。

治诸痔瘘，脓血不绝，羸瘦，**楉藤散方**

楉藤子三个。生，油涂，炙熟取肉　续断　鸡冠花炒　乌贼鱼
骨去甲，炙。各一两

上四味，捣罗为散。每服二钱匕，空心温酒调下，日晚
再服。

治痔瘘，不限年月深浅，肿痛穿穴，脓血不止，**蜀椒楉藤子**

---

①　分：日本抄本、文瑞楼本同，明抄本、乾隆本作"两"。

丸方

蜀椒去目并闭口，炒出汗，木杵轻捣，取红。四两　榼藤子大者一个。擘破，炙

上二味，捣罗为末，枣肉和丸如梧桐子大。每服十五丸至二十丸，空心温酒下。

治诸痔疾有头，因穿破后成瘘，脓水经年不干，**麝香散方**

麝香研。半两　鸽粪一升

上二味，先将鸽粪于净地上火煅烟尽，候冷，与麝香同研为散。每服二钱匕，空心米饮调下，晚再服。

治诸痔瘘有疮，脓出痛楚，**鲮鲤甲散方**

鲮鲤甲炙焦。五两　麝香研。一分

上二味，捣研为散。每服二钱匕，空心煎黄耆汤调下，日晚再服。

治诸痔瘘出脓水，疼痛不止，**韭根汤洗方**

韭根暴干　蜀椒去目并闭口，炒出汗　蛇床子　续断　芜荑仁　野李根　皂荚白皮　松脂各一两　白矾半两

上九味，细锉和匀。每度以二两，用水三碗，煎至二碗，滤去滓，乘热于盆内先熏后洗，日三。

治痔瘘有疮成窍，脓血不止，**丹粉散方**

铅丹　盐豉各一两　腻粉半两　大蒜一颗。去皮，切

上四味，先捣蒜令烂，后入余药同捣，作薄饼，焙干，为细散。每以少许贴之，日三五次。

治诸痔瘘疽疮，**丹砂涂傅方**

丹砂　麝香　蛇蜕烧灰。各一分①

上三味，同研令细，先以盐汤洗疮，拭干，后涂傅，日三五度。

治痔瘘有头，或如鼠乳，**如圣膏方**

芫花根不计多少

---

① 分：日本抄本同，明抄本、乾隆本、文瑞楼本作“两”。

上一味，洗净阴干，木臼内捣，入水少许，绞取汁，于银石器内慢火煎成膏，将丝线就膏内度过，以线系痔头，初时微痛心躁，候落，以纸捻子膏药于窍内，永除根本。未落，不得使水。

治五痔连年不差，渐成痔瘘，**猬皮**①**丸方**

猬皮炙焦　龙骨各二两　黄耆细剉　当归剉，焙　枳壳去瓤，麸炒　干姜炮。各一两半　艾叶三分　附子炮裂，去皮脐。二两

上八味，捣罗为细末，炼蜜和丸如梧桐子大。每服三十丸，食前煎黄耆汤下。

痔瘘疼痛不可忍

论曰：痔瘘，盖缘寒湿与夫房室醉饱间②得之。其作也，肛边肿痒，甚则疼痛不可忍，或蔓生数处，或似螺蛳，脓血与肌汁绵绵而下，有孔不合，故谓之痔瘘。昔人论蛲虫居胴肠间，多则为痔。方论有用熏法及化虫之药者，不可不察。

治肠风痔疾，远年不差，疼痛不可忍者，**万金丸方**

安息香　乳香　丁香　木香　沉香剉　无食子　肉豆蔻去壳　当归切，焙　麒麟竭　没药　密陀僧煅　阿魏各半两　巴豆去皮、心、膜，醋煮　砒霜入绿豆半两，同研。各三分

上一十四味，先将乳香、安息香、阿魏、麒麟竭、没药等细剉，水少许浸一宿，来日细研如膏，余药捣罗为末，与膏同研，丸如黄米大。每服一丸，空心冷茶咽下。

治痔疾，疼痛不可忍及下血，**比金丸方**

樗藤子　附子炮裂，去皮脐　硫黄研　白矾烧令汁尽　猬皮③炙焦　枳壳去瓤，麸炒　猪牙皂荚酥炙。各半两

上七味，捣罗为末，酒煮面糊，丸如梧桐子大。每服十丸，米饮或酒下，不拘时候。

---

① 猬皮：原作"螺皮"，文瑞楼本同，据明抄本、乾隆本、日本抄本改。组方并改。

② 间：日本抄本、文瑞楼本同，明抄本、乾隆本作"太过"。

③ 猬皮：原作"螺皮"，文瑞楼本同，据明抄本、乾隆本、日本抄本改。

治痔疾，疼痛如锥刀刺，不可忍，**能消丸方**

威灵仙去苗、土。四两。一名能消　卷柏去根　防风去叉　猬皮烧灰存性　阿胶炙燥。各半两　糯米炒。一合

上六味，捣罗为末，炼蜜丸如梧桐子大。每服十丸，加至二十丸，人参汤下，日三，不拘时。

治痔瘘疼痛，行履不得，**栝楼散方**

大栝楼一枚。开口　猪牙皂荚　白矾各半两　鲤鱼皮　鳖甲去裙襴　刺猬针①各一分

上六味，除栝楼外，同为粗末，入在栝楼内，用盐泥固济，候干，用炭五斤煅令通赤，放冷取出，捣罗为散。每服二钱匕，研胡桃酒调下。

治痔疾，疼痛不可忍，及肠风下血，**祛痛散方**

皂荚子不蛀者。一千枚。麸二升同炒，麸焦黑，去麸　薄荷干者。三两。剉

上二味，捣罗为散。每服二钱匕，米饮调下，空心服。

治五痔，痛不可忍，**淋渫汤方**

黄芩去黑心　木通剉　栀子仁　甘草炙，剉　太阴玄精石　萹蓄各二两　朴消一两

上七味，粗捣筛。每用七钱匕，水三碗，煎沸，倾盆内，先坐熏之，候通手即淋渫，冷即止。熏时令密覆，勿泄药气。

治五痔，痛不可忍，**荆兰汤淋渫方**

荆芥穗　贯众　甘草　蜀椒去目　泽兰　芍药各二两

上六味，粗捣筛。每用三大匙，水三碗，煎沸，倾盆内，先坐熏之，覆令密，勿泄出药气，通手即淋渫。

治五痔痛甚，**试虫散方**

臭椿根　地骨皮　景天阴干。各二两。护火草是也　马牙消一两

上四味，捣为细散。用精猪肉一大片，糁药三钱匕在肉上，

---

① 刺猬针：日本抄本、文瑞楼本同，明抄本、乾隆本作"刺猬皮"。

就上坐一二时，起看，有虫即去，无即已。

治诸痔有头，疼痛不可忍，**熏洗方**

地菘一斤　槐皮二两　葱根一握　韭根一握

上四味，细剉，以水五升，煎至三升，盆内盛，先坐乘热熏，通手即淋洗，日三次用。

治五痔疼痛，连阴湿痒，**荆芥汤**洗方

荆芥穗　臭橘　厚朴去粗皮。各半斤

上三味，粗捣筛。每用二两，水五升，煎取三升，避风处淋渫。

治诸痔有头，疼痛不可忍，**枳壳散**熨方

枳壳四两　诃黎勒皮二两

上二味，粗捣筛，同炒令热，以绵裹热熨之，冷即再炒。

治痔疼痛，**烟熏方**

白鳝鱼骨　熟艾等分

上二味，剉碎，同和匀，用新盆子一个盛药在内，以火烧药，候烟出，盆上坐熏之，烟尽即止。

治痔瘘出脓血，疼痛不可忍，**白矾散方**

白矾飞研。半两　木香炮。一分。为末

上二味，研匀。每用少许，以鸡子白调，涂痔瘘上。

治肠风痔瘘有头，下脓血，疼痛不可忍，**止痛膏方**

茛菪子一合　牛皮胶一两

上二味，先研茛菪子为末，次用胶清调成膏，摊纸上贴之，有头者自消。

治肠风痔瘘，肛边鼠乳，疼痛不可忍，**威灵仙丸方**

威灵仙净洗，焙干。二两　木香一两

上二味，捣罗为细末，炼蜜和丸如梧桐子大。每服二十丸，加至三十丸，不拘时候，煎荆芥汤下。服药后，忌茶半日，恐冷即腹痛。男子妇人皆可服。

治大肠痔瘘脱肛疼痛方

虎脚指两节

上一味，以蜜二两，炙令赤，捣罗为末，炊饼丸如梧桐子大。每服空心温酒下二十丸。

肠风下血

论曰：肠风下血者，肠胃有风，气虚挟热，血得热则妄行，渗入肠间，故令下血。昔人谓先血后便为近血，先便后血为远血。远近之别，不可不辨也。

治肠风泻血不止，腹内疼痛，**阿胶丸**方

阿胶炒燥　刺猬皮炙焦　当归焙　地榆　龙骨碎研　诃黎勒煨，去核　黄耆剉　赤石脂研。各一两　枳壳去瓤，麸炒　黄牛角䚡各二两。烧灰　恶实炒。三分①　槐实炒。三两

上一十二味，捣罗为末，用软饭丸如梧桐子大。每服三十丸，米饮下，空心食前服。

治肠风，**七妙散**方

枳壳生，去瓤　椿木皮　雷丸　天麻　白及　猪牙皂荚各半两　赤石脂一两

上七味，捣罗为散。每服一钱匕，温酒调下，空心临卧服。

治肠风病，年深不较，**玉壶丸**方

青嫩皂荚针采半斤，拍破，用河水五升，浸二七②日，入砂石器中，煮去四升，存一升。又入藕汁半升、白蜜一两，再用慢火熬成膏，稀稠得所，去尽火放冷　枳壳一两。针劄，于灯上烧存性，入酒中浸过　胡桃仁十个。依前法　没药二钱。研　阴地椿根白皮二两。焙干，取一两末用　乳香二钱。研

上六味，除前膏外，后五味同捣罗为末，入在前膏内，为丸如梧桐子大。每服二十丸。肠风，煎木贼汤下。痔疾，荆芥汤下。常时泻血，米饮下。空心日三服。

治肠风泻血及脏毒久不止，**玉屑丸**方

---

① 三分：日本抄本、文瑞楼本同，明抄本、乾隆本作"二两"。
② 二七：日本抄本、文瑞楼本同，明抄本、乾隆本作"七"。

槐根白皮去粗皮　苦楝根白皮去粗皮。各三两　椿根白皮去粗皮。以上三味，采时春宜早，秋^①宜晚，取嫩新润者为妙。细剉，同捣令烂极细，更用后药一处拌令匀　天南星生，末　半夏生，末。各半两　威灵仙去土，末。一两　寒食白面二两

上七味，拌令匀，滴水为丸如梧桐子大。每服三十丸，先用水一盏煎令极热，次下药煮，令浮上为度，用煮药汤下药，不嚼，食前服。

治积年肠风泻血，谷食不化，肌体黄瘦，**椿皮散**方

臭椿木白皮炙。二^②两　干姜炮　甘草炙。各三分　鸡冠花炙　附子炮裂，去皮脐　槐蛾炙。各一两

上六味，捣罗为散。每服二钱匕，煎枳实汤调下，空心食前服。

治肠风及一切血痢，脾毒脏毒^③，下血不止，**琥珀散**方

琥珀屑研　鹿角霜　赤小豆　槐花　枳壳去瓤，麸炒　白芷各一两

上六味，除琥珀外，并剉碎，同炒令焦黑，杵为散，入琥珀研令匀。每服二钱匕，米饮调下，空心食前各一服。

治肠风泻血，**防风饼**方

防风去叉　鸡冠花　续断　甘草炮　天麻　人参各半两

上六味，捣罗为末，以油饼剂三个，入药三钱匕，分做三个油饼，早晨、日午、近晚以淡粥下之。

治肠风，不问年深日近，**木香丸**方

木香　白芷　干蝎去土，炒　阿魏各一两　当归炙。半两　漏芦去芦头。二^④两

上六味，各别捣，以童子小便一升煎阿魏，三十沸后下木香，

---

① 秋：日本抄本、文瑞楼本同，明抄本、乾隆本作"夏"。
② 二：日本抄本、文瑞楼本同，明抄本、乾隆本作"一"。
③ 脾毒脏毒：日本抄本、文瑞楼本同，明抄本、乾隆本及日本抄本旁注作"脾脏"。
④ 二：乾隆本、日本抄本、文瑞楼本同，明抄本作"一"。

又煎三十沸后，又下干蝎、当归，再煎如饧，入白芷、漏芦末，再和丸如梧桐子大。每服五丸至十丸，空心温酒下。

治肠风泻血不止，疼痛，**钓肠丸方**

附子一个。炮裂，去皮脐　石硫黄研　鸡冠花炒　鲮鲤甲炒　皂荚刺各一两。炒　猬皮二个。烧灰

上六味，捣罗为末，面糊为丸梧桐子大。槐花汤下二十丸，日二服，空心。

治泻血不定，**贯众五物散方**

贯众去毛、土　槐花　地榆　黄连去须　甘草各半两

上五味，并生捣罗为散。每服一钱匕，米饮调下。

治肠风，**黑虎丸方**

白矾研。二两　鸡冠花干者。一两　屋龙尾屋下烟煤是。半两　青橘皮洗去白，焙　五灵脂炒。各四两

上五味，捣罗为末，分一半末，用米醋二升，慢火熬成膏，候冷，和一半末，为丸如梧桐子大。每服三十丸，空心陈米饮下。

治肠风下血，**贯众散方**

贯众　鸡冠花焙　黄连去须，炒　乌梅肉炒。各一两　甘草三分。炙，剉

上五味，捣罗为散。每服二钱匕，温米饮调下，日三服，不以时候。

治肠风下血，**抵圣散方**

椿根白皮焙　蒺藜子炒　枳壳去瓤，麸炒　防风去叉。各一两

上四味，捣罗为散。每服一钱匕，白汤点服。

治肠风，**四金散方**

贯众　荆芥穗　白矾飞过　猪牙皂荚醋炙。各一两

上四味，同烧存性，为散。每服一钱匕，温米饮调下，空心食前，日三服。

治肠风，**槐实散方**

槐实酥炒　防风去叉　枳壳去瓤，麸炒，焦黑为度。各半两　黄耆剉，炒。一两

上四味，捣罗为细散。每服一钱匕，茶清调下。

治肠风经久不差，泻血疼痛，**神应丸方**

水牛角鳃烧灰。二两　藁耳头二两半　槐耳一两半　干漆酒浸一宿，炒令断烟，取出用。二两

上四味，捣罗为末，炼蜜和为丸如梧桐子大。每空心热酒下三十丸。

治肠风，**枳实丸方**

枳实麸炒黄　槐荚麸炒黄　皂荚猪牙者。涂酥炙　大黄炒令焦黄。各一两

上四味，捣罗为末，用面糊和丸如梧桐子大。每服二十丸，荆芥腊茶下，空心食前服。

治肠风下血久不止，下部肿痛，**矾石丸方**

白矾二两。飞过，存一分性　皂荚二梃。去皮，涂酥，炙令焦黄　附子三度炮，不去皮脐，每度炮，入水蘸杀　干姜炮。各一两

上四味，捣罗为末，用河水煮面糊，为丸如梧桐子大。每服十丸，盐汤下，空心食前服。

治肠风多年不差，下血不止，**木贼散方**

木贼剉　枳壳去瓤，麸炒，剉。各二两　干姜炮，剉。一两　大黄剉。一分

上四味，同于铫子内炒黑色，存三分性，捣罗为散。每服二钱匕，温粟米饮调下，食前服。

治肠风，**乌鱼骨丸方**

乌贼鱼骨罐子内烧赤　肉苁蓉酒浸，焙。各半斤　桑根白皮炒，剉　芜荑各半两

上四味，捣罗为末，醋煮干饭，丸如梧桐子大。空心米饮下五丸，不嚼，甚者不过五服。

治肠风泻血如痢，腹中疠痛，面色萎黄，**黄连饮方**

黄连去须。一两　干姜炮。一分　甘草炙。半两

上三味，捣为粗末。每服三钱匕，以水一盏，生姜二片，枣一枚，擘，同煎至五分，去滓温服。

治肠风①，**防风散方**

防风去叉，炙令黄　黄耆炙，剉。各二②两　甘草炙，剉　人参各半两

上四味，捣罗为细散。每服二钱匕，食前粟米饮调下。

治肠风，行步艰难，**黄耆丸方**

黄耆剉，炒　枳壳去瓤，麸炒。各一两　威灵仙去土。二两

上三味，捣罗为细末，用烂饭为丸如小豆大。每服三十丸至五十丸，用温水下，并不损气。

治泻血，**乌梅丸方**

乌梅二十个。醋煮，去核　白矾二两。飞过　诃黎勒十一个。炮过，去核

上三味，将矾石、诃黎勒为末，与梅肉同捣，为丸如梧桐子大。每服七丸，米饮下。

治肠风下血，令不入食，**神验膏方**

背荫臭椿根为根不见日者，撅剥取嫩处皮一斤。剉　黑豆半升　槐花二两

上三味，用水五升，于银石器内慢火熬，令豆熟为度，续入蜜二两，再煎，候蜜熟倾出，用净瓷石器内盛，遇夜露两宿。每日食后、临卧各一服，每服约半盏许，用重汤荡，温热得所，旋旋服食。

治肠风泻血，**大效丸方**

大蓟根七截，各长一寸。又名刺芥　白矾一两。细研　麝香当门子七豆许

上三味，用不沾土大栝楼一个，割下盖子，并不去瓤，入大蓟根并矾、当门子在内，用篦子左搅七遭，却安盖子在上。以盐一合，和土为泥，固济阴干，用炭火煅，候透赤便住，直候冷，打去泥，细碾为末。取一半为散，一半以糯米粥为丸如梧桐子大。

---

① 风：文瑞楼本同，明抄本、乾隆本、日本抄本此后有"下血"。
② 二：乾隆本、日本抄本、文瑞楼本同，明抄本作"一"。

每日空心将大蓟苗煎汤调下半钱匕，至日午、临卧，又煎大蓟苗酒下十丸，服三两日便住。须是吃得三五个栝楼，永去根本。

治肠风泻血不止，**独活丸方**

独活去芦头，为末。半两　黄蜡五两。于银器中熔成汁　生姜半斤。取自然汁

上三味，旋以姜汁入蜡中同熬，候姜汁尽为度，次入独活末令匀，众手丸如梧桐子。每服四十丸，以浓陈米饮下，空心临卧服。

治肠风下血，疼痛不可忍，**荣顺散方**

枳壳去瓤，麸炒　荆芥穗各一两　槐蛾半两。炒黄

上三味，捣罗为细散。每服二钱匕，温米饮调下，不拘时候服。如未效，再服。

治肠风泻血，**龙肝散方**

伏龙肝　铅丹　牡蛎各半两

上三味，各研为散，再同研细。每服陈米饮调下二钱匕，不拘时候服。

治肠风脏毒，下血不止方

枳壳去瓤，麸炒令黑　无纹炭各一两

上二味，捣为细散。每服一钱匕，用荆芥米饮调下。

治肠风下血，**乌金散方**

猪牙皂荚四两。并皂子剉　胡桃三十枚。并皮碎剉

上二味，同拌和匀，以藏瓶一只，于顶上敲一圆窍，入前项药，以元瓦盖之，后用盐泥固济，可厚一指许，暴干，用炭火五斤煅，候碧烟出绝，即去火，略存性，冷即出药，细研。每服二钱匕，入麝香少许，温酒或米饮调下，食前服之。

治肠风泻血，**矾附丸方**

绿矾四两。用瓶子盛，盖之，火煅[1]食顷，候冷取，入盐一合，硫黄一两，同矾研，依前入瓶子内，烧食顷，候冷取出，细研　附子

---

[1]　煅：原作"断"，日本抄本、文瑞楼本同，据乾隆本改。明抄本无此方。

一两。炮，去皮脐，杵为末

上二味，一处研令匀，粟米粥为丸如梧桐子大。空心用生地黄汁下三十丸，当日止，一月除根。亦可久服，助下元，除风气，补益脏腑。

治肠风下血方

栝楼一个。烧为灰　赤小豆各半两

上二味，杵罗为末。空心酒调下一钱匕。

治肠风下血不止，变成痔疾，**胡荽子散**方

胡荽子　补骨脂各半两

上二味，捣罗为散。每服二钱匕，陈米饮调下，食前服。

治肠风泻血，**棕艾散**方

棕榈灰二两　熟艾捣罗成①者。一两

上二味，用熟鸡子两个，同研得所，别炮附子，去皮脐，为末。每服用水一盏，附子末一钱，煎数沸，放温，调前药二钱匕，空心食前服。

治肠风泻血，**二黄丸**方

黄耆炙，剉　黄连去须。各一两

上二味，捣罗为末，以面糊为丸如赤小豆大。每服二十丸，米饮下，加至三十丸。

治肠风，**神效散**方

槐实　皂荚子

上二味，各一两，以谷糠同炒令香熟，去糠，同捣罗为散。每服一钱匕，煎陈粟米饮调下，空心食前服。

治肠风，**荆芥散**方

荆芥去茎　枳壳去瓤，麸炒。各一两

上二味，各捣罗为末。每服逐味炒末一钱匕，拌匀，入腊茶末一钱，以热汤点服，不计时候。

治肠风下血不止，**椿根散**方

---

① 成：日本抄本、文瑞楼本同，乾隆本此后有"绒"。明抄本无此方。

樗根皮剉，炒　臭橘暴干，剉，炒。各三两

上二味，捣罗为散。每服一钱匕，煎皂荚子汤调下，米饮调亦得。

治肠风，**槐荆散方**

槐花轻炒令香。一两　荆芥穗一分

上二味，捣罗为散。每服二钱匕，煎糯米粥饮调下。血甚者，一两服效。单使槐花亦妙，食前服之。

治肠风病甚不差，**灵仙散方**

威灵仙去土　鸡冠花各二两

上二味，剉，擘碎，以米醋二升煮干，更炒过，捣为末，以生鸡子清和，作小饼子，炙干，再为细末。每服二钱匕，空心陈米饮调下，午后更一服。

治肠风泻血，**絮灰散方**

破絮烧灰　枳壳去瓤，麸炒。各半两

上二味，捣罗为散。每服二钱匕，入麝香少许，用陈米饮调下，空心食前服。

治肠风下血，久不差，**经效散方**

贯众二两。去芦头，烧为灰存性，地上用碗合少顷，去火毒，研为细末

上一味，入麝香一字，同研前药令匀。每服二钱匕，米饮调下，空心食前，日三服。

治肠风下血不止，**如神丸方**

樗根皮

上一味，于腊月内日未出时，取背阴地北引者，不以多少，用东流水净洗，剉碎，于透风处挂令干，杵罗为细末。每秤二两，入寒食面一两，搅拌令匀，再罗过，新汲水和丸如梧桐子大，阴干。每服二十丸。先以水湿药丸令润，后于碟子内，用白面衮过，水煮五七沸，倾出，用煮药水放温下，不拘时候服。忌见日色，见即无效。此药兼医血痢，如急要使，不待腊月，随时依法采合亦得。

治饮酒过度，肠风泻血，及风热泻血，出如红线，**立效散**方

拣新山栀子，不拘多少，去壳

上一味，焙干，捣破再焙，又研细，如油出，成团，擘开，猛火焙干，手擦细罗取散，瓷器盛之。发时，以新汲水调下二钱匕。

治肠风泻血，**椿荚散**方

椿荚不以多少。将一半生用，余一半烧存性

上一味，捣罗为散。每服一钱匕，温米饮调下，不拘时候。

治肠风泻血，诸药不效，**保应丸**方

天南星不计多少。用石灰炒令焦黄色

上一味，捣罗为细末，煮酒面糊为丸如梧桐子大。每服二十丸，温酒下，食前服。

治肠风下血久不止，**茄蒂灰散**方

茄蒂烧存性。一两

上一味，研为细散。每服三钱匕，米饮调下，空心食前各一服。

治肠风泻血，**乌金散**方

木鳖子

上一味，不拘多少，用桑柴烧过，微存性，便用碗器合之，候冷碾为散。每服一钱匕，用煨葱白酒调下，空心服。

治泻血不止，**决效**方

巴豆一枚。去皮

上一味，以鸡子开一小窍，内巴豆一枚入鸡子窍中，以纸塞定。别以湿纸裹，用火煨熟透，去壳并巴豆，只一味吃尽鸡子，其病即止。不得稍生气，虚人分作二服。

治肠风下血，**黄耆汤**方

黄耆三①两　槐实　小蓟　桑耳　干地黄焙　当归炙，剉　黄

---

① 三：日本抄本、文瑞楼本同，明抄本、乾隆本作"二"。

卷第一百四十三

二九八五

连去须　白芷各一两半　草豆蔻二①枚。去皮　芎䓖　赤石脂　天雄炮裂，去皮脐　龙骨各二两　黄芩去黑心。半两　红蓝花　诃黎勒皮　延胡索　厚朴去粗皮，生姜汁炙　桂去粗皮。各一两

上一十九味，㕮咀。每服五钱匕，以水一盏半，入生姜一分，拍碎，煎取八分，去滓温服，食前日二。

治大便下血，并多年肠风，食饮不得，**干地黄汤**方

熟干地黄焙　赤石脂各二两　延胡索　牡蒙　桔梗　黄耆剉　龙骨各一两半　当归切，焙　黄连去须　白芷　地榆　木香　红蓝花炒。各一两　桂去粗皮。三分　干姜炮　黄芩去黑心。各半两

上一十六味，粗捣筛。每服五钱匕，水一盏半，煎八分，去滓温服，不拘时候。

治肠风下血，积年不差，**黄耆丸**方

黄耆剉　附子炮裂，去皮脐　白矾烧灰。各二②两　硫黄通明者，生用　猬皮酥炙　虎杖皮炙黄。各一两　榼藤子二枚。破开，以酥蜜涂炙　皂荚两梃。去皮子，蒸，晒干，酥蜜涂炙

上八味，捣罗为末，炼蜜和丸如梧桐子大。每服二十丸，空心米饮下。如久泻血，加栝楼根一两烧灰入，极妙。

治肠风泻血，面色萎黄，累服药不差，**食盐丸**方

食盐研　杏仁汤浸，去皮尖、双仁，炒，别研　当归切，焙　干姜炮　皂荚去皮子，酥炙。各二两　附子炮裂，去皮脐。一两

上六味，捣罗为末，炼蜜和丸如梧桐子大。每服三十丸，空心陈米饮下。

治肠风下血，痔瘘不止，**车螯散**方

车螯一合③　皂荚刺四十九枚　硇砂　丹砂　乳香各一分。三味同研

---

① 二：乾隆本、日本抄本、文瑞楼本同，明抄本作“一”。

② 二：乾隆本、日本抄本、文瑞楼本同，明抄本作“一”。

③ 一合：日本抄本、文瑞楼本同，明抄本、乾隆本作“大者，四十九枚”。

上五味，以四味末同于车螯合子内，以地龙泥固济，用炭六斤煅，火尽为度，取出，研为散。空心温酒调一钱匕服。

治肠风泻血等，**侧柏散方**

侧柏叶二斤①。九蒸九暴　黑豆紧小者，一升②。炒　甘草炙，剉。三两　白术炒　桂去粗皮。各一两

上五味，捣罗为散。每服二钱匕，热汤调下，日三，不拘时。

治久患肠风泻血，**大安散方**

矾石灰研。二③两　硫黄为末　乳香研　黄连去须，炒为末。各一两　蜡一钱。细切

上五味，用大鲫鱼一枚，不去鳞，只除肠肚，入诸药末于腹内，以湿纸裹著，盐泥固济，入煻火煨熟，取出，却以慢火炙焦，捣罗为散。每服三钱匕，空心米饮调下。或以糊为丸如梧桐子大，每服七④丸，米饮下，极妙。

治大肠风热，下血不止，**黄芩饮方**

黄芩去黑心　黄檗去粗皮　黄连去须　槲叶炙。各一两半

上四味，粗捣筛。每服三钱匕，水一盏，煎至七分，入地黄汁半合，去滓温服，不拘时。

治肠风痔瘘，脱肛泻血，面色萎黄，积年不差，**白术丸**⑤方

白术一斤。糯米泔浸三日

上一味，细剉，以慢火炒焦为末，取干地黄半斤净洗，用碗盛，于甑上烝烂，细研，入白术末，和捣一二千杵，如硬，滴好酒少许，相和再捣，众手为丸如梧桐子大，焙干。每服十五丸，空心粥饮下，加至二十丸。

治久患肠风泻血，**茄子酒方**

茄子种大者，三枚

---

① 二斤：日本抄本、文瑞楼本同，明抄本、乾隆本作"一斗"。
② 升：日本抄本、文瑞楼本同，明抄本、乾隆本作"斗"。
③ 二：日本抄本、文瑞楼本同，明抄本、乾隆本作"一"。
④ 七：日本抄本、文瑞楼本同，明抄本、乾隆本作"二十"。
⑤ 白术丸：原作"香术丸"，文瑞楼本同，据明抄本、乾隆本、日本抄本改。

上一味，先将一枚湿纸裹，于煻火内煨熟，取出，入瓷罐子，乘热以无灰酒一升半沃之，便以蜡纸封闭，经三宿，去茄子，暖酒空心分服。如是更作，不过三度，差。

又方

黑豆小者，三升。净拣，晒，退去皮

上一味，生捣罗为末，炼蜜和丸如梧桐子大。每服三十丸，空心陈米饮下。

治肠风下血不止及脱肛，**蛇黄散方**

蛇黄两颗。煅，醋淬七遍

上一味，捣研如面。每服三钱匕，陈米饮调下。泻血并脱肛甚者，不过一两服，神验，食前服之。

又方

牡蛎大者，一枚。煅，醋淬七遍

上一味，细研。每服三钱匕，陈米饮调下，日再。

卷第一百四十四

伤折门

伤折门

伤折统论

论曰：诸脉从肉，诸筋从骨，骨三百六十有五，联续缠固，手所以能摄，足所以能步，凡厥运动，罔不顺从。若乃仓卒之际，坠堕倒仆，折伤蹉跌，患生不测，讵可弹举？究图疗治，小则消肿而伸挛，大则接筋而续骨，各有方剂存焉。

从高坠下伤损肿痛

论曰：凡坠堕伤损肿痛，轻者在外涂傅可已，重者在内当导瘀血，养肌肉，宜察浅深以治之。

治坠堕损伤筋骨皮肉，发热疼痛，**没药散方**

没药研　泽泻　当归切，焙　桂去粗皮　槟榔剉　甘草炙，剉　白芷　蜀椒去目并闭口者，炒出汗　附子炮裂，去皮脐　芎䓖各一两

上一十味，捣罗为散。每服三钱匕，温酒调下，不拘时。

治从高坠堕，伤损筋骨，发热肿痛，**续断散方**

续断剉　生干地黄焙　当归切，焙　芎䓖　附子炮裂，去皮脐　桂去粗皮。各一两　泽兰叶　蜀椒去目并闭口，炒出汗　甘草炙，剉。各半两

上九味，捣罗为散。每服三钱匕，温酒调下，不拘时。

治从高坠堕，伤损肢体，发热疼痛，**当归汤方**

当归切，焙。四两　大黄生，剉。二^①两　生干地黄焙。五两

上三味，粗捣筛。每服五钱匕，水一盏半，煎至七分，去滓温服，不拘时，微利为效。

治坠堕损，烦闷，**荆芥汤**方

荆芥穗　淡竹叶切　当归切，焙。各半两

上三味，粗捣筛。水一碗，都煎，取半碗，去滓，入地黄汁一盏，再煎三五沸，分温三服，连服。

治坠堕伤损，气血瘀滞，疼痛，**阿胶汤**方

阿胶炙燥　艾叶各二两　干姜炮。半两　芍药一两

上四味，粗捣筛。每服三钱匕，水一盏，煎至七分，去滓温服，不拘时。

治从高坠堕，伤折肢体，瘀血不行，发热肿痛，**消石汤**方

消石研　桃仁去皮尖、双仁，研　大黄生，剉　甘草炙，剉。各一两　蒲黄一两半　大枣去核。十枚

上六味，粗捣筛。每服三钱匕，水一盏，煎至七分，去滓温服，利瘀血为效。

治从高坠堕，伤折手足，疼痛，**阿胶汤**方

阿胶炙燥　芍药各一两半　生干地黄焙　芎䓖　当归切，焙　艾叶各一两　干姜炮　甘草炙，剉。各半两

上八味，粗捣筛。每服三钱匕，水一盏，煎至七分，去滓温服，不拘时。

治一切伤折及驴马坠堕，打扑闪肭，疼痛不可忍者，五伤，**接骨丸**方

没药研。一两　乳香研分^②　蜀椒去目并闭口，炒出汗　芍药　芎䓖　当归切，焙。各一两　自然铜煅，醋淬七遍。一两半

上七味，捣研为末，用黄蜡三两半熔为汁，次入药末，不住手搅令匀，丸如弹子大。每服一丸，用好酒一盏煎药化，温服，

---

① 二：乾隆本、日本抄本、文瑞楼本同，明抄本作"一"。

② 研分：乾隆本、日本抄本、文瑞楼本同，明抄本作"炙。一两"。

圣
济
总
录

二
九
九
〇

就疼处卧少时。

治从高坠下伤折，有瘀血不散，胁肋疼痛，**牵牛子散方**

牵牛子生，取末　当归切，焙。各一两　槟榔剉　桂去粗皮　木香炮。各半两　郁李仁汤浸，去皮，细研　青橘皮汤浸，去白，焙。各一两

上七味，捣罗为散，和匀。每服一钱匕，温酒调下，空心服，取下瘀血为效。外以败龟膏贴。

败龟膏方

败龟醋浸，炙。二①两半　大黄生，剉。一两　木鳖子去壳，研。二两　当归切，焙。一两　桂去粗皮。二两

上五味，捣罗为末，先用好酒一升，煎至半升，住火，酒稍冷，入药末半两，以匙不住手搅成膏，纸上摊，贴损处。

治驴伤马坠，他物伤折，痛楚不可忍，**当归散方**

当归切，焙。三分　芎䓖一两半　桂去粗皮。半两　甘草炙，剉。三分　附子炮裂，去皮脐　泽兰叶　蜀椒去目并闭口，炒出汗。各一分

上七味，捣罗为散。每服二钱匕，温酒调下，不拘时。

治坠堕扑损，筋肉②疼痛，瘀血凝滞，肿热不消，**地黄糟裹方**

生地黄洗，切，细杵　酒糟各一斤

上二味，拌和令匀，随肿处用药，逐旋以大碗盛，甑上蒸热，用布绢之类裹肿处，日一易。

治一切打扑，驴伤马坠，脱臼损折，兼定疼痛，**接骨膏方**

续断一两　桂去粗皮　附子炮裂，去皮脐　白及　白敛　当归切，焙　桑根白皮剉　独活去芦头　黑狗脊骨烧作灰用。各半两　黄米炒。三合

上一十味，捣罗为末。或打扑闪肭及骨折碎，用药末三钱匕、酒半盏、白面二钱匕、生姜自然汁少许，同以慢火熬成膏，摊帛

---

① 二：日本抄本、文瑞楼本同，明抄本、乾隆本作“一”。
② 肉：文瑞楼本同，明抄本、乾隆本、日本抄本作“骨”。

卷第一百四十四

二九九一

上贴之，三日一换。冬月用沙木篦子绵绳夹缚，夏月柳枝子五条夹缚，虽紧不妨。

治男子妇人内外损伤，止诸疼痛，接骨和血，一切伤折，毒虫咬，阴气入腹，消诸水肿，血脉不通，左右摊缓，热疾等欲死，及腹中有瘀血，刺两胁痛，气筑心，闷乱，妇人乳痈，产后败血，灌注四肢，积年痔瘘，但是疼痛，并宜服之。极痛者只一丸，轻可者只半丸。用无灰酒半升、乳香一皂子大，先磨乳香尽，次磨活血丸，同入铫子内，煎五六沸，临卧时温服，服了就痛处卧。如要出汗，衣被盖之，即汗出。若妇人诸疾，服时更用当归末一钱匕，依前法，用乳香酒煎之。此药神验不可言，有孕妇人不可服，**活血丸方**

花桑枝于五月五日正南采南枝，如臂膊粗，可十枝，以炭烧烟尽，旋旋投入酽醋中，取出焙干，为末　雄黑豆淘浸，去皮，暴干。三升。用袋子盛　生栗屑栗包中间一片子，号曰栗屑。双者不用，不拘多少，去皮取肉，暴干，用袋子盛　乳香半斤。旋研入　墨半斤。旋研入　每料用药如后：

花桑枝末。一两半　黑豆末。一两　栗屑末。一两半　墨末。半两　乳香半两

上五味，于五月五日合，忌鸡犬、妇人见。先研乳香，以酽醋调，与四味相和，稀稠得所，拌和成剂，于净臼中捣三五百杵可丸，即丸如小弹子大，焙干，以纱葛袋盛，入瓷合内封，夜间面北极烧香祷祝云：若男若女诸疾，服之病悉除愈。本法合成轻干后，水上浮为妙。应伤折已损犹有败血宜服之。服毕，**次服败血散**

大黄以生姜自然汁二两，涂炙，汁尽焙干，捣末。一两　杏仁汤浸，去皮尖、双仁，研如面。一[1]两

上二味，和匀，分作八服。每服用童子小便二盏，煎三五沸，临卧时，去滓温服，其败血一时取下，从大小肠中出。

续[2]骨丸方

---

① 一：日本抄本、文瑞楼本同，明抄本、乾隆本作"二"。

② 续：明抄本、日本抄本、文瑞楼本同，乾隆本此前有"治伤折疼痛"。

腊月猪脂十两 蜡炼过。半斤 铅丹重罗① 自然铜煅，醋淬七遍，研 密陀僧研细。各四两 白矾十二两 麒麟竭 没药 乳香 丹砂各一两。研

上一十味，新鼎中先熔脂，冷，下蜡出鼎，于冷处入密陀僧、铅丹、自然铜，缓火再煎，滴入水中不散，更出鼎，于冷处下诸药，用柳篦搅匀，泻入瓷盆内，不住手搅至凝，丸如弹子大，且用笋皮之类衬之，极冷收。凡折伤用一丸，入少油，火上化开，涂伤痛处，以油单护之，甚者以灯心裹木夹之。更取一丸，分作小丸，热葱酒下，痛即止。如药力尽，再觉痛，更一服，痛止即已。骨折者，两上便安。牙痛甚者，贴之即止。

治伤折疼痛，**黄耆散**方

黄耆剉 赤芍药 干姜炮 大黄剉 附子炮裂，去皮脐 当归切，焙 续断 桂去粗皮 木通剉。各二两 蜀椒去目并合口，炒出汗。一分 乌头炮。半两 熟干地黄焙。一两

上一十二味，捣罗为散。每服二钱匕，温酒调下，不拘时。

治伤折疼痛，筋骨未合，肌肉未生，**延胡索饮**方

延胡索 鹿药② 黄耆 熟干地黄各一两半 桂去粗皮 当归切，焙 白敛 桑寄生各一两

上八味，粗捣筛。每服五钱匕，水一盏半，煎至一盏，去滓温服，不拘时。

伤折恶血不散

论曰：脉者血之腑，血行脉中，贯于肉理，环周一身，因其肌体外固，经隧内通，乃能流注，不失其常。若因伤折，内动经络，血行之道，不得宣通，瘀积不散，则为肿为痛。治宜除去恶瘀，使气血流通，则可以复完也。

治伤折，恶血凝滞，肿痛，**黄耆汤**方

---

① 重罗：日本抄本、文瑞楼本同，明抄本、乾隆本作"飞，炒过"。
② 鹿药：日本抄本、文瑞楼本同，明抄本、乾隆本、日本抄本旁注作"鹿角胶"。

黄耆　芍药　生干地黄焙　附子炮裂，去皮脐　当归切，焙　续断　桂去粗皮。各半①两　干姜炮　椒去目并闭口者，炒出汗　大黄生。各一②两

上一十味，剉如麻豆。每服三钱匕，水一盏，煎至七分，去滓温服，不拘时候。

治伤折，恶血瘀结不散，**芎藭汤**方

芎藭　大黄生　桂去粗皮　菴䕡子　朴消各一③两　荷叶十片。烧灰

上六味，粗捣筛。每服三钱匕，水一盏，煎至七分，去滓温服，不拘时候。

治伤折，血瘀不散，**虎杖散**方

虎杖剉。二两　赤芍药剉。一两

上二味，捣罗为散。每服三钱匕，温酒调下，不拘时候。

治伤折，瘀血留结不散，肿痛，**桃仁散**方

桃仁去皮尖、双仁，炒，别研　大黄生　芒消别研。各一两　桂去粗皮　当归切，焙。各三分　甘草炙，剉。半两　虻虫去翅、足，炒　水蛭炒。各十④枚

上八味，捣罗为散。每服二钱匕，温酒调下，不拘时候。

治伤折，恶血不散，肿痛不消，**芍药汤**方

赤芍药　黄耆　附子炮裂，去皮脐　当归切，焙　续断　桂去粗皮　羌活去芦头　蜀椒去目并闭口者，炒出汗。各一两

上八味，剉如麻豆大。每服三钱匕，水一盏，煎至七分，去滓温服，不拘时候。

治伤折，血瘀不散　**大黄汤**方

大黄生　桂去粗皮　桃仁去皮尖、双仁，炒。各半两

上三味，粗捣筛。每服三钱匕，水一盏，煎至七分，去滓

---

① 半：日本抄本、文瑞楼本同，明抄本、乾隆本作"一"。
② 一：日本抄本、文瑞楼本同，明抄本、乾隆本作"二"。
③ 一：日本抄本、文瑞楼本同，明抄本、乾隆本作"二"。
④ 十：乾隆本、日本抄本、文瑞楼本同，明抄本作"二"。

温服。

治伤折，恶血瘀滞，肿痛，**涂傅方**

生地黄切，研　藏瓜姜糟　生姜洗，研。各一斤

上三味，和研，随所患处多少，旋炒涂傅，日三易。

治伤折，恶血不散，**蚕砂膏方**

原蚕砂二升。炒，研　麦麸三升

上二味，和匀，米醋四升煮稠，瓷器盛。量损处多少涂傅，以绢帛裹之，日再易。

治伤折，恶血不散，疼痛，**糟米涂方**

酒糟二斤　糯米半升

上二味，相和，酒煮稀稠得所，取出，乘温涂患处，外封裹之，日再易。

治伤折，恶血结滞不散，肿痛，**草乌头膏方**

草乌头　细辛去苗叶　蛇床子　独活去芦头　吴茱萸各半两　葱切，研。二十茎　生姜切，研。四①两

上七味，除姜、葱别研外，捣罗为末，和匀再研。量患处多少，热酒调为膏涂之，以帛裹，日再易。

治伤折，恶血不散，**煨葱方**

葱青白俱用，去根，不切。三十茎

上一味，灰火中煨透，众手乘热木椎椎碎，裹患处，以软帛缚之，冷即易。

治伤折，恶血结滞，肿痛，**地黄膏方**

生地黄细切。三斤　乌鸡一只。去毛、肠、肚并足和骨，细剉

上二味，相和，捣一二千杵。量患处多少，摊帛上缚之，日再易。

治伤折，恶血瘀滞不散，**外涂膏方**

鼠屎三两。烧存性　生地黄半斤。切，焙

上二味，捣罗为末。猪脂油和，涂患处，日三易。

---

① 四：日本抄本、文瑞楼本同，明抄本作"一"，乾隆本作"二"。

治伤损，腹内瘀血不散，不欲闻人声，胸中气塞，便利出血等，**蒲黄散方**

蒲黄一合　当归切，焙　桂去粗皮　续断　白芷各一两　甘草炙，剉。半两　生干地黄焙。二两

上七味，捣罗为散。空心温酒调服一钱匕，日再服。

治一切坠落打扑及肿毒疼痛，**白膏方**

柳白皮①切②。半两　白蜡四钱　铅丹二钱③　胡粉三两　油④四两　商陆根切。三分

上六味，先以熟油入柳白皮、商陆根煎，候变色，去滓，入诸药，数搅，良久膏成。每用看肿大小，以故帛或软纸摊贴。

筋骨伤折疼痛

论曰：人之一身，血荣气卫循环无穷，或筋肉骨节误致伤折，则血气瘀滞疼痛，仓卒之间，失于调理，所伤不得完，所折不得续，轻者肌肤焮肿，重者髀臼挫脱。治法宜先整其骨，裨其所折，后施贴熁封裹之剂。

治筋骨损伤疼痛，**麒麟竭散方**

麒麟竭　没药研　自然铜煅，醋淬七遍，研　赤芍药　当归切，焙　白芷　蒲黄　大黄生用。各半两　桂去粗皮　细辛去苗叶。各一两　骨碎补去毛，炒。二两⑤　干荷叶三分

上一十二味，捣研为散。每服二钱匕，温酒调下，不拘时。

治伤折，定痛，**败龟散方**

败龟酥炙，去裙襕。一两　没药研　桂去粗皮　自然铜煅，醋淬七遍，研　骨碎补去毛，炒　当归切，焙　白芷　防风去叉。各半两

---

① 柳白皮：日本抄本、文瑞楼本同，明抄本、乾隆本作"柳根白皮"。
② 切：日本抄本、文瑞楼本同，明抄本、乾隆本作"炙"。
③ 二钱：文瑞楼本同，明抄本、乾隆本作"一两"。日本抄本无剂量。
④ 油：日本抄本、文瑞楼本同，明抄本、乾隆本作"熟麻油"。
⑤ 二两：日本抄本、文瑞楼本同，明抄本作"一分"，乾隆本作"三分"。

上八味，捣研为散。每服二钱匕，温酒调下，不拘时，日二。

治伤折肿痛，气血不散，**芎䒷散方**

芎䒷 甘草炙，剉 蜀椒去目及闭口者，炒出汗 泽兰 附子炮裂，去皮脐 桂去粗皮。各一两 当归切，焙 大黄醋炒。各半两

上八味，捣罗为散。每服二钱匕，温酒调下，不拘时。

治闪肭打扑伤损，疼痛不可忍，**附子散方**

附子炮裂，去皮脐 败龟醋炙，去裙襴 虎脑骨醋炙 栗楔 千金藤剉，炒 补骨脂 白芷 骨碎补去毛，炒 自然铜煅三遍，醋淬，研 续断 赤芍药 当归切，米炒 桂去粗皮 牛膝酒浸一宿，焙 乌药各半两 没药研 乳香研。各一①分

上一十七味，捣研为细散。每服二钱匕，苏枋木酒调下，日进三五服。

治伤折筋骨，**接骨散方**

自然铜一两。火烧三度，醋淬，研 木炭半斤。火烧醋蘸二度 白丝三两。烧灰

上三味，捣研为细散。每服一钱匕，煎苏木酒调下。病甚损伤折骨者，服讫，裨裹了，次服没药丸。

没药丸方

没药研 丹砂研 牛膝酒浸，焙，捣罗为末。各一两

上三味，研匀，面糊为丸如梧桐子大。每服二十丸，木瓜汤下，日一服，午间服之。服五日后，渐减丸数。

治伤折，筋骨痛，**没药散方**

没药研 虎骨②酒浸，炙 当归切，炒 白芷 补骨脂 败龟酒炙。各半两 自然铜火烧醋淬七遍，研 麒麟竭研。各一分③ 炭④内实者，火烧一次，酒淬。取三分

---

① 一：乾隆本、日本抄本、文瑞楼本同，明抄本作"三"。
② 虎骨：日本抄本、文瑞楼本同，明抄本、乾隆本作"虎头骨"。
③ 分：乾隆本、日本抄本、文瑞楼本同，明抄本作"两"。
④ 炭：日本抄本、文瑞楼本同，明抄本、乾隆本作"板炭"。

上九味，捣为细散。每服一钱匕，温酒调下，不计时。

治打扑伤折，筋骨损痛，**牛膝散方**

牛膝去苗，酒浸一宿，烘。四两　黄耆　续断　当归切，焙。各一两　滴乳香别研　没药别研　琥珀各半两

上七味，捣研为细末，用黄米粥微热摊纸上，将药末两匙糁在粥上，裹之。已减痛，更将此药每服温酒调下一钱匕，日三五服。

治伤折筋骨，**五仙丸方**

自然铜四两。火烧醋淬二七遍　大栗一百枚。去皮，生用　黑豆一升。汤浸，去皮　白桑柴灰二升　接骨木灰一升

上五味，一处大臼内捣一千下，取细，入炼蜜再捣，丸如弹子大。每服一丸，温酒嚼下，不拘时。

治伤折疼痛，**黑豆散方**

雄黑豆一两　桑条东枝剉碎。一两　栗楔剉碎。一两。以上三味，用醋拌于瓷器内，炒存性　枫香脂研。一分　龙骨研。一分　虎骨酥炙。半两

上六味，捣研为散。每服一钱匕，麝香热酒调下，连进三服，后用八骨散裹之。

治筋骨损折，**八骨散方**

虎骨醋炙　牛骨醋炙　龙骨碎研　鸡骨炙　狗骨炙　兔骨炙　猪骨炙　羊骨炙　枫香脂研　自然铜火烧醋淬二七遍

上一十味，等分，捣研为散。每有伤折处，糁药在疮上，用黄米粥匀摊帛上，裹疮口，用帛裹，软绳缚之。

治坠折伤损，疼痛不可忍者，**没药散方**

没药别研　乳香别研　延胡索　当归切，焙　甜瓜子各一两　丹砂研。半两

上六味，捣研为细散，拌匀。每服一钱匕，热酒调下。又取药散二三钱，以黄米作粥，摊作饼子，糁药散在上，用贴痛处，以帛封角定，一二日换，佳。

治伤折，封裹，**虎骨膏方**

虎头连项锁骨一穿① 鲮鲤甲连项锁骨一穿 败龟背骨 乌贼鱼骨去甲。各二两 狗头骨一枚。以上五味烧成灰，研为末 日炙沙二两。雨后地卷皮是也。净者，火煅 雄雀粪尖者，炒。一两 花乳石二②两。煅令化

上八味，捣罗为细末。每用一大匙，醋煮粟米粥，入药乘热搅匀，摊在帛子上，裹痛处，如得痛定，一日一度，洗换新药。

治打扑筋骨伤折，疼痛不可忍，接骨，**桂芸膏方**

桂去粗皮 芸薹子研 白芥子研 木鳖子去壳，研 大黄剉 败龟甲酥炙 虎脑骨酥炙 赤狗脑骨烧灰。各一两

上八味，捣研为末。每用小黄米粥于生布上摊匀，糁药末一匙头在上，于损折处裹之，以竹片夹定，用绳子缚一复时，解去换药。

治伤折筋骨，**穿山甲膏裹方**

穿山甲烧灰 虎胫骨烧灰。各一两 鸡舌香一枚。生用 麝香研。少许

上四味，研为细末。每用一钱匕，看所患大小，以黄米粥摊在纸上，候温，糁药末在粥上，封裹所伤处，疼痛立止，隔日换贴之。

治伤折内外损③，**神授散方**

当归净洗，切，微火焙干 铅粉洛粉佳。研。各半两 蓬砂研。二钱

上三味，捣研为散，再同研匀。每服二钱匕，浓煎苏枋木汁调下。若损在腰以上，先吃淡面半碗，然后服药；在腰以下，即先服药，后方吃面，仍不住呷苏枋汁。更以糯米为粥，入药末三钱，拌和，摊在纸上或绢上，封裹损处。如骨碎，则更须用竹木夹定，外以纸或衣物包之。

治落马堕车，跌折骨碎筋伤，压损疼痛不止，**五骨散方**

① 穿：日本抄本、文瑞楼本同，明抄本、乾隆本作"串"。下同。
② 二：乾隆本、日本抄本、文瑞楼本同，明抄本作"一"。
③ 损：日本抄本、文瑞楼本同，明抄本、乾隆本作"痛不可忍"。

鲮鲤项骨一两　猕猴项骨一两　虎项骨一两　黄犬项骨一两　野猫项骨一两　天雄半两。炮裂，去皮脐　肉苁蓉半两。酒浸一宿，刮去皴皮，炙干

上五味骨，细剉，用酒醋各半升浸一宿，漉出，炙令黄色，候冷，入二味药同捣，罗为细散。每服二钱，以温酒调下，不计时候。又将黄米半升作糊，入散药一分调令匀，涂贴骨折筋伤处，疼痛立止。

伤折腹中瘀血

论曰：伤折腹中瘀血者，因高坠下，倒仆颠扑，气血离经，不得流散，瘀在腹中。速宜下之，迟即日渐瘀滞，使人[①]枯燥，色不润泽，久则变痿瘁血瘕之病。

治因坠堕内损，血结不行，**蒲黄散方**

蒲黄　当归切，焙　芍药剉　桂去粗皮。各一两

上四味，捣罗为散。每服二钱匕，温酒调下，不拘时。

治伤折腹中瘀血，**通滞散方**

蒲黄二两半　当归切，焙　干姜炮　桂去粗皮。各二两　虻虫去足、翅，炒。一两　大黄剉，炒。三两

上六味，捣罗为散。每服二钱匕，空心温酒调下，日再。

治因打扑内伤，瘀血在腹，**大黄散方**

大黄剉，炒　当归剉，焙　芎䓖剉。各半[②]两

上三味，捣罗为散。每服二钱匕，空心日午临卧温酒调下。

治堕扑腹中瘀血，**桃仁汤方**

桃仁十四枚。去皮尖、双仁，炒　大黄剉，炒　消石研　甘草炙。各一两　蒲黄一两半　大枣擘。二十[③]枚

上六味，㕮咀如麻豆大。每服五钱匕，水一盏半，煎至一盏，去滓温服。

---

① 人：日本抄本、文瑞楼本同，明抄本、乾隆本此后有"气血"。
② 半：日本抄本、文瑞楼本同，明抄本、乾隆本作"一"。
③ 二十：日本抄本、文瑞楼本同，明抄本、乾隆本作"十"。

治诸伤损，恶血积滞腹中，**甘草汤**方

甘草炙，剉　白茯苓去黑皮　桂去粗皮　杏仁去皮尖、双仁，炒。各一两

上四味，粗捣筛。每服三钱匕^①，水一盏，煎至七分，去滓温服，不拘时。

治打损瘀血在腹中，久不消，**二黄丸**方

大黄剉，炒　生干地黄焙。各二两

上二味，捣罗为末，炼蜜丸如梧桐子大。每服十^②丸，温酒下。

治伤损瘀血在腹，**地黄酒**方

生地黄汁半升^③　酒一^④升　桃仁去皮尖、双仁，炒　牡丹去心　桂去粗皮。各一两

上五味，以后三味捣罗为细末，与前二味一处煎熟，每去滓，温饮一盏，不拘时。

治打损瘀血在脏，攻心烦闷，**麻布饮**方

麻布一尺。烧灰　牡丹皮　莔蔺子各一^⑤两半　桂去粗皮　当归剉，焙　鬼箭羽　败蒲烧灰　赤芍药各一两　蒲黄半两　大黄剉，炒。三^⑥两

上一十味，粗捣筛。每服五钱匕，酒一盏半，煎至八分，入芒消半钱匕，更煎，一沸，去滓，空心温服。

治损伤后，瘀血腹中不行，**虎杖散**方

虎杖三两　赤芍药二两

上二味，捣罗为散。每服二钱匕，温酒调下，不拘时。

治伤损，滞血在腹中，**桂心汤**方

桂去粗皮　当归切，焙　蒲黄各二两　大黄蒸，焙。一两半

---

① 三钱匕：日本抄本、文瑞楼本同，明抄本、乾隆本作"五钱"。
② 十：乾隆本、日本抄本、文瑞楼本同，明抄本作"二十"。
③ 升：乾隆本、日本抄本、文瑞楼本同，明抄本作"斗"。
④ 一：明抄本、乾隆本、文瑞楼本同，日本抄本作"二"。
⑤ 一：明抄本、乾隆本、文瑞楼本同，日本抄本作"二"。
⑥ 三：日本抄本、文瑞楼本同，明抄本、乾隆本作"二"。

上四味，粗捣筛。每服二钱匕，水一盏，煎至七分，去滓温服，不拘时，得血利为度。

治因撷扑坠堕，内损瘀血，**黄耆汤方**

黄耆剉　芎藭　甘草炙，剉　当归切，焙　芍药　生姜切，焙。各一两

上六味，粗捣筛。每服三钱匕，水一盏，煎至七分，去滓温服，不拘时。

治因打扑伤损，瘀血在腹内，**大黄饮方**

大黄剉，蒸① 芎藭　荆芥穗各一两　䗪虫麸炒② 蒲黄　当归切，焙　桂去粗皮　甘草炙，剉　桃仁去皮尖、双仁，炒。各一两半

上九味，粗捣筛。每服三钱匕，水一盏，煎至七分，去滓温服，不拘时。

治因坠堕内损，大小便下血，经久不尽，**地黄汤方**

生地黄汁。五合　甘草炙，剉　柏叶半两　黄芩去黑心。一两　阿胶炒燥。三分

上五味，除地黄汁外，捣罗为末。每服三钱匕，水一盏，地黄汁三分，同煎三五沸，去滓，通口服，不拘时。

治因坠堕内损，瘀血在腹，使人瘦瘁，**牡丹汤方**

牡丹皮　大黄切，焙　桂去粗皮　鬼箭羽　朴消碎　蒲黄　芍药　当归切，炒。各一两

上八味，粗捣筛。每服三钱匕，水一盏，煎至七分，空心日午卧时，去滓温服。

治因伤损，瘀血不行，积在心腹，**桂芎汤方**

桂去粗皮　芎藭　荷叶蒂烧灰　菴䕡子　大黄剉，炒③ 朴消别研。各一两

---

① 蒸：日本抄本、文瑞楼本同，明抄本、乾隆本作"炒"。
② 麸炒：日本抄本、文瑞楼本同，明抄本、乾隆本作"生用"。
③ 炒：明抄本、乾隆本、文瑞楼本同，日本抄本作"焙"。

上六味，粗捣筛。每服二^①钱匕，水一盏，煎至七分，去滓温服，空心日午临卧各一。

治因诸伤损，血积在内，**香豉散**方

豉半升。略炒　苏枋木细剉。一两

上二味，捣罗为散。每服二钱匕，温酒调下，不拘时。

治扑损筋骨，恶血不散，迷闷疼痛，小便血下，**当归散**方

当归切，焙　芍药　续断　生干地黄焙　白芷　黄芩去黑心　甘草炙，剉　牛膝酒浸，切，焙。各一两

上八味，捣罗为散。每日空心以酒调下二钱匕，日再服。

治伤损，瘀血在内，攻注刺痛，**活血散**方

蝙蝠炙干。一枚　当归切，焙　骨碎补去毛　桂去粗皮　补骨脂微炒。各半两　大黄剉，炒。二两

上六味，捣罗为散。每服三钱匕，空心温酒调下，薄荷醋汤下亦得。

治坠马扑损，内伤吐血，又治暴热，背上烦热，心中欲吐，喉内先觉血腥气，**鸡苏汤**方

鸡苏二两半　地黄汁五合　桑根白皮剉。一两　生姜汁五合　葛根剉　小蓟根切　淡竹茹各二两

上七味，除地黄、生姜汁外，粗捣筛。每服五钱匕，以水一盏半，煎取一盏，去滓，入地黄汁、生姜汁各半合，更煎三五沸，去滓温服，每食后一服。

治坠扑跐折，瘀血疼痛，**败蒲汤**方

败蒲烧灰　当归各二^②两　牡丹皮　芎藭　赤芍药各一两　豉心一合　桃仁汤浸，去皮尖、双仁。半两　陈橘皮去白皮。一两　蒲黄纸上炒。半两

上九味，粗捣筛。每服三钱匕，水一盏，煎至七分，去滓，入地黄汁一合、朴消一钱匕，温服，日三。

---

① 二：日本抄本、文瑞楼本同，明抄本、乾隆本作"三"。
② 二：日本抄本、文瑞楼本同，明抄本作"三"，乾隆本作"一"。

伤折风肿

论曰：凡肢节伤折，皮肉破裂，久而未合，为外风所触，则令肌肉受寒，既不得收敛，又与血气相搏，不得消散，故为风肿。风肿不散，即变脓血败坏之疾。

治伤折风肿，**荆芥散**方

荆芥穗　当归切，焙　续断　芎䓖剉。各一两

上四味，捣罗为散。每服二钱匕，温酒调下，不拘时候。

治因伤折，风冷所伤，发为风肿疼痛，**续断汤**方

续断　熟干地黄焙　泽兰叶　当归切，焙　芎䓖　乌头炮裂，去皮脐　桂去粗皮。各一两

上七味，粗捣筛。每服三钱匕，水一盏，煎至七分，去滓温服，不拘时候。

治伤折，风寒所侵，风肿不消，**没药散**方

没药别研　当归切，焙　芎䓖　白芷　甘草炙　椒去目并闭口，炒出汗　桂去粗皮　附子炮裂，去皮脐　槟榔生，剉。各半两

上九味，捣罗为散。每服二钱匕，温酒调下，不拘时候。

治伤折，为风冷所侵，皮肉不合，肿痛，**地黄散**方

熟干地黄焙　当归切，焙　羌活去芦头　独活去芦头。各一两

上四味，捣罗为细散。每服二钱匕，温酒调下，不拘时候。

治伤折，皮肉破裂，风毒攻肿痛不消，**当归汤**方

当归切，焙　大黄剉，炒　白芷　防风去叉　乌头炮裂，去皮脐。各一两

上五味，粗捣筛。每服三钱匕[1]，水一盏，煎至七分，去滓温服，不拘时候。

治伤折风肿，**杏仁膏**方

杏仁汤浸，去皮尖、双仁，炒。三两

上一味，细研如膏。涂肿处，外以帛缚之，频易。

---

[1]　三钱匕：日本抄本、文瑞楼本同，明抄本、乾隆本作"五钱"。

治伤折，皮肉破裂，风伤成肿，**大豆膏方**

大豆略炒，去皮。不拘多少

上一味，捣罗为细末，生姜汁调如膏。涂肿处，频易之。

治伤折，风肿疼痛，**黄蜡膏方**

黄蜡五两　桂去粗皮　吴茱萸炒，为末。各一两　盐一分^①。
火烧

上四味，捣罗三味为细末，熔黄蜡，并麻油五两，与药末同
煎，数沸，搅匀倾出，瓷合收。每用看所伤大小摊贴，频易之。

治伤折，皮肉破裂，风肿痛，**芥子涂方**

芥子细研。不拘多少

上一味，酽醋调，涂肿处，频易之。

卷第一百四十五

伤折门

打扑损伤　腕折　倒仆蹴损　被伤绝筋　伤堕致损吐唾出血伤损止痛生肌　头伤脑髓出　诸伤折淋熨贴熁并膏药　诸骨蹉跌

伤折门

打扑损伤

论曰：凡打扑损伤，或为他物所击，或乘高坠下，致伤手足腰背等处，轻者气血凝滞，随处疼痛，重则聚为焮肿，痛甚不可忍，当察其内外轻重以治之。

治伤扑疼痛，**蓬莪茂汤**方

蓬莪茂煨　白僵蚕炒。各一两　苏枋木剉。二两　没药研。半两

上四味，粗捣筛。每服二钱匕，水一盏，煎至七分，去滓温服，日三。若捣为细末，热酒调下亦得。

治打扑伤损，筋骨疼痛，**地黄散**方

熟干地黄焙　当归切，焙。各三两　羌活去芦头　苦参各二两　续断四两

上五味，捣罗为散。每服三钱匕，温酒调下，不拘时服。

治打扑损伤疼痛，**乳香丸**方

乳香一两　桂去粗皮　安息香　没药各半两　地龙炒　补骨脂炒。各一两　当归切，焙　白芷各半两　五灵脂二两

上九味，各捣罗为末，将乳香、没药、安息香三味用酒研如糊，和余药，丸如龙眼大。每服一丸，酒磨温服，不拘时。

治打扑伤损疼痛，**延胡索散**方

延胡索　桂去粗皮　没药别研　黄耆剉　当归切，焙　白敛　桑寄生　熟干地黄焙。各一两

上八味，捣罗为散。每服三钱匕，温酒调下，不拘时服。

治打扑筋骨疼痛，**续断丸方**

续断二两　防风去叉　黄耆剉。各一两　乳香研　没药研。各半两　自然铜煅，醋淬七遍。一两　牛膝酒浸，切，焙。一两半

上七味，捣罗为末，酒煮面糊，丸如梧桐子大。每服三十丸，温酒下，不拘时。

治打扑内损及坠马等伤，**白附子散方**

白附子炮　续断　防风去叉。各一两

上三味，捣罗为散。每服二钱匕，童子小便和热酒一盏调下，并三服，不拘时。

治打扑内损疼痛，**海金沙散方**

海金沙二钱　大黄生　乳香研　没药研。各一钱　麒麟竭一分

上五味，除研外，捣罗为散，和匀。每服二钱匕，乳香温酒调下，不拘时服。

治打扑损疼痛，**麻根汁酒方**

大麻根及叶生者，去土。三斤

上一味，细剉，捣绞取汁。每服半盏，和温酒半盏服，不拘时。无生麻根，即用干者，酒煎服。

治打扑损疼痛，**木贼散方**

木贼剉，炒。三两　麻黄去根节。一两半　甘草炙。三分

上三味，捣罗为散。每服五钱匕，热酒调下，随酒量饮至醉，候醒，折处觉不痛是效。未服药，先整骨裹缚，方可服之。

治打扑损伤，手脚筋骨疼痛，**甘松丸方**

甘松去土　黄荆实　芥菜子陈者　赤蓼花　橹子炒　白僵蚕炒　蟏蛸壳各半两

上七味，捣罗为末，炼蜜丸如弹子大。每服一丸，温酒化下，不拘时候。

治打扑伤损疼痛，**牡蛎散方**

牡蛎一斤半。炭火烧红，细研，水飞过，取一斤　铅粉洛阳者。炒黑，细研。半斤　当归切，焙，取末。半两　蓬砂研　乳香研。各

一两半

上五味，研匀。先用醋煮小黄米粥，摊纸上，用药末三钱匕，匀掺粥上，裹贴患处，次用药末二钱匕，浓煎苏枋木汁一盏调下，不拘时候服。

治打扑伤损筋骨疼痛散方

铅粉炒。半两　蓬砂研。二钱　当归切，焙。半两

上三味，捣研匀。每服二钱匕，浓煎苏枋木汁调下。若伤损在腰以上，先吃淡面少许，后服药。如损处在腰下，先服药，后吃淡面少许。后只如常调药服，更用糯米或黄米作粥，拌药二钱，摊在纸上，以故纸竹夹封裹损处。

治打扑内损疼痛，**摩膏方**

蓖麻子去皮，研。一两半　草乌头生，为末。半两　乳香研。一钱

上三味，一处和匀，量多少入炼成猪脂，研为膏。每取少许，涂伤处，炙手摩令热仿效。如痛甚不可摩，即涂肿痛处。

治打扑损伤，瘀血不散，疼痛，**木鳖裹方**

木鳖子去壳，研。半两　桂去粗皮。三分　芸薹子酒浸，研。二合　丁香五十粒

上四味，将丁香、桂为末，与研者二味和匀，次用生姜汁煮米粥，摊纸上，将药末量多少，掺入粥内，看冷热裹之，一日一换。

治打扑伤损，**补骨脂裹方**

补骨脂微炒。二两

上一味，捣为末，用醋煮黄米粥，摊在纸上，封裹损处。

治打扑损，瘀热疼痛，**天南星贴方**

天南星一两　黄檗去粗皮。半两

上二味，捣为末。用生姜汁调，贴肿痛处。

治筋骨伤折，接骨，**知母裹方**

知母焙　贝母去心　白及　白敛　桂去粗皮　乳香研。各半两

上六味，捣研为细末，用好酒调如糊，摊药在新帛子上，裹所伤处，三五日一换。

治打损成疮不合方

蓖麻子_{去壳}

上一味，生研，贴所患处，如干，以津唾润之。

治破伤血出不止方

上用灯心烂嚼，和津唾贴之，或用帛裹缚之。

治打扑损伤疼痛方

蓬莪茂_{煨，剉}　白僵蚕_{炒。各一两}　苏枋木_{剉。二两}

上三味，粗捣筛。每服三钱匕，水一盏，煎至七分，去滓，不拘时温服。

治打扑伤损，止痛，**乌头丸方**

乌头七枚。_{去皮，生，为末}　黄狗胆一枚

上二味，以胆汁和药末，丸如绿豆大。每以冷酒一盏下三丸，酒须饮尽。

治伤损，血入四肢，疼痛不可忍，**乳香散方**

乳香_研　白芷　桂_{去粗皮}　没药_研　安息香_研　地龙_{去土，炒}　补骨脂_炒　当归_{炙，剉。各半两}

上八味，捣研为散。热酒调下二钱匕。

治伤损，止血，**白敛熁药方**

白敛　白及　白芷　碧芦皮_{炙黄。各一两}

上四味，捣罗为末，鸡子清拌石灰炒干，后入前末研细，伤损处封之。

腕　折

论曰：凡举动不慎，为物所击，致腕折者，筋骨损伤，血气蹉跌，或留积成瘀，燃肿疼痛。宜速治之，外则傅贴肌肉，内加调养荣卫之剂，则肢体可完矣。

治腕折，手足热肿疼痛，**骨碎补散方**

骨碎补_{去毛}　当归_{切，焙}　芎藭_剉　桂_{去粗皮}　蒲黄　蜀椒_去

目并闭口，炒出汗。各一两　泽兰叶　没药研。各半两

上八味，捣罗为散。每服二钱匕，温酒调下，不拘时。

治腕折，筋骨疼痛，**延胡索散方**

延胡索　橘子仁　蒲黄　芸薹子　当归切，焙　虎胫骨酥炙。各一两　桂去粗皮。半两　牵牛子三分。一半生，一半炒

上八味，捣罗为散。每服二钱匕，温酒调下，不拘时。

治腕折，骨损筋伤，疼痛，**地黄傅方**

上以生地黄，不限多少，熟捣，用醋熬，乘热摊于所伤处，以帛系定，每日一换。

治腕折，气血瘀滞，疼痛，**黄耆散方**

黄耆剉　生干地黄焙　当归切，焙。各二两　桂去粗皮　乌头炮裂，去皮脐　续断剉　附子炮裂，去皮脐　芍药各半两　蜀椒去目并合口，炒出汗。一分　干姜炮裂　大黄剉，炒　木通剉。各一两

上一十二味，捣罗为散。每服二钱匕，温酒调下，不拘时。

治腕折疼痛，**芍药散方**

赤芍药　黄耆剉。各二两　附子炮裂，去皮脐　当归切，焙　续断剉　桂去粗皮　羌活去芦头　虎骨酥炙　蜀椒去目并闭口，炒出汗　大黄生。各一两　乌头炮裂，去皮脐。半两

上一十一味，捣罗为散。每服二钱匕，温酒调下，不拘时。

治腕伤骨折，**青金散方**

生龙脑别研　麝香别研。各一钱匕　丁香炒，为末　虎胫骨白者，烧灰。各一两　鲮鲤甲烧灰。二两

上五味，将虎骨并鲮鲤甲灰、丁香末同研极细，次下龙脑、麝香和研令匀，用瓷合盛。每服半钱匕，用小黄米一合煮粥，入醋少许，搅匀下药。又取药随所伤多少，用帛子摊裹之，经宿一换。

治腕折伤损，**附子膏方**

附子生，去皮脐，为末。二两　猪脂四两

上二味，先炼猪脂，去滓，入附子末拌匀，酒少许调如膏，摊贴伤处，日一易。

治腕折，止疼痛内损，**没药散方**

没药研　麒麟竭　丁香炒　虎胫骨酥炙。各半两　乳香一分。别研　骨碎补一两　桑根白皮剉，焙　赤小豆各二两

上八味，捣罗为散。每服二钱匕，热酒调下。

治腕折，**活血丸方**

桑枝东南引，鸡子大，粗者。细剉一斗，内锅中，入米醋，炒黑存性，为末　雄黑豆三升。入米醋，炒焦存性，为末　栗子四百枚。连皮烧，入米醋内浸，再烧，再入醋内，存性，为末　乳香半两。细研

上四味，捣研为末，以醋煮糯米粥，和捣千杵，丸如弹子大，阴干，勿见日，后用米醋磨好，香墨为衣，候干，以布袋盛，挂当风处。每服一丸，与乳香酒同煎令化，温服，服后向痛处卧，日再，疼痛自止。

治腕折，筋骨疼痛，**黑散子方**

香墨半两。煅，醋淬三遍　乌头烧灰留性　芎劳　败龟醋炙。各一两　木香二两　赤芍药酒浸，焙，剉　桂去粗皮　没药研　自然铜煅，醋淬七遍　当归片切，酒浸，焙　地龙去土，炒　乳香研　骨碎补　白芷各一两半

上一十四味，捣罗为散。每服二钱匕，热姜酒调下，不拘时。

治腕伤折，疼痛不可忍，**莴苣散方**

莴苣子一两。黑色者，炒　乳香半两。研

上二味，同为细散。每服二钱匕，热酒调下，不拘时，服讫向痛处卧。

治腕折，先用止痛**白矾汤**熨方

白矾

上一味，为细末，每用一匙，沸汤一碗泡化，以手帕子蘸，乘热熨伤处，少时痛定，排整筋骨，次用贴药。

雄鼠粪尖者是　桂去粗皮，为末

上二味，等分，研匀。量伤折大小，以冷水调药末，摊软帛上裹之，须臾如火暖。三日后，损处极痒，是筋骨生长，切不可

动摇搔抓。其药力常如火暖，如一两日后觉药力不暖，即换新药裹之。

治腕伤折，**乳香膏方**

乳香三两　没药二两。二味剉如皂子大，用生绢袋盛，内黄米内，蒸如胶，候冷别研　铜钱四十九文。火煅醋淬数遍，捣末　密陀僧　雄黄各半两　甜瓜子　当归切，焙　骨碎补　虎骨酥炙　黑狗头骨　牛骨　人骨　木鳖子　麒麟竭各一分

上一十四味，捣研为末，拌匀，入绢袋子内，蒸如饧，以瓷器盛。如有伤折者，旋取丸如豌豆大，每服二十丸，温酒下。

倒仆蹴损

论曰：或因乘车马，或登陟危险，误多倒仆，轻则蹉跌，筋脉蹴损，不能伸屈，甚者乃至蹉折筋骨。治宜速以养血脉续筋骨之剂服之，则其效速矣。

治倒仆蹴损，筋骨疼痛，**虎骨散方**

虎骨酥炙，别为末。一两　酒一升　生地黄汁一升

上三味，将地黄汁并酒煎沸，入虎骨末同煎，数沸。每服一盏，温服，不拘时候。

治倒仆蹴损，筋骨疼痛，**当归汤方**

当归切，炒　芎䓖各二两　熟干地黄焙。四两

上三味，粗捣筛。每服三钱匕，水一盏，煎至七分，去滓温服，不拘时候。

治倒仆，筋脉蹴损，**芍药散方**

赤芍药　黄耆剉　附子炮裂，去皮脐　当归切，炒　续断剉　桂去粗皮　羌活去芦头　虎骨酥炙　蜀椒去目并闭口者，炒出汗。各一两　乌头炮裂，去皮脐。半两

上一十味，捣罗为散。每服二钱匕，温酒调下，不拘时候。

治坠堕倒仆，蹴损筋脉，**芎䓖汤方**

芎䓖一两半　泽兰取叶　附子炮裂，去皮脐　牛膝酒浸，切，焙。各一两　蜀椒去目及闭口者，炒出汗　生干地黄焙。各三

分　桂去粗皮。半两

上七味，剉如麻豆大。每服三钱匕，水酒共一盏，煎至七分，去滓温服，不拘时候。

治倒仆筋蹷，不得舒展，**地黄酒方**

生地黄洗，切，研。八两　酒三升

上二味共煎数沸，去滓。每服一盏，温服，不拘时候。

治倒仆诸筋蹷损，**槐子煎方**

槐子炒，为末，用酒一升浸一宿　桂去粗皮　秦艽去苗、土　白术剉，炒　续断　附子炮裂，去皮脐。各一两

上六味，除槐子外，捣为粗末，将槐子酒先煎，次入猪脂半斤再煎，沸即入药末，再煎熟，绞去滓，瓷合盛。每服一匙，温酒调服，不拘时候。

治倒仆蹷损筋脉，**地黄酒方**

生地黄汁一升　酒一升　桃仁去皮尖，别研。一两

上三味，先将地黄汁并酒煎令沸，下桃仁膏再煎数沸。每服一盏，温服，不拘时候。

被伤绝筋

论曰：凡肢体为物所伤，致筋断绝不相续者，使荣卫失道，血气留瘀而为肿痛，治宜以活血续筋养之。

治被伤筋断，**益母草煎方**

益母草汁。二升　生地黄汁。半升　白蜜生用。二两

上三味，和匀，以绵绢滤去滓，入银石器中慢火煎，不住手搅，候如稀饧，以瓷合盛。每服一匙，用温酒化下，不拘时。

治被伤筋绝，**蟹髓方**

蟹髓取甲中并足中者。不拘多少

上一味，略熬，内筋断处，外以物帛系缚，即捣葛根汁饮之。

治骨折筋断，**干地黄散方**

熟干地黄焙　当归切，炒　羌活去芦头　苦参各二两

上四味，捣罗为散。每服二钱匕，温酒调下，不拘时。

治被伤筋绝，**旋覆根傅方**

旋覆根洗。不拘多少

上一味，细捣烂，量所伤处多少傅之，一日一换。

治筋伤骨损，补接，**腽肭脐散方**

腽肭脐酒炙　熟干地黄焙　芸薹子研　桑根白皮剉　没药研　当归剉，炒。各一两　桂去粗皮。半两

上七味，捣研为散。每服二钱匕，温酒调下，不拘时。

治坠车落马，跐折筋断，疼痛，**黄耆散方**

黄耆剉　赤芍药各三两　蜀椒去目及闭口者，微炒去汗　干姜炮　大黄剉，炒。各一两　当归剉，炒　续断　桂去粗皮　附子炮裂，去皮脐　熟干地黄焙　木通剉。各二两　乌头炮裂，去皮脐。半两

上一十二味，捣罗为散。不拘时候，以温酒调下二钱匕。

治骨折筋断，伤损疼痛，**桂附散方**

桂去粗皮　附子炮裂，去皮脐　白僵蚕微炒　蒲黄　茅根剉　古铜错末　当归剉，炒。各一两

上七味，捣罗为散。不拘时候，以温酒调下二钱匕。

治腕折筋伤，**地黄傅方**

生地黄不拘多少

上一味，熟捣，用傅所伤处。

伤堕致损吐唾出血

论曰：凡坠堕打扑，内动心气，荣卫气血不至，为患多矣。若暴损胸胁，气留肓膜，损血入胃，停积不去，甚则咳唾吐血。治法当调其荣卫，缓其中，逐去损血。

治坠扑伤损肺气，咳唾血出，**甘草汤方**

甘草一两。炙　白茯苓去黑皮。一两　杏仁汤浸，去皮尖、双仁，炒，研。三分　人参一两

上四味，除杏仁外，粗捣筛，入杏仁拌匀。每服三钱匕，水一盏，煎至七分，去滓温服，不拘时。

治一切伤损，吐唾出血，日渐痿瘦，**黄耆汤方**

黄耆剉，焙　芎䓖　甘草炙　当归切，焙　芍药各一两

上五味，粗捣筛。每服三钱匕，水一盏，煎至七分，去滓温服，不拘时。

治坠堕内损，吐唾出血，**桂心汤方**

桂去粗皮　当归切，焙　蒲黄各一两　大黄切，炒。半两

上四味，粗捣筛。每服三钱匕，水一盏，煎至七分，去滓温服，不拘时。

治因打扑损伤肺气，或咳嗽有血，或吐出血，**地黄汤方**

生地黄洗，切。二两　柏叶半两　黄芩去黑心。一两　阿胶炙燥。一分　甘草炙。一两

上五味，剉如麻豆。每服三钱匕，水一盏，煎至七分，去滓温服，不拘时。

治打扑一切损，内伤血瘀时吐，唾中出血，**蒲黄散方**

蒲黄二两　当归切，焙　桂去粗皮　人参　槟榔各一两

上五味，捣为细散。每服二钱匕，温酒调下，不拘时。

治坠堕颠扑，内伤脏气，吐唾出血，**艾叶汤方**

艾叶炒。半两　白芍药三分　熟干地黄焙。一两　干姜炮。半两　阿胶炙令燥。一两　甘草炙。一分

上六味，粗捣筛。每服三钱匕，水一盏，煎至七分，去滓温服，不拘时。

治伤损，血滞在内，吐唾中血出不止，**阿胶汤方**

阿胶炙令燥　熟干地黄焙　赤芍药　当归切，焙　芎䓖各一两　干姜炮。半两

上六味，粗捣筛。每服三钱匕，水一盏，煎至七分，去滓温服，不拘时。

治伤损吐唾出血，**荆芥汤方**

荆芥穗　淡竹茹细剉　当归切，焙。各一两

上三味，粗捣筛。每服三钱匕，水一盏，煎至七分，临熟入生地黄汁少许搅匀，去滓温服，不拘时。

治从高坠下，内损，吐唾出血，**消血散方**

蒲黄　当归切，焙　干姜炮　桂去粗皮。各一两　虻虫去足、翅，炒。一分　大黄蒸，剉。一两半

上六味，捣罗为散。每服三钱匕，温酒调下，不拘时候。

治从高坠堕，吐唾出血，面青气短，**胡粉散方**

胡粉一两

上一味，研细。每服一钱匕，温水或酒调下。

伤损止痛生肌

论曰：凡肢节为物所伤，皮肉破裂，久而疼痛不已，肌肉不生者，以寒冷搏之，荣卫不温，津液不养故也。

治伤折气血凝滞，疮口不合，肌肉不生，**黄耆散方**

黄耆剉　赤芍药　熟干地黄切，焙　当归切，焙①　桂去粗皮。各一两　干姜一分。炮　木通剉　续断剉。各半两　附子炮裂，去皮脐。一枚

上九味，捣罗为散。每服二钱匕，温酒调下，不拘时候。

治伤折肉破，疮口不合，止痛生肌，**紫檀香傅方**

紫檀香剉　山芋　铅丹研。各二两　马齿苋十两。细切，暴干

上四味，除铅丹外，捣罗为末，再和研匀。每用随疮大小，干傅之。

治伤损疮口不合，止痛生肌，**槟榔散方**

槟榔生，剉　黄连去须　木香各一两　龙骨煅过。半两

上四味，捣罗为散，随疮大小傅之。

治伤损皮破成疮，肌肉不生，疼痛，**麒麟竭散方**

麒麟竭一两　生人牙齿火煅过　密陀僧煅过。各半两

上三味，捣罗为细散。随疮口大小傅之。

治伤损，止痛生肌，**乌贼骨膏方**

乌贼骨去甲，为末　旧船灰为末。各一两　铅丹二两半　麝香

---

① 焙：文瑞楼本同，日本抄本作"炒"。明抄本、乾隆本无此方。

研。一钱　麻油八两

上五味，先熬油令沸熟，次下船灰末、乌贼骨末，搅转良久，下铅丹，不住手又搅，如稀稠得所，黑色，即入麝香，便倾入厚瓷石器内，候冷，涂所伤处。

治伤折损破，痛不止，肉不合，**当归膏方**

当归为末。一两　阿魏研。一分　绯帛细剪。五十　胎头发细剪。半两　铅丹二两　麻油四两

上六味，先煎麻油令沸熟，次入头发并绯帛，煎令焦，滤去滓，再煎油，候沸，入铅丹、阿魏、当归，以柳枝搅令匀，候黑色，滴水中成珠子，即以厚瓷合盛之。涂疮口，或摊纸上贴之。

治一切伤损，止痛生肌，**黄耆膏方**

黄耆剉　当归切，焙　附子炮裂，去皮脐　白芷　芎藭　续断　细辛去苗叶　薤白细切。各一两　猪脂切。一斤

上九味，除猪脂外，捣碎，以酒半升拌一宿，焙干，次日先煎脂沸，下诸药，候色变，滤去滓，以合盛之。不俱多少，涂所伤处。

头伤脑髓出

论曰：凡脑为物所击，伤破而髓出者，治疗宜速。盖头者诸阳所会，囟者物所受命。若脑破髓出，稽于救治，毙不旋踵。宜速以药封裹，勿为外邪所中，调养荣卫，安定精神，庶几可活。若其证戴眼直视，不能语者，不可治。

治头为物所击，脑破髓出，闷绝，但有气在心者，**豚血灌方**

豚子血一合。如无豚子，猪血亦得

上一味，每用少许灌脑中，立醒。

治脑破髓出欲死，服**水银方**

水银二钱

上一味，每用一盏①许，服之即活。须臾未觉，再服。

---

① 盏：日本抄本同，文瑞楼本作"钱"。明抄本、乾隆本无此方。

治头破脑髓出，中风口噤，**大豆酒方**

大豆一斗

上一味，捣碎，安甑上蒸之，乘热以酒一斗淋下。每服一盏，连三五服，取汗为效。

诸伤折淋熨贴熁并膏药

论曰：凡伤折，有轻重浅深久新之异，治法亦有服食淋熨贴熁之殊，当详所损之势而疗之。去毒散滞，生肌长肉，亦各有序，无致差紊，乃明伤折之本末也。

治伤折筋骨，淋渫，**桂附散方**

桂去粗皮　附子生，去皮脐　白矾　细辛去苗叶　白芷各一两　五加皮剉　桑叶各二两

上七味，捣筛为散。每剂用三两，入葱连根十茎，以水一斗煎沸，逐旋淋渫，立效。

治伤折瘀血不散，**芫花粗散**熨方

芫花　原蚕砂各三两　生地黄二斤　生姜四两　蜀椒去目及闭口　当归各一两　牛膝　桑根白皮　艾叶　白芷各二两

上一十味，并细剉粗捣，以醋拌，炒热，用青布裹熨之，立效。

治伤折疼痛，淋渫，**芎劳汤方**

芎劳　甘草炙　蜀椒去目及闭口　当归切，焙　吴茱萸浸，炒。各一两　桑根白皮炙，剉　泽兰各二两　松脂一两　黑豆一升。研碎，入松脂内炒

上九味，粗捣筛。每用药三两，水一斗煎沸，淋渫痛处，立效。

治伤折，接骨，**鲮鲤甲骨贴熁膏方**

鲮鲤甲涂醋炙。三两　桂去粗皮　当归切，焙。各一两　生地黄汁　面一匙　附子生，去皮脐。一两　生姜汁

上七味，除汁外，捣细罗为散，热暖地黄、生姜汁，调散五钱匕令匀，摊于绢上，乘热裹贴损折处，急系缚，每日一换。

治折伤，接骨，**木鳖子贴熁膏方**

木鳖子去壳。二两　蜀椒去目及闭口，炒出汗　虎胫骨酒炙　龟甲醋炙。各一两　松节三两。细剉，醋一升，炒令醋尽

上五味，捣罗为散，用小黄米半升作稠粥，调药五钱，摊于绢上，封裹损折处，立效。

治接骨，**桂附贴熁膏方**

桂去粗皮　附子去皮脐，生用　乳香研　蜀椒去目及闭口，炒出汗　白矾碎　吴茱萸浸，炒。各一两　生姜汁　酒各五合

上八味，捣研六味为散，将姜汁并酒各五合，共煎取七合，入药末调令匀，于油单子上摊，贴患处，急裹缚之，其痛立定。

治伤折，接骨贴熁，**灵龟膏方**

龟甲醋炙。五两　大黄剉　木鳖子去壳。各三两　当归切，焙　桂去粗皮。各二两

上五味，捣罗为末。每用时，先将好酒一升，煎去一半，停冷，后入药末一两，以柳木篦不住手搅成膏，以油单子上摊，贴伤损处，立效。

治伤折皮肉破冷，久不合，宜用长肉合疮口**乳香膏方**

乳香研　续断　当归切，焙　莨菪子　乱发烧灰　麒麟竭　薰陆香各二两　桂去粗皮。一两　麻油七两　松脂　猪脂腊月者　铅丹各四两

上一十二味，除麻油、猪脂、铅丹外，并捣罗为末，先煎油并脂等令熟，停冷，下药末，以柳木篦搅令匀，用慢火更煎半日，后下铅丹，搅令匀，候成膏，瓷合盛，每用故绢摊贴，立效。

治伤筋骨，肿痛不可忍，**摩痛膏方**

丁香别捣为末　麝香别研　羌活去芦头　芎䓖　防风去叉　细辛去苗叶　牛膝去苗。各半两　驼脂十两　腊月猪脂二十两　木鳖子去壳　附子去皮脐，生用　栝楼根各一两

上一十二味，除驼脂、猪脂、丁香、麝香外，细剉，以米醋二升拌匀，经三宿，入铛中炒令干，下驼脂及猪脂等，以慢火再煎，候诸药焦黄色即住火，用绵滤去滓，后下丁香、麝香搅匀，

内瓷合中盛，旋取摩之。

诸骨蹉跌

论曰：凡坠堕擿扑，骨节闪脱，不得入臼，遂致蹉跌者，急须以手揣搦，还复枢纽，次用药调养，使骨正筋柔，荣卫气血不失常度，加以封裹膏摩，乃其法也。

治诸骨蹉跌，补绝伤，**地黄散方**

生干地黄焙　桂去粗皮　干姜炮　芎䓖　甘草炙，剉　当归切，炒　芍药各一两

上七味，捣罗为细散。每服二钱匕，温酒调下，不拘时候。

治诸骨蹉跌，补伤绝，**大豆汤方**

大豆炒，去皮　大黄炮　生干地黄焙　桂去粗皮。各一两

上四味，粗捣筛。每服三钱匕，水酒共一盏，煎至七分，去滓温服，不拘时候。

治诸骨蹉跌，血瘀肿热疼痛，**大黄散方**

大黄蒸，切　大豆炒，去皮。各二两　桂去粗皮。一两

上三味，捣罗为细散。每服二钱匕，温酒调下，日三服。

治诸骨蹉跌脱臼，疼痛，**乌头膏方**

草乌头去皮尖，剉，炒　细辛去苗叶　独活去芦头　蛇床子炒。各半两　吴茱萸洗，焙，炒。一两　葱二十茎　生姜四两

上七味，捣罗前五味为末，次将生姜、葱二味研细，后入药末同和令匀，乘湿摊绢帛上，裹所损处，日一。

治诸骨蹉跌不归臼，疼痛，**地黄膏方**

生地黄二斤。洗，细切

上一味，捣研细，用好醋一升，煎得所和之，乘热摊绢帛上，裹蹉跌处，日一易。

治骨节蹉跌内伤，疼痛，**地黄傅方**

生地黄二斤。洗，研　芥菜子研。四两

上二味，细研和匀，入酥四两，同煎沸，乘热傅损处，或以帛子系之，日一易。

治伤损骨蹉跌，**地黄罨方**

生地黄洗，切，研　藏瓜姜内糟　生姜洗，切，研。各一^①斤

上三味，同以慢火炒，乘热罨损处，以帛系之，日一易。

治骨出臼，蹉跌，不复疼痛，**当归膏摩方**

当归洗，切，焙　续断剉　细辛去苗叶　木通剉　白芷切　芎
劳剉　甘草剉　蜀椒去目及闭口者　牛膝去苗　附子去皮脐，生，
切。各一两

上一十味，粗捣筛，用猪脂半斤先煎，取油，次下诸药，煎
如膏，以绢绞去滓，瓷合盛。每用少许抹损处，热手摩之。

---

① 一：文瑞楼本同，日本抄本作"半"。明抄本、乾隆本无此方。

卷第一百四十六

杂疗门

杂疗门

杂疗统论

论曰：人之一身，无尺寸之肤不爱，无尺寸之肤不养，食饮
不可以不节，起居不可以不常。盖药石、蔬茹、禽兽、虫鱼有失
味之和，蜘蛛、蜈蚣、蚊虻、蜂蝎有哑肤之患，至于饮水涉溪，
穿井入冢，一有不慎，适中其毒，有害生理。杂疗之方，盖不可
阙，今随证编集于后云。

中毒药

论曰：神农尝百草，一日而七十毒，以辨相得、相反、相恶、
相畏，至于有毒无毒，各有制治。然药无毒，则疾不瘳，《内经》
所谓知毒药为真者，乃用药之要也。昧者误有服食，当究其毒以
制治之，犹巴豆之用黄连、半夏之用生姜是也。

解一切药毒，**椿皮饮方**

椿白皮　东柳枝并细剉。各二合　阿魏好者，少许

上三味，以水三盏同煎，取一盏，去滓，空心顿服，吐出恶
物即差，吐后服蜂窠散。

治药毒，吐后，**蜂窠散方**

土蜂窠炒，研末。一两　赤小豆　糯米　粟米　蓝实四味并生
用。各二两　猪苓去黑皮　茅苣各剉半斤　马蔺干者。二两

上八味，捣罗为散。每服三钱匕，温水调下，空心日晚服。
一方入猪粪炒焦。

治中毒药，心腹切痛不可当，欲死者。有救疗不及，死后身黑，是中毒之证。**解毒丸方**

大枣二枚。去皮核 巴豆三七粒。去皮、心、膜，不出油

上二味，共研匀，只作四丸，逐丸以大针穿，就麻油灯焰上熏令黑，用瓷合贮。遇中毒者，每服只一丸，随所中毒物汁咽下，不得嚼破，一二时辰取下毒，其毒即包裹所服药下。或不知所中毒物，即以茶清一大盏，放温咽下。

治中药毒，心膈烦闷，甚者如锥刺痛不可忍，宜速吐之，**甘草汤方**

甘草生用。二两 白药一两

上二味，细剉，以水三盏，同煎至二盏，去滓，候冷顿服，以吐出恶物为度。吐了，后再单煎甘草一味服，尤佳。

治一切药毒发，不问草石，始觉恶心，**麦门冬饮方**

生麦门冬去心。二两 葱白切。二两 豉二两半

上三味，剉如麻豆大，以水七盏，煎取三盏半，去滓，分三服，如食顷，再服。

治中药毒，心痛烦闷，**甘草饮方**

甘草生，剉。二两 葛粉研。一两 白蜜半两

上三味，以水六盏，先煎甘草减半，内葛粉并蜜，更煎三两沸，去滓，温分三服，如食顷，再服。

解毒药，**蓝根饮方**

蓝根剉。一握 芦根剉。一握 绿豆研。一分 淀脚研。一合

上四味，先将蓝根、芦根，以水一碗，煎至七分，去滓，次将后二味和匀，分三服。或一二服利下恶物，不用再服。

解中一切毒药，唇口麻，目暗，心腹如刀刺，或吐出血，**解毒散方**

石绿不计多少

上一味，研细。每服一钱匕，研莱菔子汁调下，立吐，吐得毒出，即服和气药调补。

治药毒吐出，**升麻散方**

升麻半两

上一味，为散，食后及夜卧温水调下一钱匕。服半月后，一切毒药入口即便吐出。宜常服。

解中药毒吐血，腹内如锥刺者，**归魂散方**

白矾　草茶各一两

上二味，捣研为散。分作三服，用新汲水调下，连服之立解。此药入口其味甘甜，不觉苦味者，是中药毒也。

解药毒，**如圣散方**

露蜂房　甘草各半两。同用麦麸炒，去麸

上二味，捣罗为散。用水一盏半，煎至八分，放温，临卧顿服，明日取下恶物为效。

解药毒，**太白散方**

山芋三两

上一味，为散。每服二钱匕，新汲水调下，日三服。

治一切毒及药毒，**辨毒散方**

阿魏研　青盐研。各一两　甘草生，剉。三两

上三味，捣研为散。如遇有毒物处，每日空心沸汤点服一钱匕，若食著毒物，立便吐出。

解一切药毒，**僵蚕散方**

白僵蚕直者。炒

上一味，为散。每服一钱匕，粥饮调下，吐出毒，差。

解一切药毒，**二珍丸方**

天南星三两。为末　黄牛胆大者，一枚。取汁

上二味，和丸如鸡头大，阴干。遇中毒者，洗汗袜水，澄清半盏，入盐少许，磨下一丸，或吐或利，即差。如吐利后气满，即服平胃散助之。此药但头腹未裂，并可治。

治百药毒方

甘草二两。生，剉

上一味，以水三盏，煎至一盏半，去滓停冷。每服半盏，细细饮之，未效更服。

解一切药毒，**荠苨饮方**

荠苨剉碎。二两

上一味，以水三盏，煎至一盏半，停冷，细细饮之。

解一切药毒，**大豆饮方**

大豆一升

上一味，以水二升，煮至一升，去豆停冷，细细饮之。

解一切药毒，**麻仁饮方**

大麻仁五合

上一味，研如膏，入水二盏，搅令匀，取汁细细饮之。

解巴豆毒方

黄连去须。一两

上一味，捣为细散。每服一钱匕，温汤调，冷服之。

解半夏毒方

生姜细切。四两

上一味，细研，取自然汁，和冷水，旋旋饮之。

解踯躅毒方

栀子仁四两

上一味，为散。冷水调下二钱匕，未效再服。

解藜芦毒方

雄黄一两

上一味，细研，煎葱汁，调下一钱匕，未效再服。

解甘遂毒方

大豆不拘多少。去皮

上一味，以水研，取汁。每服一盏，未效再服。

解蜀椒毒方

葵子汁　桂汁　豉汁各一①盏

上三味，同和。每服一盏，未效再服。

解礜石毒方

---

① 一：文瑞楼本同，日本抄本作"三"。明抄本、乾隆本无此方。

白鹅膏不拘多少

上一味，研细。每服一匙，大豆汁调下。

解芫花毒方

防己　防风去叉　甘草生，剉　桂去粗皮。各一两

上四味，捣罗为散。每服二钱匕，冷水调下，连并三服。

解乌头附子天雄毒方

远志去心　防风去叉。各一两

上二味，捣罗为散。每服二钱匕，大豆汁调下，连进三服。

解莨菪毒方

荠苨　犀角屑　甘草生，剉。各一两

上三味，捣罗为散。每服五钱匕，温汤调下。

解大戟毒方

菖蒲一两

上一味，捣罗为散。每服二钱匕，温汤调下。

解桔梗毒方

粳米二合

上一味，洗净，煮白淡粥食之。

解杏仁毒方

蓝实不拘多少

上一味，研，取汁，水和服之。

解斑猫芫青毒方

上用猪脂、大豆汁服之，或戎盐汁同服解之，或以蓝汤煮猪脂，停冷服，并解之。

解狼毒毒方

杏仁一两。去皮尖，研细

上一味，每用一匙，以蓝汁调服。

解药毒蛊毒等疾，**丹砂丸方**

丹砂研　雄黄研　附子炮裂，去皮脐，为末。各一两　豉六十粒。炒　巴豆六十粒。去皮、心、膜，麸炒去油

上五味，细研，巴豆并豉，入前三味，炼蜜和捣数百下，丸

如胡豆大，瓷瓶蜜^①收。每服二丸，暖蜜酒下。

治中金石药毒，**黑铅酒方**

黑铅一斤

上一味，以甘锅熔作汁，投酒一升，如此十数回，候酒至半升，去铅，顿服之。

食　毒

论曰：五谷、五菜、五畜、五果，以至药石，皆能养性益寿，延年却老，疗疾蠲邪。然有损有益，有利有害，不可不察，饮食之间，可不慎哉！《本草》论物性味有相须、相得、相畏、相恶，相得则良，相须则用，相畏则制其毒，相恶则置而不用。然则饮食有毒，宜有解散除治之法也。

辨饮食毒法

上凡饮食倾浇于地，地土涌起者，不可食，食之皆杀人。

治新中杂食，瘀实不消，心腹坚者方

白盐二两

上一味，以水二大盏，同煎至一盏半，分三服，连并服，取吐为效。

治因食中毒，**黄龙汤方**

上取灶底当釜直下，掘取赤土，捣罗为细末，以冷水调，随多少服之。或犀角水摩取汁饮，大效。

又方

上取赤马溺，不计多少，每服饮一两盏。

又方

上取苦参一两半，以醇酒二升，同煎一升，去滓，令温饮之，得吐即愈。或取甘草汁、蓝汁饮之。

又方

上取桑上蕈，破作段，著釜中，以水五升，煮取二升，漉出

---

① 蜜：用同"密"。宋·周辉《清波别志》："今薄法制，宽蜜不同如是。"

澄清，以慢火再煎沸，经宿不食，来晨空腹服三合，则吐食瘕，每日服三合，差。羸者减服之。

治食诸饼臛百物中毒方

贝齿一枚。生

上一味，含之，须臾，吐出所食之物，即差。

又方

甘草生　荠苨各二两

上二味，细锉，以水五盏，同煎取二盏，停冷去滓，分三服。

《外台秘要》论曰：岭南俚人毒药皆因食得之，即[①]觉，渐不能食，或五更心中满胀，并背急闷，似瘴。微觉，即急取一片银方寸余许，含之一宿，其银变色，即是著毒药也。银色青是蓝药，若黄是菌药。俚人有解疗者，畏人得法，在外预合药防之，或名三百头牛药，或言三百两银药，并是常用。俚人不识本草，乃妄言之，其方如后。未得此药，先以余药治之且令定，**解毒饮方**

生姜　甘草炙。各一两

上二味，各拍碎，以水三盏，煎取一盏半，平旦空腹，分二服服讫，然后以别方治之。

又方

常山四两　白盐二钱

上二味，以水一斗，浸之一宿，以月尽日浸之，月一日五更，用土釜中煎之，勿令奴婢鸡犬见。煎取二升，于平旦分为三服，服少时即吐，以铜盆盛之，看色青，以杖举得五尺不断者，即是药未尽，候一日二日后，更进一剂，乃良。

又方

都淋藤十二两。此药岭南有之，土人皆识，呼为三百两银药，甚细长，其藤有高三尺者，生，切碎

上一味，以水一升、酒二升，同煎取二升，分三服，如人行十里进一服，服尽三服讫，其药毒逐从大小便出。十日慎吃壅毒

---

① 即：日本抄本、文瑞楼本同。《外台秘要》卷三十一此前有"多不"，义胜。

诸食。不差更服，以差为度。

治解腹内诸毒，**二藤酒方**

都淋藤 黄藤各握取二虎口，长三寸，并细剉

上二味，以酒三大升，都入小罂罐中密封，用慢火围四边烧之令沸，伺温出之，温服，常有酒色，无禁忌。若不获已，欲食俚人食者，先取甘草一寸炙令熟，嚼咽汁，若食著毒药，即吐，依前法治之。若经含甘草而不吐者，非也。宜常取甘草十数截，随身带之以自防。岭南人将生熟食物并于火上炮炙食之，永无虑。若席上撒药，卧著因汗入肉，最难治。可常自将净席随身及匙箸、甘草解毒药行为妙。

食诸菜蕈菌中毒

论曰：朽木生蕈，腐土生菌，二者皆阴湿之气蒸郁所生也。既非冲和所产，性必有毒，若误食之，令人吐利不已，心腹切痛，甚者身黑而死。菜亦生于阴湿，食之过多，或与菌蕈同食，性有反恶，悉能害人，可不慎哉！

治食诸菜蕈菌中毒，**甘草散方**

甘草炙，剉 贝子 胡粉各一两

上三味，捣罗为散。每服二钱匕，水调下。

治食诸菜中毒方

童子小便 人乳汁各半盏

上二味，并和匀，微煎过，分温二服，连并服之。

治食诸菜蕈菌中毒方

鸡屎烧灰

上一味，碾为细末。每服半钱匕，用好豆酱半匙，细研和药，温酒调下，连三服，立解。

治食诸菜中毒方

鸡毛烧灰。一分 鸡屎烧灰。一分

上二味，细研和匀。每服一钱匕，用豆酱少许研，酒调下，三服效。

治食诸菜中毒方

豆酱不拘多少

上一味，逐旋量多少食之，大解菜毒。

治食苦瓠中毒方

黍穰剉。半斤

上一味，用水三升，煮取一升，时时服之。

治食诸蕈并菌中毒方

生姜切，研细。四两　豆酱四两　麻油二两

上三味，和研匀，碟盛，甑上蒸一炊许时，取出，不拘时候，时时食之，诸毒立解。

治食蕈并菌中毒方

上掘地作坑，用新水投坑中搅之，乘混浊取出，以绢滤过，用瓷器盛。每服时打转，饮一盏至三盏，当效。

饮酒中毒及大醉不解

论曰：酒者，熟谷之液也。其性慓悍急疾，后食而入，先食而出，能通关节而走肤腠。上古作汤液醪醴，为而不用。后世嗜之无节，或饮过度，停积不散，蕴滞于胃，散流诸脉，熏蒸腑脏，令人志乱，乃至不醒。有连日而无所觉知者，甚则中毒，而为酒疸诸热之病也。

治饮酒中毒不醒方

大豆三升

上一味，以水三升，煮取二升，去滓。每服一盏，不拘时，温服。

治饮酒大醉，不得安卧，必须使人摇动，不尔，恐酒毒腐伤肠胃方

上以生茅根捣绞取汁，每服一小盏，频服之。

治酒毒昏闷烦渴，或醉不醒，**柑皮煮散方**

柑子皮二两。洗，焙干

上一味，捣罗为散。每服三钱匕，水一盏，煎三五沸，温服，或入少盐末，沸汤点，未效再服。

治饮酒中毒方

干桑椹二合

上一味，用酒一升，浸一时久，取酒旋饮之，即解。

治酒醉不醒方

菘菜子不以多少

上一味，每研半合，以井华水一盏调服。

治饮酒中毒，**葛花散**方

葛花一两

上一味，捣为散，沸汤点一大钱匕，不拘时候。亦可煎服。

治饮酒过度，不醒，**葛根汤**方

葛根细剉。二两

上一味，粗捣筛。每服三钱匕，水一盏，煎七分，去滓温服，不拘时候。

治饮酒过多，大醉不醒，**石膏汤**方

石膏五两　葛根剉　生姜细切。各三两

上三味，剉如麻豆大。每服五钱匕，水二盏，煎至一盏，去滓温服，不拘时候。

治饮酒大过，内热烦躁，言语错谬，**人参汤**方

人参二两　芍药　栝楼实　枳实去瓤，麸炒　茯神去木　生地黄洗，切　甘草炙，剉　葛根剉　酸枣仁各一两

上九味，剉如麻豆大。每服三钱匕，水一盏，煎至七分，去滓温服，不拘时候。

治饮酒大醉，心闷腹胀，吐逆喘急，**豆蔻汤**方

草豆蔻去皮。三分　丁香　小豆　人参　木香　高良姜　槟榔剉　陈橘皮汤浸，去白，焙。各半两

上八味，粗捣筛。每服三钱匕，以水一盏，入生姜半分，切，煎取七分，去滓，不计时候，温服。

治饮酒过度，酒毒积在肠胃，或呕吐不食，渴多引饮，**橘皮汤**方

陈橘皮汤浸，去白，炒　葛根剉　甘草炙，剉　石膏打碎。各一两

上四味，粗捣筛。每服三钱匕，水一盏，煎至七分，去滓温

服，不拘时候。

治饮酒发渴，又欲饮酒，**栝楼汤方**

栝楼根　桑根白皮细剉。各三两　麦门冬去心，焙。一两　葛根剉。二两

上四味，粗捣筛。每服三钱匕，水一盏，煎至七分，去滓温服，不拘时候。

治饮酒后酒气袭人方

干蔓菁根不拘多少。蒸一次，切，焙干

上一味，捣罗为散。每服二钱匕，饮酒后，用新汲水调下。

服药过剂

论曰：唯动与过，疾所由生，故所守不固，则邪得以干之。以五药内攻，使邪不胜正而已。然毒药攻邪，不必过剂，过则反伤正气，犹以五味致养，稍过亦能为害，此理之必至也。

治服药过剂，反伤正气，致八邪干心，或三虫变蛊，或乘虚中恶，或变为五淋，或致子为惊痫，或筋挛脉结，或产妇血运，或胸停客热，**花光散方**

玳瑁屑二两半　蓝实炒。一两半　安息香别研　丹砂别研　琥珀各一两　牛黄别研　人参　麝香别研　贯众各半两

上九味，除别研外，捣罗为细末，拌匀。每服一钱匕，温酒调下，早晚食后服。小儿半钱匕，日再服。

治因寒药内攻，大肠急痛，或胸藏冷气，或为血蛊，或霍乱，或心胀短气，或羸瘦，或腹痛不解，或虚满遗精，或水肿，或中恶，**充德丸方**

艾去梗，炒。二两半　藋菌一两半　丁香　诃黎勒煨，去核　桑根白皮炙。各一两　肉豆蔻去壳，炮　益智子去皮　薰陆香别研　麝香别研。各半两

上九味，除别研外，捣罗为末，同拌匀，酒煮面糊和丸如梧桐子大。每服二十丸，早晚食前温酒下。

治中蛊不深，久变为鬼疟，或中气结邪，或胸脏痰癖，或目

中血出，或中恶，或惊魇，或八邪互变，或产妇胎衣不下，或致马刀肿痛，或处女不月，**宜真丸方**

女青二两半　兰草一两半　白菀蘿　丹砂别研。各一两　犀角镑　马先蒿　皂荚酥炙，去皮子　莒茹各半两　巴豆十粒。去皮、心、膜，存油，炒紫色，研

上九味，除别研外，捣罗为末，炼蜜为丸如绿豆大。每服七丸，夜半冷茶清下。

治服诸药过剂，心中闷乱方

上捣生葛根，取汁半盏或一盏饮之。或以葛根一两，细剉，水二盏，同煎至一盏，去滓温服，亦良。

又方

上于屋溜下作坑，广二尺，深三尺，以水七盏灌坑中，搅扬之，令沫出，取沫五盏饮之，未解更作。

又方

上捣蘘荷，取汁，饮一二升，良。冬用根，夏用茎、叶。

又方

上烧犀角灰，研细。每服二钱匕，水调服。

又方

上刮东壁土，以水调服。

又方

上以粳米水研，取清汁五升，细细饮之。

又方

上以鸡子三枚，取黄吞之。

又方

上取板蓝根七枚，细切，水一盏半，同煎至一盏，放冷，细细饮之。

又方

上以豉汁一盏，饮之。

又方

上以黄连末一钱匕，温水调服。

卷第一百四十七

杂疗门

食牛马猪犬鱼蟹中毒　解金银铜铁石毒　蛊毒　马咬并踏伤人

杂疗门

食牛马猪犬鱼蟹中毒

论曰：夫禽兽品类，有根性本毒者，有无毒而食毒物者，有杂和相畏、相恶、相因成毒者，人不慎而食之，致伤腑脏之和，乱肠胃之气，或轻或重，各随其毒而为害。今备禽兽杂忌并解毒诸方于后，宜预知焉。

治食牛肉中毒方

猪脂炼为油。一两

上一味，每服一匙头，以温汤调化服之，未差更服。

治食牛肉中毒方

猪牙不拘多少。烧灰

上一味，捣为细末。每服一钱匕，以人乳汁调下。

治食马肝或肉中毒方

猪骨烧灰

上一味，研细。每服二钱匕，冷水调下，未差再服。

治食马肝中毒方

雄鼠屎二七枚。炒

上一味为末，冷水和服之，未效再服。

治食猪肉中毒方

大黄炒。一两　朴消研。一两　杏仁和皮打碎。一两

上三味，为粗末。每服三钱匕，水一盏，煎七分，去滓温服。

治食狗肉，或食不消化，狂躁方

杏仁三两。和皮用

上一味，和皮细研，以热汤投之，去滓。每服一盏，温服。

治食自死六畜肉中毒方

黄檗去粗皮。一两

上一味，捣为末。每服一钱匕，温水调下。

治食六畜肝中毒方

豆豉① 一两

上一味，以水浸，绞取汁，旋服之。

治鸟兽中毒箭其肉有毒，解之方

蓝青三握。细切

上一味，捣取汁。每服一盏，饮之。

治食鱼中毒，面肿烦乱方

陈橘皮汤去白，焙。一两

上一味，捣为粗末，以水两盏，煎至一盏，去滓停冷，细细饮之，大效。

治食鱼中毒方

冬瓜一枚，小者。洗净，捣绞取汁一大盏

上一味，旋旋饮之，效。或甜瓜捣绞，取汁饮之，亦得。

治食鲈鱼中毒，面肿，烦乱欲死者方

生芦根捣绞取汁。一盏

上一味，旋旋饮之，以差为度。

治食鱼鲙中毒烦乱方

大黄一两半　朴消一两

上二味，捣令碎。每服三钱匕，酒一盏，煎至六分，去滓温服，早晚各一。

治蟹腹中有毒，食之或致死，急治之方

大黄汁　紫苏汁　冬瓜汁

上三味汁，共一大盏饮之，解毒立效。

治食蟹中毒，烦乱欲死者，服**五蛊黄丸**，得吐下皆差方

---

① 豆豉：文瑞楼本同，日本抄本作"巴豆"。明抄本、乾隆本无此方。

雄黄一两。以油从旦至夜煎之，取出别研　莽草取叶，水洗，暴干，炙。一两　蜈蚣赤足大者一条。炙令匀　鬼臼一两　巴豆二十枚。去皮、心，炒令黄

上五味，捣罗三味为末，别研巴豆、雄黄，和匀，炼蜜为丸如小豆大，瓷器中盛。每服三丸至五丸，米饮下。

治食蟹中毒方

芦梢细剉，研碎。三两

上一味，以水一盏同研，绞挼，取浓汁饮之，大效。

治食蟹中毒方

生藕汁　蒜汁　冬瓜汁各一盏

上三味，各取汁，各自饮之。或一汁已解，别汁不用饮。

治食蟹中毒方

紫苏新摘者。一握

上一味，捣碎，以水煎，取浓汁饮之。

治食鱼中毒，橘姜丸方

陈橘皮汤浸，去白，焙，为末　生姜去皮，切烂，捣研　豆豉为末

上三味，等分，同和丸如梧桐子大。每服二十丸，茶清下。

解金银铜铁石毒

论曰：五金受五方精气，各有毒性，不可谓有利无害也。服之适宜，足以瘳疾。服之非宜，徒伤正气。当随所畏恶以制之，服石法亦若是。

治金毒方

鸭血一盏

上一味，每服半盏，和鸡子清调下，未效再服。

治银毒方

黄连去须　甘草生，剉。各一两

上二味，粗捣筛，以水三盏，煎取二盏，去滓，时复饮之。

治银毒方

石亭脂一两

上一味，捣罗为细末，煎甘草汤，调下二钱匕，三服大效。

治铜毒方

鸭屎焙干，无泥土者

上一味，捣罗为细末，用水调下一钱匕，三服立解。

治铁毒方

磁石大火煅，醋淬二七遍。一两

上一味，细捣，研如粉，醋煮面糊，丸梧桐子大。每服二十丸，水吞下，未差更服。

治丹砂毒方

盐半两

上一味，以冷水搅匀，令澄，旋旋饮之。

治石钟乳毒方

紫石英一两

上一味，捣罗为细散。每服一钱匕，温水调下，连三服。

治硫黄毒方

细辛去苗叶。一两

上一味，捣罗为细散。每服一钱匕，煮猪肉，白汤调下，冷服。又白野鸽肉亦治硫黄毒，凡一两肉，可解一两毒。

治消石毒方

女菀一两

上一味，粗捣筛。每服二钱匕，水一盏，煎七分，温服，不拘时。

治阳起石毒方

菟丝子一两。不用酒浸

上一味，捣罗为细末。每服一钱匕，温水调下，三服立解。

治雄黄毒方

防己一两

上一味，为细末。每服二钱匕，温水调下，连三服。

治硇砂毒方

生绿豆

不计多少，研汁饮之。

治硇砂毒方

浆水

上一味，每服一盏，不拘时服之。

蛊　毒

论曰：《千金》论曰：蛊毒千品，种种不同，有得三年方死，有一月或百日乃死者。其为病亦各有异，或吐下鲜血，或好卧暗室，或心性反常，乍嗔乍喜，或四肢沉重疼痛，缓与急皆有殊也。且以五蛊推之，有蛇蛊，有蜥蜴蛊，有蜣螂蛊，有虾蟆蛊，有草蛊。若蛇蛊者，面色青黄，其脉洪壮，病发之时，腹内热闷，胸胁支满，舌本胀强，不喜言语，身体常痛，心腹似虫行，颜色多赤，唇口干燥，经年不治，肝膈烂而死。蜥蜴蛊者，面色赤黄，其脉浮滑而短，病发之时，腰背微满，手脚唇口皆习习，而喉脉急，舌上生疮，二百日不治，啖人心肝尽烂，下脓血，羸瘦，颜色枯黑而死。虾蟆蛊者，面色青白，其脉沉濡，发时咽喉塞，不欲闻人语，腹内鸣唤，或上或下，若天阴久雨而病转剧，皮肉如虫行，手脚烦热，嗜醋食，咳唾脓血，颜色乍白乍青，腹内胀满，状如虾蟆，若成蛊，吐出成蝌蚪形，是虾蟆蛊，经年不治，啖人脾胃俱尽，唇口裂而死。蜣螂蛊者，脉缓而散，病发之时，身体乍冷乍热，手脚烦疼，吐逆无时，小便黄赤，腹内闷，胸中痛，颜色多青，或吐出似蜣螂，有足翅，是蜣螂蛊，经年不治，啖人血脉，枯尽即死。欲知蛊与非，当令病人唾于水内，沉者是蛊，浮者非也。又云旦起取井华水，未食前，当令病人唾水内，唾如柱脚，直下沉者是蛊毒，沉散不至下者是草蛊毒。又云含大豆，若是蛊，豆胀皮脱，若非蛊，豆不烂脱。又云以鹄皮置病人卧下，勿令知，若病剧者是蛊。又云取新生鸡子，煮熟去皮，留黄白令完全，日晚口含，以齿微微隐之，勿令破，作两炊时，夜吐瓦上，著霜露内，旦看大青，是蛊毒也。昔有人食新变鲤鱼中毒，病心腹痛，心下硬，发热烦冤，欲得水洗沃，身体摇动，如鱼得水状，有人诊云是蛊，其家云野间相承无此毒，不作蛊治，遂死。

治诸蛊毒注气，变化无常，**鲛鱼皮散方**

鲛鱼皮微炙　犀角镑　麝香研　白龙骨　丹砂研　雄黄研　蘘荷根　鹿角镑。各一分　蜈蚣炙，去足。一枚

上九味，除研外，捣罗为散，共和令匀。每服二钱匕，温酒调下，日三服。

治中蛊毒，腹内坚如石，面目青黄，小便淋沥，变易无常，**羖羊角汤方**

羖羊角镑。五两　蘘荷根四两半　栀子仁七枚　牡丹皮　赤芍药　黄连去须　犀角镑。各一两

上七味，粗捣筛。每服三钱匕，水一盏，煎至七分，去滓，不拘时温服。

治蛊毒，喉中如物啮，咽之不入，吐之不出，或下鲜血，渐渐羸瘦腹大，食饮不下，**桃白皮散方**

桃白皮五月五日采，阴干，临用去黑皮。一两半　大戟剉，炒　斑猫去翅、足，米炒。各三分①

上三味，捣罗为散。每服一钱匕，空心清粥饮调下，良久，更吃少粥饮，当吐利，蛊毒并出。若一服未应，再服即差。

治蛊毒难愈，喉中妨闷，瘦瘁，**化蛊丸方**

胡燕屎炒。一合　独头蒜五枚

上二味，同捣如膏，丸如杏仁大。每日空腹，以清粥饮下十丸至十五丸，其蛊尽化作鲜血下。

治中蛊毒，令人腹内坚痛，面目青黄，病变无常，**蜜髓煎方**

猪骨髓研。五两　蜜一碗

上二味，同煎令熟，分为十服，日三四服，即差。

治中蛊毒，令人腹内坚痛，面目青黄，形露骨立，病变无常，

---

① 分：文瑞楼本同，日本抄本作“两”。明抄本、乾隆本无此方。

寄生散方

桃上寄生三两

上一味，捣罗为散。每服二钱匕，不计时候，如茶点服。

治食中有蛊毒，腹内坚，两目青黄，瘦瘁，**铁精丸**方

铁精不拘多少

上一味，捣罗为末，研生鸡肝和丸如梧桐子大，暴干。每服五丸至七丸，温酒下。

治蛊毒，**雄黄丸**方

雄黄研　丹砂各半两　藜芦去芦头，炙　鬼臼　巴豆去皮、心、膜，研去油。各一分

上五味，捣罗为末，炼蜜丸如小豆大。每服三丸，干姜汤下，逐下恶物并蛊毒为效。

治初中蛊毒，**升麻汤**方

升麻　桔梗炒　栝楼根各一两

上三味，粗捣筛。每服三钱匕，水一盏，煎至七分，去滓，不拘时服。

治蛊毒，**生商陆汁**方

生商陆五两

上一味，洗，细切，用生姜半两和捣，取自然汁半盏，五更初服之，服了坐半时即睡，至旦不动，即以茶一盏投，得利，以冷水洗手面便止，仍煮薤白温粥食之。

治蛊毒，**榉皮汤**方

榉木皮　蔷薇根等分

上二味，细剉，以水并酒共三盏，同煮取二盏，去滓，温分二服，利下蛊物为效。

治蛊毒，**土瓜根酒**方

土瓜根一两

上一味，细剉，以酒一盏浸一宿，次日去滓，作一服，吐下蛊即差。

治蛊毒，**皂荚酒**方

皂荚半梃。去皮子，生用

上一味，细剉，以酒一盏浸一宿，空心去滓服之，得利即差。

治蛊毒，**荠苨散方**

荠苨二两

上一味，捣罗为散。每服三钱匕，粥饮调下。

治蛊毒，**槲皮汤方**

槲木北阴白皮一大握，长五寸。细剉

上一味，以水三盏，煎至一盏，去滓，空腹顿服，得吐即愈。

治中蛊毒，**胡荽根汁方**

胡荽根一握。洗，剉

上一味，捣取自然汁半盏，不计时候服之，其蛊立下。和酒服亦得。

治中蛊毒，**神验散方**

相思子三七枚

上一味，捣罗为散。每服二钱匕，空心温水调下，服后欲吐且忍之，勿便吐，不可忍即住，便取吐，其毒即快出，少时，以稀粥助之。

治忽中蛊毒方

白鸡血不拘多少。白鸭血亦得

上一味，取灌口中，立解。

治中蛊心痛方

败鼓皮一片

上一味，烧灰细研，粥饮调二钱匕，病人须臾或自呼行蛊人姓名，便愈。

治诸般蛊，化蛊丸方

硫黄研。一两　木香半两　密陀僧煅。三分　附子炮裂，去皮脐，别为末。一两

上四味，除附子别捣外，捣罗为末，先将附子末用米醋一盏熬成膏，入前药末，丸如梧桐子大。每服十丸，荆芥茶下，空心食前服，蛊化为水乃愈。

治诸蛊在脏腑，久不差，**槟榔散方**

槟榔剉。半两

上一味，捣罗为散。每服一钱至二钱匕，煎葱蜜汤调下，空心食前服。

治中蛊毒，吐血，**雄黄散方**

雄黄研。一分　伏龙肝研。半两　獭肝如枣大。炙　斑猫去翅、足，糯米炒。十四枚

上四味，捣罗为散。每服二钱匕，空腹以酪浆调下，或吐虾蟆及蛇等出为验。

治中蛊毒，吐血，**蘘荷根汤方**

蘘荷根　苦参各一两　败鼓皮烧存性。三分

上三味，粗捣筛，分为四服。每以水一盏，煎至七分，去滓，不计时温服。

治中蛊吐血，**麦面**^①**散方**

小麦面二合

上一味，分为三服，以冷水调服，半日服尽，蛊下即差。

治中蛊吐血，**桔梗汁方**

生桔梗不拘多少

上一味，捣取汁。每服一小盏，日三服。

治中蛊吐血，**桑心汤方**

桑木心剉。二斗

上一味，于釜中以水五斗，煮取二斗，澄清，再用微火煎取五升，夜勿食，旦服五合，吐出蛊毒即差。

治蛊毒下血，**猬皮散方**

猬皮一枚。烧为灰

上一味，细研，以熟水调下二钱匕，日三服。

治卒中蛊毒，下血如鸡肝，昼夜不止，脏腑悉损，**桔梗散方**

桔梗　伏龙肝等分

---

① 面：文瑞楼本同，日本抄本作"麸"。组方同。明抄本、乾隆本无此方。

上二味，捣罗为散。每服以温酒调下二钱匕，日三。不能下药，斡口开灌之，心中自定，服七日止。食猪肝臛补之。

治蛊毒下血如烂肉片，心腹疼痛，如有物啮，若不即治，蚀人五脏乃死，槲皮散方

槲木北阴白皮　桃根白皮各四两。并细剉　猬皮灰　乱发灰各一两　大麻子汁五升^①

上五味，先以水五盏，煮槲皮、桃根皮，取浓汁二盏，和麻子汁。每服暖汁一盏，调乱发灰、猬皮灰二钱匕，令患人少食。旦服，须臾用水一盆，以鸡翎引吐于水中如牛涎，诸蛊并出。

治中蛊，下血如鸭肝，腹中疼痛急者，茜根汤方

茜根　升麻　犀角镑。各一两　地榆剉　白蘘荷根各二两　桔梗剉，炒　檗皮剉　黄芩去黑心。各半两

上八味，粗捣筛。每服五钱匕，水一盏半，煎至七分，去滓，不计时温服。

治蛊毒，吐或下血如烂肝，茜根汤方

茜根　蘘荷根各半^②升

上二味，细剉，以水五盏，煎至三盏半，去滓，空腹分温三服。

治蛊毒，吐血或下血如烂肝，苦瓠汤方

苦瓠一枚。切

上一味，以水二大盏煎，去滓，取一盏，空腹分温二服，吐下蛊即愈。

治五种蛊毒，马兜铃根汤方

马兜铃根一两

上一味，细剉，以水一盏，煎至七分，去滓，空腹顿服，当时吐出蛊。未吐再服，以快为度。

治五蛊，吐血伤心，腹中气寒，语声不出，气闷，饮食吐逆，身体浮肿，烦疼寒战，梦与鬼交，及狐狸作魅，卒得心痛，上叉

---

① 升：文瑞楼本同，日本抄本作"斤"。明抄本、乾隆本无此方。
② 半：文瑞楼本同，日本抄本作"三"。明抄本、乾隆本无此方。

心胸，或痛如刀刺，经年不起，**雄黄丸方**

雄黄研　椒目微炒　鬼臼去毛　莽草炙　芫花醋拌，炒焦　木香　藜芦去芦头　矾石烧令汁尽　獭肝炙　附子炮裂，去皮脐。各半两　蜈蚣炙。一枚　斑猫去翅、足，米炒。十枚

上一十二味，捣为末，炼蜜和捣五七百下，丸如梧桐子大。每服五①丸，空心粥饮下，以利为度。

治中五蛊，下血，喉咽妨闷，**犀角汤方**

犀角镑。三两　蘘荷根四两　黄连去须。二两　升麻三两　茜根一两　当归切，焙。三两　羖羊皮三寸。炙焦

上七味，粗捣筛。每服五钱匕，水一盏半，煎至七分，去滓，不计时候温服。

治五种蛊毒蛇蛊，食饮中得之，咽中如有物，咽之不下，吐之不出，闷乱不得卧，心热不能食，**麝香散方**

麝香研。一钱

上一味，分二服，以温水空腹调下，吐出蛊毒为效。

治五种蛊毒，咽中如有物，咽吐不出，闷乱不卧，**马兜铃根汤方**

马兜铃根一两　蘘荷根半两

上二味，粗捣筛。每服三钱匕，水一盏，煎至七分，去滓，不计时候，顿服，其蛊并吐出。

治五蛊及中恶气，心腹胀满，不得喘息，心痛积聚，及疝瘕宿食不消，吐逆呕哕，寒热瘰疬，**夺命丸方**

蜈蚣炙。一枚　巴豆去皮、心、膜，研去油。三十粒　附子炮裂，去皮脐。一枚　矾石烧令汁尽。半两　藜芦去芦头　雄黄研　鬼臼去毛。各一分

上七味，捣研为末，再研令匀，炼蜜和捣三五百杵，丸如麻子大。每服以温酒下二丸至三丸。

治虾蟆蛊及蝌蚪蛊，得之心腹胀满，口干不能食，闷喘急气

① 五：文瑞楼本同，日本抄本作"七"。明抄本、乾隆本无此方。

发，**独效饮**方

车脂半升

上一味，渐渐服之，其蛊即出。

治蜣螂蛊，得之胸中忽哽噎，怵怵如虫行，咳而有血，咽喉臭气出方

猪脂半合

上一味，服之即下，或吐之自消也。

治草蛊术，在西凉之西及岭南人多行此毒，入人，咽刺痛方

马兜铃苗一分

上一味，捣罗为散。以温水调服一钱匕，自消。

治草蛊术，在西凉之西及岭南人多行此毒，入人，咽刺痛方

甘草炙　蓝汁

上二味，捣罗甘草为末。每服一钱匕，以蓝汁调服。

治草蛊毒入人，咽喉刺痛欲死方

桔梗剉，炒　犀角镑。各一两

上二味，捣罗为散。每于食前以暖酒调下三钱匕，即愈。

治蛊毒方

巴豆两粒。去皮尖、心、膜　豆豉一七粒　灶额上煤二钱

上三味，同研极细，以生甘草水作一服调下，或吐血，或泻血，内有如蛇形及蛱蝶、蜣螂、蜘蛛、蝼蚁之类，即效。如有患者，先令嚼大豆一合，如口内觉豆腥，即不是蛊毒，若觉甘美，便是蛊也，速服此药。

治蛊毒百病，腹暴痛，及飞尸恶气，犀角丸方

犀角屑　羚羊角屑　鬼臼末　桂末各四钱匕　莽草炙　真珠研　大黄剉，炒　雄黄研。各一两　赤足蜈蚣炙。五节　麝香研。半两　贝子煅。五枚　巴豆去心、皮，熬去油。五十枚　射罔如鸡子黄许

上一十三味，捣研为末，炼蜜和丸如绿豆大。每服一丸至两丸，空心米饮下。若以囊盛之，男左女右系臂上，祛邪气佳。

治蛊注，四肢浮肿，肌肤消瘦，咳逆腹大，如水状漏泄，人

参丸方

人参　紫参　半夏汤洗七遍，去滑　藜芦炒　代赭研　桔梗炒　白薇　肉苁蓉酒浸，切，焙　石膏碎　牡蛎粉　丹参各三分　干虾蟆灰　狼毒炒　附子炮裂，去皮脐。各一两　巴豆七十枚。去皮、心、膜，出油尽

上一十五味，捣研为末，炼蜜丸如梧桐子大。每服一丸至三丸，量虚实米饮下。

马咬并踏伤人

论曰：人误被马咬，或踢踏伤损，肌肉肿痛，若不即治，毒气日深，传入脏腑，有致死者，宜急治之。

治被马咬，伤损皮肉，疼痛方

马鞭梢五寸。烧灰　雄鼠屎炒。二十枚　白僵蚕炒。半两

上三味，捣罗为末，以猪脂二两调，傅咬处，日三易，良。

治马咬，毒气攻心方

蓝汁三盏

上一味，以水二盏，同煎三五沸。每服一盏，不计时，温服。兼用洗疮。

治马咬肿痛方

马齿苋不拘多少。洗，切

上一味，煮，和汤食之，即差。

治马咬肉破疼痛方

鸡冠血不拘多少

上一味，滴入疮中即差。

治马咬及踏作疮肿痛方

马鞭梢二寸。烧灰　鼠屎二七枚。烧灰

上二味，研细，以猪膏和涂之，大效。

治马咬及踏伤，肠胃脱出方

上推内之，以桑白皮细作线缝合，破乌鸡取肝，细剉，以封之，且忍小便为妙。

卷第一百四十八

杂疗门

马汗入疮

论曰：诸疮未愈，而为马汗淹渍者，令人身体壮热，疼痛㑊肿，毒气淫溢，则呕逆闷乱，传入腹中，亦能杀人。

治马汗入疮肿痛方

马鞭梢烧灰

上一味，为末，以猪脂和，涂疮上。

治马汗入疮疼痛方

鸡毛

上一味，烧灰。每服一钱匕，水调服。

治马汗入疮，毒气攻肿痛方

马鞭上手执处皮烧灰

上一味，研细，和猪膏，涂疮上。

治马汗入疮肿痛方

醇酒

上以酒饮，任意令醉，醒必愈。

治马汗入疮方

新汲冷水

上以水不住洗疮上，水暖即易。

治马汗入疮，遍身毒气攻方

苋菜

上一味，水煮熟，取汁淋洗疮上。

治马汗入疮方

石灰烧赤

上一味，研细，用少许傅疮上。

治马骨所刺，毒气攻入方

大麻仁半升

上一味，研细，以少水解，去滓取汁，每饮一盏，频频服。

治马骨刺肉中疼痛方

马齿苋

上一味，研细，以水少许解，去滓。每饮一盏，更以此汁洗刺处。

治马骨刺肉方

雄黄　干姜各半两

上二味，捣研为末，调傅刺处。

治忽为马骨刺肉方

马屎

上一味，涂刺处。

治马骨刺肉中成疮痛方

小蒜细捣

上一味，炒，乘暖涂疮上。

治马血汗入疮方

上嚼栗子，肉烂涂之。

治马汗血入疮，**神仙膏方**

铅丹三两。炒令紫色　清麻油六两　杏仁四十个。不去皮尖，椎破，绵裹　当归半两。切碎，绵裹　桃柳枝各二十一茎，俱长一寸

上六味，先用慢火煎油约三时辰，即入杏仁、当归两裹子，候杏仁黄紫色，漉出二味，却入桃柳枝煎，亦如杏仁等时候漉出，别用绵滤过再煎，下铅丹，用柳木篦搅，一向左转不住手，至稠，取膏少许滴水中，若直坠下水底，不散在水面，其膏成矣，倾在瓷器中，候冷，却以新汲水浸一宿，来晨去水收贮，勿令鸡犬妇

人见之。每取少许，摊贴疮上。

治马血汗入疮方

雄黄研　硫黄研　矾石研　硇砂研。各一分　巴豆二十个。去皮，不出油　附子去皮脐，生用。半两

上六味，同捣研为末，用醋饭和丸如鸡头大。将一丸分为两处，用醋贴。若疮口合，却须微拨破红色处，磨出黄赤水，差。

猘犬啮伤

论曰：犬不触而伤人者，谓之猘犬。凡春末夏初，犬多发狂，邂逅被啮者，法宜灸之百壮，已后日灸一壮，百日不阙者，方得免。若见疮差痛定已平复者，此毒在内，旦夕必死。此害至重，世皆轻之。凡狂犬所啮，令人狂躁，精神皆别，但看灸时著艾之初，便觉心醒，其验可待。又云猘犬啮人，七日辄应一发，不发则脱也，经百日方得免耳。每到七日，须捣韭汁一升饮之，切慎食犬肉、蚕蛹，食之即发，不可救也。疮未愈，又禁食生鱼、肥腻、冷食、落葵之物，一年内不可饮酒。余并依方药治之。

治狂犬咬人重发者，**蟾蜍灰散**方

蟾蜍三个。烧灰

上一味，捣罗为细散。每服二钱匕，温水调下，服时不得令人知。

治猘犬啮人方

地榆二两

上一味，捣罗为散。每服二钱匕，温水调下，更将末涂疮上，良。

治犬啮人痛口噤闷者，**猬皮散**方

猬皮烧存性　头发各一两

上二味，共烧为灰。每服一钱匕，温水调下，口噤，拗开灌之。

治犬啮肉痛，愈后复发，并可服**韭汁**方

韭不拘多少

上一味，捣取汁。每服七分盏，和温水饮之，日三服。

治猘犬咬人，毒气攻心闷乱方

桃白皮三两　甘草半两。炙微赤，剉　桂心一两　杏仁三十枚。汤浸，去皮尖、双仁，麸炒微黄，研成膏

上三味，细剉，以水三大盏，煎取一盏，去滓，入杏仁膏搅令匀，分为二服，良久再服。

又方

虾蟆一枚。烧灰

上一味，细研为末，以粥饮调服之，即愈。

又方

梅子焙干

上一味，细研为末。每服二钱匕，温酒调下。

又方

死蛇一条。炙令燋[①]

上一味，细研为末，令以内孔中，即愈。

治猘犬啮重发方

干姜二钱。末

上一味，捣为细散。每服二钱匕，以温水调下，不拘时服。

治猘犬毒方

虎骨烧灰

上一味，碾为细末。每服一钱匕，研杏仁汤调下。又将虎骨灰和灯盏残油调，傅疮上。

治猘犬毒方

韭根三两　故木梳二枚

上二味都，用水二升，煮一升，旋旋饮之。

治猘犬伤毒入肉方

东南桃枝白皮一握。洗，剉

---

　　① 燋：通"焦"。烧焦。汉·王充《论衡·说日》："火中无生物。生物入火中，燋烂而死焉，鸟安得立？"

上一味，用水二升，煮取一升，去滓，分三服，吐为效。

治狂犬咬人成疮方

莨菪根剉。一两

上一味，捣罗为末，和盐少许涂疮上，日三易。

治犬咬成疮痛方

石灰

上一味，细研为末，以醋和，涂疮上。

治犬咬方

上熬杏仁令黑色，细研成膏，傅之。

又方

鼠粪

上一味，细研为末，以腊月猪脂和，傅之。

又方

上取地龙烂捣，封被咬处，当有毛出。或收得干者捣末，油调封之。

又方

虎肉一两。烧灰

上一味，细研为末，以醋调，涂之。

又方

枸杞叶少许　盐少许

上二味，同捣令熟后，傅于疮上，即愈。

治狂犬咬人伤痛方

杏仁四十枚。去皮尖、双仁，拍碎　桃白皮切。二升

上二味，以水二升，先煮桃皮，取汁一升，去滓，下杏仁再煮，减半，去滓，温分三服，得吐乃效。

治狂犬咬人方

以热牛屎涂，又熔蜡灌疮，皆差。

治狂犬咬人方

以沸汤和灰拥疮上，又以地龙屎封之，出犬毛，皆验。

诸虫啮

论曰：诸虫啮所伤，其类不一。然毒入皮肤，非真气正法不能移变，故上古有移精变气祝由之法。今虽具存，而逐恶去毒之剂，亦不可废也。

治百虫啮，毒气内攻，**雄黄丸方**

雄黄研　朱砂研。各半两　藜芦去苗，微炒　巴豆去皮、心，研去油　鬼臼去须。三味各一分

上五味，捣研为末，炼蜜和丸如大豆大。每服三丸，空腹煎干姜汤下，当转出恶并虫等。当烦闷后，以鸭为羹食之。

治沙虱方

麝香少许　辰砂少许

上二味，细研为末，以盐和涂之，差。

又方

麝香　大蒜各等分

上二味，捣研令匀，以羊脂和，著筒中带之。

治沙虱方

上取盐五合，水一升，煮一沸，以渍洗疮上。

治百虫啮，沙虱蛇蝎蛊毒，**辰砂丸方**

辰砂　雄黄研，水飞　赤足蜈蚣　续随子各一两　麝香一分

上五味，捣研为末，粟米糊为丸如绿豆大。每服一丸，冷水下，良久，身上毛旋起处，即是毒所伤，却用水调一丸，于毛旋起处，绕围四畔，其虱自爆出。

治一切虫啮，**地胆散方**

地胆　地锦等分

上二味，暴干，捣罗为散。每用一钱匕，盏内用醋调，却用盏一只合定，慢火熬热，涂啮处。如已啮得三两日，即先以牡蛎末一钱，新汲水调下，然后涂此药。

治百虫啮，毒攻疮痛涂方

犀角一片

上一味，以井华水磨取浓汁，涂疮上。

治五毒虫螫，赤痛不止，**马齿苋傅方**

马齿苋叶洗，切

上一味，烂研，厚傅之。

治杂虫啮，**雄黄傅方**

雄黄细研。半两

上一味，醋少许调傅之。

治一切虫啮痛，**腻粉傅方**

腻粉一分

上一味，用生姜自然汁调傅之。

治鼠啮，**麝香傅方**

麝香细研。一钱

上一味，封啮处，帛缚之。

治守宫啮，**青麻心方**

青麻叶心七枚

上一味，以手挼碎，取汁涂之。

治守宫啮，**硇砂散方**

雄黄半两　硇砂一分

上二味，细碾匀为散，以少许傅之。

治蚕啮，**菟丝子散方**

菟丝子　甜葶苈　蛇床子仁　盐各半两　麝香一钱

上五味，捣罗为散，以醋调涂之。

治毒蚁螫人，**雄黄散方**

雄黄一钱　麝香半钱。同研细

上二味，研匀，以生麻油调傅之。

治蚝虫啮，**猪牙垢涂方**

猪牙中垢

上一味，涂啮处，频易。

辟蚊子，**樗皮散方**

臭樗皮细切　阿魏　芫花　夜明沙炒　罗木镑

上五味，粗捣筛，以慢火于房内炀之。

诸蛇螫

论曰：蛇，火虫也。热气炎极，为毒至甚。五方所出，名称不同。惟广南尤多，彼山崇地湿，水火蒸郁，所生最盛。蕲黄之地，蛇类稍众。南中有一山，居水中，当四五月之交，群蛇吐毒气，凡高数丈，蒸若云雾，每至中夏，瘴气盛行，亦缘此也。凡蛇类不可悉状，其毒极微不能杀人者，惟花蛇、乌蛇，故入药品。凡见蛇，不言正名，但云虫及地索之类以避之。或入山及履深草，宜带雄黄、麝香辟之。蛇入人家者，烧羖羊角，令烟遍覆，即去矣。

治诸毒蛇咬，毒气攻心迷闷，**雄黄散方**

雄黄研　麝香研　干姜炮，为末。各半两　巴豆一分。去皮、膜、心，出尽油，研

上四味，一处和匀。每服一字匕，以新汲水调下，才中便服，得微利则毒气消，未利，更一二服。

治诸毒蛇所伤，解毒，**白矾散方**

白矾熬汁枯，研　羖羊角烧灰，研。各半两　射罔一分　雄黄研　麝香研　干姜炮。各一两

上六味，捣研为细散，用傅疮上。凡蛇畏雄黄，疑有蛇处，于舍下微火烧雄黄，蛇并散走。

治诸蛇咬，毒气攻心，**桂香散方**

桂去粗皮　栝楼根各二两

上二味，捣罗为细末，以小竹筒盛，密塞，带行。卒为毒蛇所中，即傅之。

治一切毒蛇咬，迷闷，**椒黄傅方**

闭口椒一两。为末　苍耳苗五两。为末　生姜汁二合　硫黄半两。为末

上四味，相和傅之。

治诸蛇咬，毒气攻心，迷闷，**二虫膏方**

地龙五枚　蜈蚣一枚。端午日收赤足者

上二味，相和烂捣傅之。

治诸蛇咬，痛肿，**椒蒜傅方**

椒合口　蒜各等分

上二味，同捣令熟，傅之差。

又方

硇砂一两

上一味，细研为末，以园内生蒌葱^①就上取，却葱角尖，倾入硇砂末，却以角尖覆一七日，掘出葱，倾硇砂汁于一张紧薄纸上，阴干。每有伤处，取钱孔大纸贴之，立愈。

又方

黑豆叶五两

上一味，细剉捣，傅疮上，日四五度用之。

又方

远志不以多少

上一味，细嚼令烂以傅之，并内一片子于所螫疮孔中，数易之。

治蛇咬人，疮已合而余毒在内，淫淫^②痛痒方

紫苋不拘多少

上一味，捣绞取汁，饮一盏，以滓封疮上。

治蛇咬出血，去毒，**射罔散方**

射罔不拘多少

上一味，捣末，以唾调，傅肿上，血出即愈。

治蛇咬，傅疮，**雄黄散方**

雄黄不拘多少

上一味为末，傅疮上。亦用铜青傅疮中。

---

① 蒌葱：亦作"楼葱"，葱之一种。明·李时珍《本草纲目·菜部》："又有一种楼葱，亦冬葱类，江南人呼为龙角葱，荆楚间多种之，其皮赤，每茎上出歧如八角，故云。"

② 淫淫：如虫子爬行似的痒痛感。《诸病源候论》卷二"诸癞候"："初觉皮肤不仁，或淫淫苦痒如虫行。"

治蛇卒绕人不解方

上以热汤淋之，即解。

治因睡卧地上，被蛇误入口内，牵挽不出方

以刀破蛇尾，内生椒三二粒裹著，须臾即出。又割母猪尾，沥血著口中，即出。又以艾灸蛇尾，即出。又以刀周匝割蛇尾，截令皮断，却将皮倒脱，即出。

治毒蛇咬，毒气攻心腹闷乱方

豉四两　椒去目　薰陆香各三两　白矾烧灰。二两

上四味，相和烂捣，以唾调，傅伤处。

治毒蛇并射工沙虱等伤，眼黑口噤，手脚强直，毒攻腹内，逡巡不救，**白矾散方**

白矾生用。一两　甘草生用。半两

上二味，捣为细末。每服三钱匕，冷水调灌下，便以大蒜横切钱子贴疮口，以艾炷于蒜钱上灸之，不拘壮数。如蒜钱焦，即别换，更灸，痛定则止。

治蛇螫，人窍出血，虻虫散方

虻虫初食牛血者。二七枚

上一味，烧为灰，以温水调服。

治蛇咬，蒜灸方

独头蒜一颗

上一味，薄切，安咬处，以艾灸之，热彻即止。

又方

麝香一分。细研　雄黄一分。细研　半夏末一分。生用

上三味，细研令匀，傅之即愈。

又方

白矾二两。研　大麻叶五两。锉　苍耳茎叶五两。锉

上三味，以水一斗，煮至六升，去滓，下白矾末，温温浸之。

又方

猫儿粪三两。烧灰　干姜二两。锉　牛角䚡二两。烧灰　臭黄一两

上四味，捣罗为散，以津唾调，傅于螫处。

又方

黑豆五升。砺碎

上一味，分为二分，于盆中以水浸过三寸深，令浸螫处，良久，去旧豆，著新豆，复浸，不过三两易，愈。兼以豆为末，以调服之，亦妙。

治毒蛇所伤方

上用艾炷，当啮处灸之，引去毒气即差。其余恶虫所螫、马汗入疮等，用之亦效。

蝎 螫

论曰：凡蝎螫人，有雌雄之辨，雄者痛止一处，雌者流散无定。世传禁祝之法虽众，然汤熨涂傅之剂，亦不可废也。

治蝎螫，**吹鼻散方**

藜芦去芦头　猪牙皂荚酥炙，去皮　丁香　蜀葵花蕊　荜拨各半两

上五味，捣罗为末。每用一字，螫左边，吹右鼻，螫右边，吹左鼻中。

治蝎螫，**熨痛丸方**

雄黄研　矾石熬令汁枯。各半两

上二味，再同研，消蜡和，乘热丸如弹子大，以蜡纸收藏。遇螫，将药火上炙令热，乘热熨痛处，冷又炙，熨数次。

治蝎螫疼痛，**乌头涂傅方**

乌头去土①、皮脐

上一味，为细末。每用少许，以津唾调，涂傅。

治蝎螫，**马齿苋涂傅方**

马齿苋生，切　大蒜生，切。二味各半两。共细研　干姜一分。不炮，为末

---

① 去土：原作"土去"，文瑞楼本同，据日本抄本改。明抄本、乾隆本无此方。

上三味，一处和匀，涂傅螫处。

治蝎螫，止痛，**出毒散方**

石榴花　艾叶心　蜀葵花等分

上三味，捣罗为末，水和涂之。

治蝎螫，疼痛不定，**铅丹涂傅方**

铅丹半两

上一味，细研，以醋调，涂螫处。

治蝎螫卒疼，药未及者，**水洗方**

新汲冷水

上一味，若著手足，以冷水渍之，水微暖则易之。

又方

荜拨　腻粉　蕤仁　木鳖子各等分

上四味，取五月五日午时，面南，捣罗为细末，修合之时，不可令妇人、孝子见。螫著右边，以少许点左眼；螫著左边，点右眼。

又方

苍茸①四月八午时取之，阴干

上一味，捣罗为细末，每用以醋调傅之。

又方

虎头骨炙　板蓝子　荜拨各一分

上三味，于五月五日午时，捣罗为细末，用灯心点药少许于眼大眦，男左女右，点之神效。用药少许，以灯心点，男左女右，眼大眦内，立效。如卒暴用，不必重午日合。

---

① 苍茸：日本抄本同，文瑞楼本作“苍耳”。明抄本、乾隆本无此方。

卷第一百四十九

杂疗门

蜂螫　蜘蛛蜈蚣伤　蠼螋尿疮　中水毒　射工中人疮　溺水死
自缢欲死　辨自缢死解绳法　辨自缢死心下尚微温虽久犹可活法

杂疗门

蜂　螫

论曰：蜂有大小，故其螫人毒有轻重。轻者或疼痛移时，或
经日而愈；重者有至闷绝，遍身皆肿。当亟用咒禁之术，以取速
效。仍以消毒等药涂傅之。

治蜂螫毒不出，痛不定，**蜜脂煎方**

白蜜　腊月猪脂各两①匙许　雄黄细研。三钱

上三味，先将蜜并脂煎沸，倾在瓷盆中，入雄黄搅转，通口
旋旋饮之。

治蜂螫疼痛，**蜂房膏方**

蜂房剉　苍耳各半两

上二味，捣罗为末，用蓝青汁调，厚涂螫处。

治蜂螫，**桑白皮涂方**

桑根白皮生者

上一味，捣取汁，傅螫处。

治蜂螫，**楮皮涂方**

楮皮生者

上一味，取汁，涂傅螫处。

治蜂螫，定痛，**香津膏方**

齿垢

---

① 两：文瑞楼本同，日本抄本作"一"。明抄本、乾隆本无此方。

上取少许，傅痛处。

治蜂螫，**角灰散方**

牛角烧灰。二两

上一味为散，苦酒调，傅痛处。

治蜂螫，**青蒿涂方**

青蒿生者。一两。细切

上一味捣研，厚涂螫处。

治蜂螫，**消毒唾方**

瓦一小片

上将就蜂螫处摩之，唾二七遍讫，其瓦却安旧处。

治蜂螫，**牛灰散方**

牛屎烧灰

上为散，醋调傅之。

治蜂螫，**地面膏方**

地面上泥

上以醋调傅之。

蜘蛛蜈蚣伤

论曰：凡蜘蛛、蜈蚣所伤，轻者焮肿疼痛，甚则溃而成疮，自非①外以药涂傅，内以药疏导，未易得愈。

治蜘蛛咬，**蓝叶饮方**

蓝叶洗，切

上一味，绞取汁。每服半盏，麝香一字和，服之。

治蜘蛛咬，**雄麝散方**

雄黄一分　麝香一钱。二味同研细

上二味，每用蓝汁调少许，涂咬处，更饮少蓝汁，良。

治蜘蛛咬，生疮，诸治不差，**枣柏膏方**

———————————

① 自非：如果不是。《左传·成公十六年》：“唯圣人能外内无忧。自非圣人，外宁必有内忧。”

圣济总录

三〇六〇

枣叶　柏叶　晚蚕砂

上三味，等分，捣罗为末，以生油和如泥，先炙咬处，后用药涂之，良。

治蜘蛛咬，痛，**四神膏方**

皂荚　芜荑　雄黄　青盐

上四味，等分，为末和匀，蜜调，涂咬处，频易甚效。

治蜘蛛咬，令人遍身生丝，**羊乳饮方**

上羊乳一味，饮之愈。贞元十二年，刘禹锡偶至奚吏部宅中，有客刑部崔从质因话此方。云目击有人为蜘蛛所咬，腹胀大如有娠，遍体生丝，其家弃之，乞食于道，后遇僧，教饮羊乳，未几，而平复矣。此方极妙。

治蜘蛛咬，遍身成疮，**立效方**

上以上好春酒，任意饮之，取醉，使人翻转身，勿令一面卧，恐酒毒腐人肠胃，须①蜘蛛儿于疮中，小如粟米，自出尽即差。

又方

雄黄二分　麝香一钱　蓝汁一大盏

上二味，细研令匀，投于蓝汁中，以涂咬处，立差。若是毒蜘蛛咬，即更细细服其蓝汁，神异之效。

治蜈蚣咬人方

腻粉半两　麝香少许

上二味，相和研匀，生姜汁调，涂咬处。

治蜈蚣咬，**鸡冠血涂方**

上以雄鸡冠血涂之，立止。

治蜈蚣咬痛，**附子膏方**

附子一枚。生，去皮脐

上一味，就砂盆内以醋少许磨浓，用少许涂咬处。

---

① 须：少时，片刻。《荀子·王制》："贤能，不待次而举；罢不能，不待须而发。"杨倞注："须，须臾也。"

治蜈蚣咬痛，**雄黄膏**方

雄黄研细。一分

上一味，用桑根白皮自然汁调，傅咬处。

治蜈蚣咬，**蒜汁涂**方

蒜洗，切，细研

上以桑根白皮汁和，涂咬处。

蠷螋尿疮

论曰：世传蠷螋尿人影，能使人生疮，其状如粟粒，累累一聚，磣痛如芒刺，大者瘰瘰如茱萸子，四围赤，中有白汁，令人皮肉急，恶寒壮热。治法或以磨犀涂之，或画蠷螋于地，取所画腹中土，作泥涂之，或治如火丹法。盖药剂、禳袚，世所兼用，不可偏废也。

治蠷螋尿疮，**鹿角膏**方

鹿角烧灰。三两

上一味碾细，以苦酒调，涂之。如疮有汁者，烧弊[①]蒲席为末傅之。

治蠷螋尿疮，**槐皮浆**方

槐白皮半斤。切，以苦酒二升浸半日

上一味，将酒洗疮上，日数次，更将赤小豆为末，以此酒调，涂之。

治蠷螋尿疮，汁出疼痛，**茱萸膏**方

茱萸东行根洗，剉

上一味，捣为末，醋调傅之。

治蠷螋尿疮，汁出疼痛，**羊须膏**方

殺羊须不拘多少。烧灰

上一味研细，以腊月猪脂和封之。

治蠷螋尿初著，疼痛，**茶末傅**方

---

① 弊：破旧。《战国策·秦策一》："黑貂之裘弊，黄金百斤尽。"

好茶末

上一味，用麻油调傅，频易之。

治蠼螋尿疮，**香豉膏方**

豉半两

上一味为末，醋调，傅之疮上。

治蠼螋尿疮，**楝枝灰方**

楝枝烧灰

上一味为末，如疮湿即干傅，疮干醋调傅之。

治蠼螋尿疮痛汁出，**小豆末傅方**

小豆

上一味为末，傅疮上，频易。

治蠼螋尿疮，久不愈，**皂荚脂方**

猪牙皂荚

上一味，炙令脂出，乘热以脂涂之。

治蠼螋尿疮，**大麦傅方**

大麦一合

上一味，细嚼，涂疮上。

治蠼螋尿疮，**马鞭草傅方**

马鞭草一两

上一味捣末，傅疮上。

治蠼螋尿疮，**甘草傅方**

甘草一两

上一味为末，韭汁调傅之。

治蠼螋尿疮，**犀角涂方**

犀角细屑

上一味捣末，水调涂之。

治蠼螋尿疮方

上宜画地作蠼螋形，以刀取画蠼螋腹中土，就所取处，以唾
和成泥，涂疮上，即愈。

中水毒

论曰：夫中水毒，其名有三，中水、中溪、中洒，东人呼作苏骇切。其状恶寒，头痛目疼，心烦懊闷，四肢振焮，腰背骨节皆强，或熻熻发热，神昏喜睡，朝轻暮剧，手足指冷，二三日则生虫，下部生疮，不痒不痛。人罕自觉苦，不即治则便脓，虫毒上食五脏，热盛烦毒注下，不禁，八九日死。若手足指冷，至一寸为微，至肘膝为剧。然治水毒，有阴有阳。其疮正赤如截肉者，阳毒也，其脉缓大而数；其疮如鲤鱼齿者，阴毒也，其脉沉细而迟。阳毒虽急而易治，法宜发汗；阴毒虽缓而难治，尤不可忽。凡水毒，惟山高及山峡溪源缭绕处多有之，何者？山高水冷，日中始得阳气，故阴气常积而水有毒，亦犹广南山高地下，气不疏通，故郁而为瘴。水毒为多阴，瘴气为多阳，多阳则热结于中，多阴则指节逆冷。二者为病，大体与伤寒相类。欲辨水毒，即以热汤数斗、蒜四升，捣碎，内汤，去滓，洗浴，若身体发赤斑者，是水毒也。此证剧则为洞利，及齿间出血，心腹烦满，下血如烂肝，不食而狂，皆热毒变化而成也。土人辟却之法，略与射工相似。

治中水毒，手足指至肘膝下冷，**茱萸汤方**

吴茱萸汤洗，焙干。五两　乌梅半两　犀角屑　升麻　陈橘皮汤浸，去白，焙。各二两

上五味，粗捣筛。每服五钱匕，生姜二枣大，拍破，水一盏半，煎至八分，去滓，空腹温服，日三夜一。

治中水毒，手足指俱冷，**乌梅汤方**

乌梅三两。去核，熬

上一味，捣碎。每服三钱匕，水一盏，煎至七分，去滓，不拘时，频服。

治中水毒，手足指冷至肘，**水萍散方**

水萍不拘多少

上一味，暴干，捣罗为散。每服二钱匕，米饮调下，早晨、日午、近晚各一服。

治中水毒，寒热，**升麻汤**方

升麻三两　龙胆　荛蕿　大青各一两

上四味，粗捣筛。每服五钱匕，水一盏半，煎至八分，去滓温服。未差，频服。

治中水毒，寒热，**水蓼酒**方

水蓼不拘多少

上一味，捣取汁。每服一合，酒半盏，调匀服，日三。

治中水毒，**桃叶饮**方

新桃叶不拘多少

上一味，旋捣取汁。每服一盏饮之，不拘时候。

治中水毒，**苍耳汁**方

苍耳不拘多少

上一味，捣取汁，以绵沾汁导下部，日三。

治中水毒，**桃梅饮**方

新桃叶　新梅叶各半斤

上二味，洗，捣取汁。每服半盏饮之，不拘时。

治中水毒、溪毒，寒热如伤寒状，**五加皮散**方

五加皮三两。洗，切

上一味，捣罗为散。每服一钱匕，酒一盏调下，日二夜一，粥饮调亦得。

治中水毒、溪毒，如伤寒状，**葱白汤**方

葱白一握。切　豉半升　葛根二①两　升麻三分

上四味，到如麻豆大。每服四钱匕，水二盏，煎至一盏，去滓温服，移时又服。

治中水毒、溪毒，下部虫蚀生疮，**牡丹散**方

牡丹皮二两

上一味，捣罗为散。每服二钱匕，酒一盏调下，日三。

治中水毒、溪毒，下部虫蚀生疮，**葛藤洗**方

---

① 二：文瑞楼本同，日本抄本作“一”。明抄本、乾隆本无此方。

葛藤不拘多少

上一味，以水煮取浓汁，洗下部，并导灌入下部，良。

治中水毒，寒热，**蓝根涂方**

蓝根并叶不拘多少

上一味，洗净捣烂，涂头面及身上，频用为佳。

射工中人疮

论曰：射工中人，初未成疮，但恶风寒热，皮肤如针芒所刺，渐渐成疮，始如豆粒，痛如火烧，证如伤寒，或如中恶，有不能言者，身体苦强，四肢拘急，头痛骨痛，口张多欠，朝减暮甚，三日齿牙出血，须急治之，过七日则危殆，远不过七日死。射工，一名蜮，一名短狐，其色黑，状如大蜚，且有雌雄，自春至秋，常在涧水，冬月则入土伏藏，日吐温气，霜雪在上不冰。方其在水，人因行水及浴，则毒中之，雨潦水涨，随水流入人家，或道上人遇之，则含沙射人影。所以名射工者，谓如蠷螋能射人影，工巧必中故也。又世传射工，口内有横骨，状如弓弩，以毒射人，自此发也。

治射工中人，恶核寒热，**葛芋膏方**

野葛一升　茵芋　羊踯躅　附子去皮脐，生用　丹砂研。各一两　巴豆去皮、心、膜　乌头去皮脐，生，剉　蜀椒去目。各五合　雄黄研　大黄各二两

上一十味，除研外，捣为末，以不著水猪膏三斤，先入药八味，煎三上三下，去滓，内丹砂、雄黄末，搅至凝，取枣核大，摩痛上，勿近眼。合此膏，勿令妇人、鸡犬见。

治射工毒肿生疮，**犀角散方**

犀角镑　甲香　射干　木香　乳香研　丁香　黄连去须　升麻　鳖甲醋炙，去裙襕　牡蛎煅　羚羊角镑　甘草炙，剉　黄芩去黑心。各一两　黄檗去粗皮　吴茱萸汤浸，焙，炒。各半两

上一十五味，除乳香研外，捣罗为散，和匀。每服二钱匕，水调下，日三。兼以鸡子白调，涂疮毒，良。

治射工中人，寒热，**鬼臼浆方**

鬼臼叶一把

上一味，细剉，以苦酒渍之，捣绞取汁一升，顿服，日三。

治射工中人，生疮，黑如黡子，或遍赤如刺痛，日晡寒热，或如火灼，不治杀人，**射干饮方**

射干　升麻各二两

上二味，细剉，以水五盏，煎至三盏，去滓，适寒温，一日尽服之，其滓傅疮上。

治射工中人，**狼牙浆方**

狼牙叶冬用根

上一味，捣绞取汁半升，顿服，以滓傅所中处。

治射工中人生疮　**升麻汤方**

升麻一两　犀角镑。二①两　射干一两半

上三味，粗捣筛。每服三钱匕，水一盏，煎至七分，去滓温服，不拘时。

治射工中人，**白鸡屎涂方**

白鸡屎白者，二七块

上一味，以汤和研，涂所中处。

治射工伤人，**茱萸汤方**

生茱萸茎叶一握

上一味，细剉熟捣，以水二盏，煎至一盏，去滓顿服。

治射工毒，**犀角涂方**

犀角不拘多少

上一味，以水磨涂所中处。又取为细末，与麝香同研，水调一钱匕，服之。

治射工伤人，傅疮，**皂荚膏方**

皂荚一梃，长一尺二寸者

上一味，椎碎，以醋一升，煎如饧，去滓，傅疮上。

---

① 二：文瑞楼本同，日本抄本作"一"。明抄本、乾隆本无此方。

又方

马齿苋不拘多少

上一味，烂捣取汁，饮一盏。又烂捣，傅毒上，日四五易。

治射工中人，寒热疮痛，**赤苋饮方**

赤苋不拘多少。茎叶都用

上一味，捣烂绞取汁，饮三合，日四五服，良。

治射工中人疮痛，**芥子涂方**

芥子五合

上一味，捣熟醋和，厚涂于疮上，半日痛止。

治射工中人，去毒方

胡葱不拘多少

上一味，细切烂捣，以揭疮上，灸十壮即差。一方云葫蒜。

治射工中人生疮方

蜈蚣一条

上一味，烧灰，捣罗为末，醋和傅疮上。

溺水死

论曰：凡人沉溺水中，水入腹则令气闭，暴绝而死。救治之法，宜泄其水，使气得通，则可复活。若救之后时，水不得出，心下不温者，难治。古法或经半日及一日，犹有可疗者，谓其气虽绝，心下犹温，则亦可救也。

治溺水死已经半日方

上取大瓮覆地，以溺死人腹伏瓮上，以微火于瓮下燃之，正对死人心下，须臾，死人心下瓮暖，口中水出尽则苏，勿令过热。

治溺水死，导水方

上取皂荚水末如胡桃大，绵裹内下部中，伏面向下，须臾，水从鼻口中出，仍多取灰覆藉，水尽即活。

治溺死，导水方

上如经宿，取皂荚捣罗为末，以枣瓤为丸如弹子大，内下部中，水即出。

治溺死，松油灌方

上取松子油一盏，灌入口中，即活。

治溺死，葱汁导水方

上取不蚛皂荚，捣罗为细末，以葱白研绞取汁，和丸如枣核大，内下部中，效。

治溺死经宿，灸之得活方

上解死人衣，灸脐中。

治溺死，酒灌得活方

上倒垂死人，以好酒灌鼻中，又灌下部。或以醋灌鼻中，亦得。

治溺死，沥水得活方

上倒背死人两足，负之而走，得吐水即活。

治溺死，盐道^①得活方

上以灶中灰布地，令厚五寸，以甑侧著灰上，令死人伏于甑上，使头小垂下，抄盐二方寸匕，内管中，吹入口中，即当吐出水，乃去甑，下死人著灰中以壅身，勿令遮鼻口，即活。

治溺死，灰渗得活方

上掘地作坑，倾数斛灰暖内坑中，下死人覆灰上，湿彻即易之，灰勿大热，恐愽人，灰冷更易，半日即活。

治忽溺水死者

上倒卧沥却水，便于肚上多著灰，掩之了，仍以皂荚末吹鼻中，即活。

治溺死，取水方

上取死人面向瓮，垂其头，使口水出，良。

治溺死，吹耳得活方

上解溺人衣，去脐中垢，极吹两耳，良。

治溺死，沙渗得活方

---

① 道：引导。《左传·隐公五年》："请君释憾于宋，敝邑为道。"唐·陆德明《释文》："道音导，本亦作导。"

上炒沙，覆死人上下，但出鼻耳，沙湿即易之。

治溺死，石灰壅之得活方

上取石灰壅之，候下部中水出尽，即活。

治冬月落水，冻四肢直，口噤，尚有气者方

上炒灰使暖，盛以囊，薄其心上，冷即易。心暖气通得转，口乃开，温小便及粥清，稍稍灌之，即活。若不先温其心，或持火炙身，冷气与火气争，则死。

治溺死，苇火熏之得活方

上取大甀，以死人伏其上，口临甀口，燃苇火二七把，烧甀中，当死人心下，令烟出，微入死人鼻口中，候水出尽，则活。火尽复益之，令死人心足得暖。卒无甀者，于岸侧削地如甀，空下如灶，烧令暖，以人著上，勿令隐人腹，令死人头水得出为妙。兼以灰数斛令暖，覆之，冷即易。

治溺死，灰埋得活方

上但埋死人暖灰中，头足俱没，唯开七孔。

自缢欲死

论曰：仲景云凡自缢死，心下微温者，一日犹可活；葛氏云心下尚微温，虽久犹可活。二家所论，必须有暖气，阴阳未尽，根本尚存，则可以救。苟非此，虽死未久，必不活也。大抵自缢以升降出入之气暴绝不通，若解其绳有法者，固有复生之理。解失其理，体虽尚温，不能无害，所谓救经引其足也。仲景、葛氏各有辨证，并解绳法，宜详审之。

辨自缢死解绳法

凡自缢，若觉才死，徐徐捧下，其阴阳经络虽暴壅闭，而脏腑真气尚或未尽，所以犹可救疗。若见其垂挂，忽遽截断其绳，则不可救，此言气已壅闭，绳忽暴断，其气虽通而奔迸，气不能还，即不复得生。又云自缢死，旦至暮虽已冷必可活，暮至旦则难疗，谓其昼则阳盛，其气易通也，夜则阴盛，其气难通也。又云夏则夜短又热，则易活。又云气虽已断而心微温，一日以上犹可活也。盖夏时夜短于昼，又热，犹应可疗。心下微温者，一日以上犹可活，然皆徐徐抱解，不得截绳，上下安被卧之，一人以脚踏其两肩，手小挽其发，常弦弦勿纵之，一人以手按据胸上，微重之，一人摩捋臂胫，屈伸之。若已僵，但渐渐强屈之，并按其腹。如此一炊顷，气从口出，呼吸眼开，而犹引按莫置，亦勿苦劳之，须以少桂心汤及粥清含与之，才令濡喉，渐渐能咽，乃稍止耳。兼令两人各以管吹其两耳，弥好，此最善，无不活者。

辨自缢死心下尚微温虽久犹可活法

徐徐抱解其绳，不得断之，悬其发，令足去地五寸许，塞两鼻孔，以芦管内其口中至咽，令人嘘之，有顷，其腹中耷耷转者，是气通也。其举手捞人，当益坚捉持，更递嘘之。若活了能语，乃可置耳。若不得挂发，可中分发，绕两手牵弦耳。

治自缢死心头微温者，吹鼻救之方

上用皂荚末、葱叶吹两鼻孔中，逆出复内之。

治自缢急救之方

上急手掩其口鼻，勿令内气稍出，二时许，气至即活。

治自缢急救方

上牵起其头发，以物塞两耳，仍以葱叶刺鼻中，两人极力痛吹之，啮其两脚跟，即活。亦可塞鼻而吹其口，亦活也。

治自缢死方

上以蓝青汁灌之，又极须安定身心，徐徐缓解，慎勿割绳抱取。心下犹温者，刺鸡冠血滴口中，即活。男用雌鸡，女用雄鸡。

治自缢死方

上提其头发，令足才至地，一时许，即活。

治自缢，松子油方

上以松子油内口中，令得入咽中便活。

治自缢死，酒灌之方

上以鸡屎白枣许大、酒半盏和，灌之口鼻中，即活。

治自缢死，救急方

上以梁上尘如豆大，各内一筒中，四人各一筒，同时吹两耳鼻中，极力吹之，即活。

治自缢死，救之未活，以车载之法

上以绢急绞身体令坚，以车牛载行三十里许，使人于车上行，踏肩引发如前。

治自缢心微温者，急救之方

上以罽①衣若氍毹厚毡物，覆其口鼻抑之，令两人极力吹其两耳，一炊顷，可活也。

---

① 罽（jì 冀）：毛织物。《汉书·高帝纪下》："贾人毋得衣锦绣、绮縠、絺纻、罽。"颜师古注："罽，织毛，若今之氍及氍毹之类也。"